新世纪全国中医药高职高专规划教材

医学美容学导论

（供医疗美容技术专业用）

主　编　吴景东（辽宁中医药大学）
副主编　孙亦农（南京中医药大学）
王建军（西安海棠职业技术学院）

中国中医药出版社
·北　京·

图书在版编目（CIP）数据

医学美容学导论 / 吴景东主编. —北京：中国中医药出版社，2006.6（2025.9 重印）

新世纪全国中医药高职高专规划教材

ISBN 978-7-80231-029-2

Ⅰ. 医… Ⅱ. 吴… Ⅲ. 美容术-高等学校：技术学校-教材 Ⅳ. R622

中国版本图书馆 CIP 数据核字（2006）第 061242 号

中国中医药出版社出版

北京经济技术开发区科创十三街 31 号院二区 8 号楼

邮政编码 100176

传真 010-64405721

北京盛通印刷股份有限公司印刷

各地新华书店经销

开本 787×1092 1/16 印张 14.25 字数 261 千字

2006 年 6 月第 1 版 2025 年 9 月第 7 次印刷

书号 ISBN 978-7-80231-029-2

定价 49.00 元

网址 www.cptcm.com

服务热线 010-64405510

购书热线 010-89535836

维权打假 010-64405753

微信服务号 zgzyycbs

微商城网址 https://kdt.im/LIdUGr

官方微博 http://e.weibo.com/cptcm

天猫旗舰店网址 https://zgzyycbs.tmall.com

如有印装质量问题请与本社出版部联系（010-64405510）

前言

随着我国经济和社会的迅速发展，人民生活水平的普遍提高，对中医药的需求也不断增长，社会需要更多的实用技术型中医药人才。因此，适应社会需求的中医药高职高专教育在全国蓬勃开展，并呈不断扩大之势，专业的划分也越来越细。但到目前为止，还没有一套真正适应中医药高职高专教育的系列教材。因此，全国各开展中医药高职高专教育的院校对组织编写中医药高职高专规划教材的呼声愈来愈强烈。规划教材是推动中医药高职高专教育发展的重要因素和保证教学质量的基础已成为大家的共识。

“新世纪全国中医药高职高专规划教材”正是在上述背景下，依据国务院《关于大力推进职业教育改革与发展的决定》要求：“积极推进课程和教材改革，开发和编写反映新知识、新技术、新工艺和新方法，具有职业教育特色的课程和教材”，在国家中医药管理局的规划指导下，采用了“政府指导、学会主办、院校联办、出版社协办”的运作机制，由全国中医药高等教育学会组织、全国开展中医药高职高专教育的院校联合编写、中国中医药出版社出版的中医药高职高专系列第一套国家级规划教材。

本系列教材立足改革，更新观念，以教育部《全国高职高专指导性专业目录》以及目前全国中医药高职高专教育的实际情况为依据，注重体现中医药高职高专教育的特色。

在对全国开展中医药高职高专教育的院校进行大量细致的调研工作的基础上，国家中医药管理局科教司委托全国高等中医药教材建设研究会于2004年6月在北京召开了“全国中医药高职高专教育与教材建设研讨会”，该会议确定了“新世界全国中医药高职高专规划教材”所涉及的中医、西医两个基础以及10个专业共计100门课程的教材目录。会后全国各有关院校积极踊跃地参与了主编、副主编、编委申报、推荐工作。最后由国家中医药管理局组织全国高等中医药教材建设专家指导委员会确定了10个专业共90门课程教材的主编。并在教材的组织编写过程中引入了竞争机制，实际主编负责制，以保证教材的质量。

本系列教材编写实施“精品战略”，从教材规划到教材编写、专家审稿、编辑加工、出版，都有计划、有步骤地实施，层层把关，步步强化，使“精品意识”、“质量意识”始终贯穿全过程。每种教材的教学大纲、编写大纲、样稿、全稿都经专家指导委员会审定，都经历了编写启动会、审稿会、定稿会的反复论证，不断完善，重点提高内在质量。并根据中医药高职高专教育的特点，在理论与实践、继承与创新等方面进行了重点论证；在写作方法上，大胆创新，使教材内容更为科学化、合理化，更便于实际教学，注重学生实际工作能力的培养，充分体现职业教育的特色，为学生知识、能力、素质协调发展创造条件。

在出版方面，出版社严格树立“精品意识”、“质量意识”，从编辑加工、版面设计、装帧等各个环节都精心组织、严格把关，力争出版高水平的精品教材，使中医药高职高专教材的出版质量上一个新台阶。

在“新世纪全国中医药高职高专规划教材”的组织编写工作中，始终得到了国家中医药管理局的具体精心指导，并得到全国各开展中医药高职高专教育院校的大力支持，各门教材主编、副主编以及所有参编人员均为保证教材的质量付出了辛勤的努力，在此一并表示诚挚的谢意！同时，我们要对全国高等中医药教材建设专家指导委员会的所有专家对本套教材的关心和指导表示衷心的感谢！

由于“新世纪全国中医药高职高专规划教材”是我国第一套针对中医药高职高专教育的系统全面的规划教材，涉及面较广，是一项全新的、复杂的系统工程，有相当一部分课程是创新和探索，因此难免有不足甚至错漏之处，敬请各教学单位、各位教学人员在使用中发现问题，及时提出宝贵意见，以便重印或再版时予以修改，使教材质量不断提高，并真正地促进我国中医药高职高专教育的持续发展。

全国中医药高等教育学会

全国高等中医药教材建设研究会

2006 年 4 月

新世纪全国中医药高职高专规划教材

《医学美容学导论》编委会

主　编　吴景东（辽宁中医药大学）

副主编　孙亦农（南京中医药大学）

王建军（西安海棠职业技术学院）

编　委　王诗晗（辽宁中医药大学职业技术学院）

高　晶（辽宁中医药大学）

闫润虎（大连医科大学）

姜军作（大连大学）

编写说明

本书是中医药行业第一套高等职业教育规划教材，是“新世纪全国中医药高职高专规划教材”之一。本教材根据医疗美容专业教材编写要求，参加编写的各位专家结合多年教学经验，查阅大量相关资料，吸取各家之长，编写了这本供高职高专医疗美容技术专业用教材。

医学美容学导论是医疗美容专业的开门课程，通过这门课程的学习，树立良好的专业思想，对以后开设的各专业课程有了初步的认识，有利于学生制定符合个人发展的规划。本书共七章：第一章医学美容学概论由吴景东编写；第二章医学人体美学由王诗晗编写；第三章医学美容心理由高晶编写；第四章医学美容的分类及应用范围由孙亦农编写；第五章医学美容的基本操作规范及相关法规由姜军作编写；第六章医学美容伦理由闫润虎编写；第七章医学美容工作者职业素质的修养由王建军编写。

在编写此教材的过程中，我们始终注重培养学生的专业思想和准确的专业定位，力求在有限的篇幅当中，对于医疗美容作一较为全面的介绍。坚持从医疗美容专业高等职业教育的实际出发，既保证教材内容的科学性、系统性和完整性，又贯彻“少而精”、“适用为度”和理论联系实际的原则，使其在内容上、章节安排上，皆符合高职高专院校教材的要求。本书内容丰富、言简意赅，体现了近几年来医疗美容专业发展的最新成就，具有较高的学术价值和较强的实用性，是一部较为全面、系统、实用的医疗美容教材。

教材编写中参考了大量相关专著和文献的内容，在此对原著者表示衷心的感谢，并恳请有关专家给予一如既往的支持。第一版教材中肯定存在不足之处，请任课教师、美容师及医疗美容专业的学生多提宝贵意见，以便再版时及时修正。

吴景东

2006 年 4 月

目　录

第一章　医学美容学概论

在历史发展的长河中，在各种自然因素和社会因素的综合作用下，人类奋力创造着社会文明，推动了社会的发展。与此同时，人类也不断地追求着自身之美，不断提高自己的审美意识。随着人们对人的生命意识的强化，内在情感的升华，无限生命力的高涨，当代人对美有了更高和更广泛的追求。从20世纪80年代中期起，神州大地便兴起了一股美容热潮，引起了学者们的高度关注。我国一些临床医学专家、医学理论专家及一些美学专家，为了促使“医学”与“美学”的系统结合，更有效地指导各种医学审美实践，特别是美容医学的审美实践，提出了“医学美容学（medical cosmetology）”的概念，并于1996年由上海科技出版社出版了张其亮主编的我国第一部《医学美容学》专著。其后，相关著作相继出版。从此，医学美容学这门新兴学科进入了一个快速发展的时期。

第一节　医学美容学的概念

医学美容学是以医学为基础，美学为导向，美学与医学基础理论有机结合而形成的一门新兴医学交叉学科。它是医学科学中的一门独立学科。

一、医学美容学的定义、对象和任务

（一）医学美容学的定义

医学美容学（medical cosmetology），又称美容医学（aesthetic medicine），是一门以人体形式美理论为指导，采取手术或非手术的医学手段，来直接维护、修复和再塑人体美，以增进人的生命力美感和提高生命质量为目的的新兴医学交叉学科。

医学美容是医学、美学与美容技艺三者相结合的产物，由多个临床学科与某些非临床学科相互交织而成，并以应用为特征的医学新学科。多个临床学科包括美容外科、美容皮肤科、美容牙科、理疗美容、中医美容和美容护理等；非临床

学科主要是指美容保健学和一系列医学美容学基础研究。

对医学美容学定义还存在另外几种提法，有人认为医学美容学是把美学的一般原理运用到医疗卫生实践和医学学科研究之中，探索医学中美的规律，运用美的因素对人的心理、生理的影响来解决医疗卫生和医学科学发展中某些问题的交叉学科；还有人认为医学美容学是应用美学的一般原理来研究医学人体美、医学审美、医学美感和在医学审美活动过程中所体现出来的一切医学美的现象及其规律的人文学科。

（二）医学美容学的研究对象

在医学环境中，常被人们所关注的是处于“疾病状态”、“健康状态”、“康复状态”以及最近常被提及的“亚健康状态”的个体和人群。事实上，医学环境中的这几种状态的个体和人群，都有可能自认为是“不美”的一种特殊的“非完满状态者”，由于他们都具有改善自身非完满状况的强烈愿望和追求，也可以称之为“求美者”。这几种状态，都属于医学环境中的人的状态表现，他们都具有医学审美需要、审美选择、审美实施和审美评价等审美特征，以及改善其医学审美环境及其自身之美的审美特征。

医学美容学与任何科学一样都是以人为本，它的研究对象是人的体形美（即人的形态美）以及维护、修复、再塑其体形美的一切医学技能和实施的基础理论。这里需要明确的是“人的体形美”的范畴，它可以理解为“美容”的同义词，即“美容”是对人体整体体形美的统称，应区别于“容貌美”（它是“美容”的重要组成部分之一）。

（三）医学美容学的学科任务

医学美容学的根本任务是在新的宏观医学模式的引导下，探索和研究一切生物、心理、社会因素对人的健康和疾病的影响及其防治办法，以增进人的健美素质。

医学美容学的核心任务是研究医学领域中的各种医学美现象和医学审美规律，力求促进医学审美创造。

医学美容学现阶段的基本任务是：

1. 运用现有的医学美学和医学美容学基础理论与实践技术，最大限度地满足广大人民群众的求美需要，在服务上力求全心全意，在技术上力求精益求精，使我国的医学美容学深深地植根于民众之中，建立广泛的社会基础，更好地为人体美的再造与升华服务。

2. 不断完善医学美容学的整体学科体系。医学美容在我国如燎原之势，迅猛发展，但它兴起的时间短，学科体系还不够完善与成熟，主要表现在：对其内涵与分支学科尚无完全统一的认识，各分支学科之间的融合与互补远未完成；各分支学科的学术水平及实践深度与国际先进水平相比还有不同程度的差距。因此，完善其整体学科体系对于新兴的医学美容学而言，是关系到该学科能否循着健康方向发展与兴旺发达的重要任务。

3. 为丰富和发展医学人体美学与医学心理学的学科内容提供新的资料。现阶段对人体形式美的研究尚有诸多空白，而医学心理学则又对无病、无痛的求美者心理的研究尚缺乏深度，医学美容专业工作者在探索医学美容技能的同时还应肩负起研究医学人体美与美容心理的重任。这些研究既可丰富医学美容学及其相关学科，也能更好地指导美容实践。

4. 借鉴各种相关学科的知识和技术手段，不断丰富、发展和创新我国的医学美容学，如整形外科学、眼科学、耳鼻咽喉科学、皮肤科学、口腔医学、医学生物工程学及艺术造型学等相关学科的技术手段，均为“因术制宜”地被医学美容学借鉴。

二、医学美容学的实施范围

以美化人体为实施的目标，旗帜鲜明地提出了医学美容学的核心对象是“现实中的健康的具有生命活力的人体美”的科学论断。在这一理论的指导下，顺理成章地把一些原本存在于各“母体”临床学科中的新兴美容分支组合成了一个目标一致、体系完整的医学学科——医学美容学。因此，它有自己的分支学科，如美容外科、美容皮肤科、美容牙科、中医美容及物理美容等，这些分支学科分别吸收了整形外科、颌面外科、眼科、耳鼻咽喉科、皮肤科、口腔科、中医科和物理治疗科等医学学科中许多相关内容。

关于医学美容学的实施范围，可以试着从临床美容和保健美容两个方面进行分析。

1. 临床方面的实施范围 首先是对解剖结构及生理功能正常范围内的人体在某些形态方面不完美之处（如单睑等）的修整和再塑；其次是对一些无功能障碍而仅为外观欠缺的先天性疾患（如招风耳等）的矫治；再次则是对全身各部位特别是颜面部所发生的影响外观的疾病（如痤疮等）及非病理性表征（如色素异常沉着等）的治疗；第四是对一些疾病经治疗之后虽然生理功能得以恢复，但外形恢复不够完善的缺陷的再矫治。在现阶段的医学美容学的临床实施中，人们特别重视那些在生理上基本正常、形态上不尽完美的状态，如单睑、塌鼻、上睑松弛、下眼袋、面部皱纹、皮肤粗糙或老化松弛、小乳、巨乳及乳房松垂、耳垂造型差、眉型不良、毛发稀疏或过密、局部脂肪堆积、面部雀斑、老年斑、浅表瘢痕的矫治等，这些在现阶段是医学美容临床实践中的主要内容。此外，对于人体美的整体设计和整形，也愈来愈受到人们的关注。

2. 保健美容方面的实施范围 从护肤、养颜、口腔卫生保健、运动、营养、心理和环境优化等方面着手，达到从生理到心理方面永葆青春的境地。

由于创造人体整体美的需要，医学美容和生活化妆美容也相互交叉、渗透和补充，在实践中有时两者兼施。但从学科上分析，医学美容与生活化妆美容有着根本的区别：前者采用现代医学的诊断与治疗技术达到治病与美化的双重目的，而后者却运用修饰和化妆的方法以掩饰缺陷，达到暂时美化的目的；前者要求严格的医学基础和熟练的专业技术，后者贴近生活，大众化且易普及。一般来说，医学美容不施行以色彩涂描为技巧的化妆和单纯的美发造型。但我国学者近年来研究认为文眉、文眼线、文唇线及各种保健皮肤、护发等美容方法具有明显的医学特征，应列入医学美容实施的范围之内。

医学美容学的实施范围，除上述内容外还应包括由于各种心理、社会因素影响所造成的与人体美不完善相关的各种心理障碍。比如由于审美心理异常而一味追求奇异的外形美；再如不能正确认识评价自身容貌和体态的美丑而错误地将自己对社会和家庭的不适应性归咎于容貌因素等。因此，美容医学施术者在维护和再塑人体美的同时，还要帮助求美者树立正确的审美观，力求恢复其审美心理状态的平衡和社会适应能力的协调。总之，医学美容学的实施范围不应局限于某个求美者个体，应该扩大到家庭乃至各种相关环境的社会人群。

综上分析，现将医学美容学的实施范围拟定为美容保健学、美容外科学、美容内科学、美容皮肤科学、美容牙科学、物理美容学、中医美容学和美容护理技术等。

三、医学美容学与医学美学的学科关系

关于医学美容学与医学美学的关系，国内许多学者已做过系统的论述。但是人们对这两门学科仍然很容易产生混淆。事实上，这两门学科之间是存在着许多差异的。

医学美学，是一门遵循医学与美学原则，运用各种医学手段和美学手段的结合来维护、修复和塑造人体美，以增进人的生命活力美感和提高生命质量为目的的学科。它与传统美学的亲缘关系决定其具有医学人文学科的性质，而它的医学应用技艺的广泛性特征又决定了其具有医学技术学科的性质。人们可以把它具体地应用在人体各部分的医学美容方面，也可以把它广泛地应用在护理、药学、预防、康复及临床各科的医学实施中。

医学美学的研究对象是医学领域中的美与审美，即医学美与医学审美。所谓

医学美，是指人体美和人体健美，以及对这类特殊美的维护、修复和塑造的医学实施和医学理论。医学美的基本形态，可分为医学自然美、医学社会美、医学艺术美和医学科学技术美四类。任何医学美都是以维护人体美和人体健美而展开的。因此，人体美是医学美的核心，即医学美学研究对象的核心。

医学美学的学科内容体系，一般认为包括以下四大系列：

1. 医学美学原理（基础理论） ①医学美学的定义、对象和范畴；②医学美学的体系结构；③医学美学发展史；④医学审美观；⑤医学审美心理学机制；⑥医学人体美学与容貌美学；⑦医学审美思维方法；⑨医学美学研究方法。

2. 医学美学应用技术 ①临床各科医学美学实施（含优生美学等）；②医学美容学中的美学基础和审美实施；③美学疗法；④护理美学实施；⑤预防、保健、环境医学美学实施；⑥康复医学美学实施；⑦药学美学实施；⑧医学实验美学。

3. 医学艺术美学 ①医学标本美学；②医学模型美学；③医学挂图美学；④医学图案、插图美学；⑤医学电化教学美学。

4. 医学审美教育（修养）。

如上所述，医学美容学与医学美学两者有着共同的学科目标——以增进人的生命美感为目的；共同的研究对象——医学人体美；共同的发展历史——都是在20世纪80年代中期发展起来的；共同的学科基础研究——医学人体美与艺术人体美的研究，人体黄金律及其应用的研究，医学审美心理和美容心理学的研究，医学人体美的测量学研究和解剖学美学研究等。

医学美容学与医学美学两个学科的差异主要在于实施范围的差异：首先，从维护、修复和再塑人体美系统的层次看，如果说医学美学是从整体上对现实生活中具有内在美和外在美的多层次的人体美系统进行全方位研究和实施的话，那么医学美容学则分担着其中的外在美及其审美的研究和实施的重任。其次，从技术实施范围看，医学美学是从生理、心理、社会适应状态三个方面的多层次全方位来研究和增进人体美及人的生命活力美感的，而医学美容学则主要是针对形式美的目标来直接增进人的体形美及生命力美感，进而为解决其心理和社会适应等方面的需要服务。它们之间还存在着学科性质的差异：医学美学是研究医学领域的美学现象及其发展规律的学科，具有医学人文学科和医学技术学科的双重性特征，即理论性和应用性双重特征；而医学美容学则是美学与多种临床学科和某些非临床学科的相互结合临床学科，应用性为其主要特征。同时它们还存在着应用手段的差异：医学美学的应用部分，全面运用各种医学手段和各种美学手段于广泛的医学实践；而医学美容学却着重运用医学手段于医学美容实践。

由以上差异可知，医学美学与医学美容学两者概念比较前者宽于后者，并包含后者。十多年的学科实践证明，医学美学理论对美容医学的实践发挥了明显的指导作用，美容医学的各分支学科都分别接受了医学美学理论的指导。医学美学与医学美容学之间是基本理论与实践应用的关系，医学美容学是医学美学的一个最基本、最重要的应用分支学科。医学美容的实施较为直观，容易被广大社会人群所接受，是一种能直接导致直觉美感的医学美学实施，而且已有一支庞大的医学技术队伍在整形外科、口腔科、皮肤科和理疗科等传统学科领域里分别实施着。医学美学与医学美容学学科发展的当务之急，在于把他们密切结合起来，形成一支新的完善的医学学术力量。

四、医学美容学与相关学科的关系

我国的医学美容学学科是伴随着当代医学美学学科的系统研究而同步发展起来的一门整体性医学学科。当代医学美学基于“以美化人体为实施目标”的学科宗旨，提出了其学科的核心对象是“现实中的健康的具有生命活力的人体美”的科学论断。在这一理论的指导和组合下，把一些原本存在于各“母体”临床学科中的新兴美容分支组合成了一个目标一致、体系完整的医学学科——美容医学。因此，它必然与其“母体”学科有着十分密切的关系。另外，有的学者又根据其“造型”与“美化人体”的特点，将医学美容学称为“造形医学”或“艺术医学”。因此，它还与生物医学工程学、生活美容学有一定联系。

（一）与整形外科学的关系

医学美容学中的美容外科学分支，是从整形外科学这一“母体学科”中派生出来的。因此有的学者认为美容外科既是医学美容学中的组成部分之一，又是整形外科学的一部分。我国著名的整形外科专家宋儒耀教授指出；“整形外科分为再造整形外科和美容整形外科两个专科，后者简称美容外科。”两种提法似乎在美容外科学的学科归属上是矛盾的，但实际不然。因为这两种提法表面上的矛盾是由于医学分类的思路和方法不同造成的，前者从治疗目的——“美容”的角度着眼；后者则从治疗的技术手段——“外科手术”的系列进行分类。这种学科归属的不同，目前尚难得出最后结论，但这并无大碍。

整形外科学与医学美容学的关系可概括为：

1. 整形外科学是运用修复与再造的方法治疗人体的组织缺损与畸形，改善或恢复生理功能与外貌。它也属于“造形医学”，这与医学美容学十分相似。但从目前临床实践的侧重面而言，前者以“正畸”为主；后者则以“美化”——人体美的升华为主。

2. 整形外科学既是美容外科学的母体学科，亦可视为医学美容学的基础技术学科。整形外科的诊疗方法和基本技术均可在医学美容学中加以运用，重要的是医学美容学十分强调“以人体形式美理论”来指导上述技术方法和手段的实施，这是整形外科学既往理论体系中很少涉足的内容。

3. 医学美容学在发展过程中不断地吸取整形外科学基础理论与临床实践方面的经验，整形外科学亦可从医学美容学中吸取人体美学等方面的研究成果。两者相互汲取营养，丰富自身。

4. 医学美容专业工作者，特别是美容外科专业人员应将整形外科学视为本学科的重要基础，十分重视整形外科基本理论与临床技能的学习与实践，否则将难以成为一名优秀的美容外科专业人员。

（二）与皮肤科学的关系

皮肤处于体表，为体形美的重要组成部分，特别是头面部与四肢暴露位的皮肤疾病或缺损，直接影响外观。对各种皮肤疾患和缺损的诊治过程，实际就是维护、修复人体的过程。因此，皮肤科学也是医学美容学的母体学科之一。

皮肤科学作为医学美容学的母体学科，其基础理论与临床发展具有十分重要的指导意义。特别值得指出的是在医学美容学的分支学科中，皮肤美容学拥有的诊治对象最多，因而医学美容学专业工作者应十分重视对皮肤科学的学习，将其视为重要的基础学科之一。

传统的皮肤科学以治疗皮肤的病痛、恢复正常功能为重心；而医学美容学则以维护及恢复皮肤的健康色泽，光滑柔嫩为重点，并将皮肤的保健美容作为其重要研究课题和临床课题之一。

皮肤疾病的诊治与皮肤美容的实施之间虽无明显界限，但目前皮肤美容专业工作者，常把影响容貌而无明显全身症状，且不严重影响健康的“轻型”皮肤病，如痤疮、黄褐斑、白癜风、瘢痕等作为主要诊治范畴。这种人为的相对的划分，有利于突出皮肤美容的专业重点，便于深入研究与实践。

（三）与生活美容的关系

生活美容又称“美容化妆”，它包括皮肤的护养美化、化妆品的选择与运用、五官的修饰与化妆、脸型的配合、发式造型与梳理等。生活美容的工作重点是护养与运用化妆品美化。

可以说，医学美容与生活美容是美化人体的两种手段，它们既有区别，又相互联系。二者的主要区别是：医学美容学强调运用医学手段，其医学专业性强，必须由训练有素的医护人员来完成；生活美容则主要运用化妆技巧，不属于医学专业，它既可由专业化妆美容师来实施，亦可由求美者自行完成。两者又有共同之处，表现为：均以人体形式美的理论为指导，并以追求人的形体美为目标；均以皮肤的生理解剖学为基础理论之一，都研究皮肤的保健。

可见两者存在交叉点，并相互渗透。医学美容应吸收与借鉴生活美容实施中注重艺术造型、色彩运用之长，来弥补医学美容手段创造人体美的某些不足之处，并指导求美者正确运用生活美容手段予以补充，从而逐渐求得医学美容学自身的丰富和发展。两者有机组合，方能更完善地创造人体美。

（四）与口腔医学的关系

口腔医学是以诊治区域命名的一门医学分支学科，其诊治对象为口腔颌面部的疾病和异常；其诊治范围不仅仅是口腔内外，还包括颜面下 1/3 的其他区域。随着研究与临床实践的深入发展，口腔医学被划分为口腔内科学、口腔颌面外科学、口腔修复学、口腔正畸学和口腔保健学等。

口腔医学与容貌美密切相关，特别是牙齿修复、牙颌的正畸、颌面下 1/3 损容性疾病的诊治等，可直接起到维护、修复与塑造人体美的作用。

近年来，我国口腔医学的基础理论发展十分迅速，它不仅促进了口腔医学学科自身的发展与观念的更新，而且丰富了容貌美学与医学美学中形式美的内涵。同时，口腔医学美容学也从口腔医学的发展中吸取了营养、丰富了内涵。

口腔医学由于其诊治区域的生理特点、解剖结构的特殊性和复杂性，所以它的相对独立性很强，因此口腔医学美容学作为医学美容学的分支学科亦有较强的独立性。但是，正如其他分支学科与医学美容学的关系那样，口腔医学美容学应加强与口腔医学的相互渗透，取长补短，为创造人体美的共同目标而进一步向纵深发展。

（五）与眼耳鼻咽喉科学的关系

眼科学、耳鼻咽喉科学是研究与诊治眼、耳、鼻、咽、喉五种器官疾病的医学传统分支学科。

近年来对眼、耳、鼻等部位的整形美容已成为医学美容的常见项目，被纳入医学美容的范畴，与整形外科学形成交叉。因此，眼科和耳鼻喉科也属于医学美容的母体学科之一。

但是，仅从眼、耳、鼻、咽、喉的角度进行美容，常易忽视整体美的构思与造形，这是其明显的局限性。医学美容学不仅能运用多学科的医学手段美化人体，更能通观整体以创造协调、和谐的整体美。

（六）与医学工程学的关系

医学工程学又称生物医学工程学，是基础科学和工程技术与医学相互渗透、交叉的新兴边缘学科。目前，医学工程学的临床应用分为两类：一是医学诊断工程，包括医学测量、医学仪器、医学信息处理、成像技术等；二是医学治疗工程，包括各种治疗仪器、设备（如放疗机、针灸治疗机、激光治疗仪、反馈治疗仪）和人工器官等，主要用于治疗和康复的需要。

医学工程学的广泛运用，不仅挽救了许多本来难以维持的生命，还从医学审美角度修复人体缺陷，使人体某些组织的功能得以重新发挥作用，或使某处组织外形趋于完美。例如在临床上，按照医学工程学的原则，合理运用人造皮肤、假肢、人造眼球、人工乳房、人工耳朵、人工鼻等假体，达到修复与再塑人体美的效果。假体的发明与使用使医学美容专业的诊治范围不断扩大。因此，医学工程学是医学美容学的重要基础学科之一。

第二节　医学美容学的历史、现状与发展

当代医学美容学的形成与发展并非偶然，它既与中国传统医学审美思想有着一定的历史渊源，又受现代国内外的一些与“美容”相关的医学技术发展的影响。它的形成与发展，是一种医学现象，也是一种社会文化现象。它既随着医学的发展而发展，也随着社会文化的进步而进步。

一、中国传统医学美容的萌芽与发展

我国传统医学美容的萌芽与发展历史悠久，它几乎是与我国医药学同时产生和同步发展的。我国人民和历代医家积累了丰富的美容医学经验，发明了许多具有美容作用的方药和医术，医学理论中也包含着丰富的关于医学美学思想的论述。

我国自有文字记事以来，就有许多关于美的记载。殷商时期的甲骨文中，就有“沐”、“浴”等文字。据《说文解字》云：“沐，洗面也”，“浴”字形象人在盆里用水洗澡，说明中国人很早就注意美容卫生习惯，故南方民间有称“沐浴”为“妆洗”、“冲凉”者。河南安阳发掘的殷王墓中也发现了全套的盥洗用具，如壶、盂、勺、盘等。据记载，商·纣王时已经会配制“燕脂”。如马缟《中华古今注》云：“盖起自纣，以红蓝花汁凝作胭脂。以燕地所生，故曰燕脂，涂之作桃花状。”此外，《诗经·卫风伯兮》亦云：“自伯之东，首如飞蓬，岂无

膏沐，谁适为容。”这里所谓的“膏”、“沐”，就是当时妇女用来润泽头发的一种化妆品。战国后期的《韩非子集·显学》中也载有：“故善毛，西施之美，无益吾面，用脂泽粉黛则倍其初。”“脂以染唇，泽以染发，粉以敷面，黛以画眉。”此虽非专门介绍化妆品，但可说明我国在战国时期就已发明制作一些简单的日用化妆品，并广泛用于梳妆打扮。

随着社会生产力的发展，人们对美的追求日渐关注，除对衣着装扮的不断改进以外，对影响人体外在美的各种病症的治疗，以及从美化容貌的角度探索各种具有美容作用的方药，也为人们和医家所重视。从而使美容和中医药很早就结下了不解之缘。湖南马王堆汉墓出土的我国现存最早的古医书《五十二病方》中就已有关于中医美容方药的记载。我国现存最早的一部药学专著《神农本草经》中，则更详细地记载了数十味具有令人面色悦泽、抗老延年、润肤祛黑、辟体臭口臭、疗面疮酒齄、乌发生长、长须生眉、令人肥健、坚固牙齿、洁齿生牙、祛黑斑痣、祛息肉、祛疣赘等美容作用的药物。与此同时的《山海经》所收载的173种药物中，也有不少是美颜色、祛疣赘、疗痤疮等美容作用的药物，上述这些发明和记载为后世中医美容方药的发展奠定了基础。另考《黄帝内经》、《神农本草经》、《山海经》、《针灸甲乙经》、《备急千金要方》、《唐新修本草》、《太平圣惠方》、《肘后备急方》、《圣济总录》、《本草纲目》、《古今图书集成·医部全录》、《医宗金鉴》等历代医著，都有美容医药方面的记载，除了医学审美理论之外，美容技术实施也是名目繁多的，大致可分为药物美容、经络刺激美容、气功美容、药膳美容和手术美容几大类。

美容术是在人民生活实践中逐步产生的。据史料考证，无论国内还是国外的人体美容手术，最初都是从耳环、鼻环、文身和人造瘢痕图案等形体装饰起源的。据史籍记载，我国在汉代以前民间就有以审美为目的的穿耳戴环的生活妆饰，但最初并非现代式样的耳环，而是腰鼓形的“耳铛”。其戴法也与后世不同，它是从耳垂孔直接横插进去，露其两端在耳外，以显其美。之后便逐渐发展为各种式样的现代耳环。

我国在公元前3世纪的晋代，美容术已有显著的发展。当时的名医葛洪所著《肘后备急方》中，就记载了用鲜鸡蛋清做面膜，治疗面部瘢痕。以后又有以猪蹄熬渍和以鹿角熬成胶体状物作面膜等多种方剂和方法的记载。《晋书·魏咏之传》中记载了“咏之生而兔缺”（即先天性唇裂）很苦恼，他甚至为此曾产生“残丑如此，用活何为”的轻生念头。然而在他18岁左右时经荆州一位名医“割而补之”，不久果然修补完好，并当上了该国的宰相。当时已有专职“治唇医师”。南宋的《小儿卫生总微论方》、明代的《疡医准绳》、清代的《疡医大全》等医籍中，都有唇裂修补的记载。康熙二十七年间，琉球国派魏士哲医师西渡我国福州，向名医黄金发学习唇裂修补术回国后给皇室人员作美容手术。

我国唐代已有做人工“酒窝”的记载。唐诗中有“眉间翠细深”、“当面施圆靥”的佳句。此处靥即“酒窝”、“笑窝”。所谓“当面施圆靥”，即开始是以某种化妆品用于“两颊点状靥”，以后即以手术“造圆靥”。当然在中医书中对“靥”也有“痘痕”之解，在《普济方》和《卫生易简方》等医籍中载有许多“治靥方”。

南宋时已有装假眼的记载。据元末陶仪撰的《南村辍耕录》记载，宋时“杭州张存，幼患一目，时称张瞎子，忽遇巧匠，为之安一磁眼障蔽于上，人皆不能辨其伪。”我国五代至北宋晚期先后在贵族女性中还出现了“缠足”的“美容术”。据史籍记载，南唐李后主“令宫嫔窅娘以帛缠足，屈上作新月状，着素袜行舞莲中，回旋有凌云之态”。于是，宫女们竞相效仿，并很快普及到民间，到南宋已形成风尚。这种戕身求美的方法给广大妇女的心身带来沉重的摧残，直到“五四运动”之后，才逐渐灭迹。

我国美容磨削术起步也很早。北宋（公元 992 年）的《圣济总录》中记载了用玉磨治疗面部瘢痕的事例，是现代磨削术的先导，以后的医著中也有类似记载。而国外磨削术的最早报道是在 1905 年，晚我国千年之久。宋代的《使疗录》中还记载了以中药瓜蒌调敷于面部的“佛妆”配方，说的是北方有少数民族人在冬月，清洁面部后，涂上这种“佛妆”配方，待来年开春时取去，因面部“久不为风日所侵，故洁白如玉也”，此即为我国创用“倒模术”之始。

更令人惊叹的是我国在元代就有鼻梁修补术的记载。元代戴良所撰《九灵山房集》中写道：“闽夫人陈君临阵为刀斫其面，疮已愈，而瘠和鼻不能和，甚恶。及拜名医项彦章（元代名医）求治。项命壮士按其面，肌肉尽热腐，施治以法，即面赤如盘，左右贺曰‘复效也’。”可见中国的鼻梁修补术距今已有 700 多年。

综观上述，我国古代至近代时期的传统医学审美思想和医学美容术均起步较早，只因长期受到封建文化的桎梏而未能得到应有的发展。但是，其丰富的理论与实践的经验，对于现代医学美容学的创立与发展奠定了坚实基础。

二、国外现代医学美容技术发展梗概

要讨论西方美容医学技术的发展情况，就必须先回顾一下与之相关的西方整形外科的发展历史。

从医学史实来看，整形外科是战争的产物。在两次世界大战中，都有大量创伤畸形与缺损的伤残战士，要求医学为他们作整形、修补或再造手术，以恢复本来的体态与容貌。经过相当长时间的手术实践，手术方法一再创新，技术水平也不断提高。因此，在一些医疗技术比较先进的国家，整形外科便从外科学里分化出来，形成了独立的医学分支学科。从事整形外科的医师们，在自己的专业实践中逐渐意识到，必须把恢复和改善人体的自然形态，作为整形外科医学实践活动的出发点和落脚点；同时又认识到，既然能对创伤性的畸形与缺损进行整形、修补和再造，也一定能对先天性、感染性的畸形与缺损进行整形、修补和再造。经过实践试行，整形外科得到了充实和发展。人的认识是无止境的，有些整形外科医师在整形外科实践活动的启迪下，又开始思考如何通过整形和再造的技术来美化健康人的体态与容貌问题。有的整形外科医师，如德国的矫形外科医师Jecgues Joseph，出于上述想法，便开始利用业余时间进行健康手术设计。另有一些整形外科医师开始在秘密场合私下试作美容整形手术。这些举动，在某些国家的一个相当时期内是受医学界反对的，认为这是不务正业。在本世纪50年代，国外某些有名望的整形外科专家做美容整形手术，仍是一种“秘密”活动，唯恐遭到朋友的嘲笑。

第二次世界大战结束后，英国、美国、日本和意大利等国家开始注重发展生产，繁荣经济，人们生活水平不断提高。当时，人们在衣食住行等生活条件得到满足之后，对自身状态和容貌美的追求欲望不断高涨，要求作美容手术的人与日俱增。因此，整形外科医师开始转向美容整形专业，从事美容整形手术的专业队伍日益扩大。到本世纪70年代，有的国家美容整形外科又开始从整形外科中分化出来，形成了独立的“美容整形外科”（简称“美容外科”）。

从学科发展的渊源看，整形外科、皮肤科、口腔颌面外科以及中医科的前辈们，都可谓医学美容学的奠基人。1979年，在美国纽约成立了“国际美容整形外科协会（1SAPS）”，至今已召开过10次学术会议，不久又在美国出版发行了世界上首本医学美容杂志——《美容整形外科杂志》，且有美容外科专著出版。随后又在美国、日本、英国等先后成立了国家级整形外科学会。日本美容外科学会还出版了世界上第二本医学杂志——《日本美容外科学会会报》。有些国家则在《整形外科杂志》等医学杂志上，开辟了美容整形外科专栏，广泛讨论美容医学课题和进行美容医学学术交流。直到20世纪80年代，美容整形外科逐渐得到国际医学界的普遍接受和重视。

在现代美容整形外科形成与发展的过程中，法国的Noel，Coua，Leon，Dufourmental和Passot，捷克斯洛伐克的Burian，美国的Safian和Aufricht，英国的Gillies和Maclndoe，意大利的Sanvenero－Rosselli，德国的Esser和Joseph，以及新加坡美容外科专家邱武才、日本的梅泽文雄、古川正重和武藤靖雄都曾作出过重要贡献。

此外，中国经络美容和许多中医药美容在国外医学美容事业中也占有显著地位。据报道，在美国、法国等国家的一些大城市和香港、澳门等地区，相继设立了针灸美容院（部、室），而且多是顾客盈门，应接不暇。在1975年召开的第二十届国际美协会上，一位东方代表宣读了题为《经络美容法》的论文，获得与会者近乎“狂热”的反响。

关于“医学美容”的提出，可以追溯到18世纪。当时在英国和意大利的某些国立医科大学就有美容课程教育。18世纪末，赫尼医学博士首先把化妆品、发型、服饰美容划定为“创造美容”，或称为“生活美容”（life cosmetology）；把药物加医疗手术整复划定为“医学美容”。国际上还成立了一个国际美容学会（CIDESCO），该学会于1975年3月在希腊雅典举行的第二十九届学术会议上将化妆品学、美容学、医学美容学分别设立为独立的学科组。这个学会目前虽未受到国际医学界的广泛参与，但它具有“医学美容”的内涵是毋庸置疑的。

三、我国现代医学美容学的兴起与现状

我国现代医学美容学，是我国传统美容医学精华的继承和发扬，当代医学美学理论研究的成果和美容医学实践经验的总结，国外美容医学先进技术的引入三者融合的产物；是由美容外科、美容皮肤科、美容牙科、各种实用美容技术和包括中医药美容、药膳美容、经络与气功美容在内的非手术美容技术等，以及美容医学的基础研究和理论研究等多学科同步发展汇流而成的。它的兴起与发展与国外的美容医学比较，具有起步早、发展快和综合发展趋势三大特点。

我国现代美容医学的发展也不是一帆风顺的。早在60年代后期，北京整形外科医院就开始进行某些美容外科手术的研究和试作。但受到当时“左”的错误思想的阻挠，这所我国唯一的整形外科医院于1969年以“资产阶级美容院”的“罪名”而解散；技术人员被下放农村接受“再教育”。直到1979年中共十一届三中全会之后才被恢复。不久，国家开始执行以经济建设为中心，坚持“四项基本原则”，坚持改革开放的建国方针，人民思想大解放、社会生产大发展，国民经济迅速增长，人民的生活水平普遍提高，一部分人率先过上了比较富裕的生活。在这一新的历史条件下，我国人民，特别是青年人，对自身体态与容貌美的追求，出现了日益高涨的态势。人民大众这种新的欲望和需求激发了广大医务工作者投入医学美容理论与技术研究的热情。自1987年以来，我国美容医学的研究与实践进入了长足发展的新时期。

在美容外科方面，较早进行这一研究和实践的有宋儒耀、张涤生、朱洪荫、汪良能等著名学者。他们开展了多种美容手术，并发表了许多有关论文，出版了许多相关专著。例如，高景恒主编的《实用美容手术》，张涤生主编的《实用美容外科学》，宋儒耀、方彰林主编的《美容整形手术学》等。至此，“中国现代

美容外科”的概念，已不仅仅是传统意义上的“美容整形外科”概念的外延，而是分别从整形外科、颌面外科、皮肤外科等临床学科中分化、派生和升华出来的一些以美容为目的的外科技术，并以医学审美为指导的综合性美容外科。中国现代美容外科已成为中国现代医学美容学中的一个重要分支学科。

在美容皮肤科方面，皮肤外科学前辈王高松较早从事这方面的研究和实践，他的《皮肤外科手术学》和《整容学》等书总结了我国皮肤美容学方面的临床经验。相继又有李树莱、袁兆庄、张其亮等皮肤科专家参与美容皮肤科学方面的研究。

在口腔医学方面，较早投入医学美容学研究与实践并取得显著成果的，主要有张震康、孙少宣、孙廉、郭天文、潘可风、王兴、邓典智等。孙少宣关于颌曲度公式的论证和前牙造型美学规律的发现，及王兴、张震康关于中国美貌人颌面部三维结构的 X 线研究，都是一种突破。其中孙少宣主编的《口腔医学美学》较系统地反映了这些方面的成果。

社会医学美容（美容保健）、心理医学美容和中医美容方面的研究成果也是丰富多彩的。从事这方面研究的主要是皮肤科、中医科和营养医学、体疗医学、卫生保健和心理医学方面的学者，他们在许多医学杂志和科普性刊物上发表了大量的论文和讲座。主要著作有王高松的《化妆与健美》，李树莱、张超英的《保健美容》，何伦的《美容医学心理学》等。

在医学美容学基础理论方面，80 年代初开始就有赵登蔚、胡长鑫、孟宪武等学者的有关文章散在发表。较早投入系统研究的主要有彭庆星、邱琳枝、丁蕙孙等学者，他们于 80 年代中期先后主编出版的两本同名著作《医学美学》，对于医学美、医学人体美、医学美感及其特点，医学审美心理和医学审美思维等一系列医学美学基础理论课题，作出了系统的论证和概括，填补了国内外医学领域与美学领域交叉界上的一个空白。彭庆星于本世纪 90 年代初关于医学美学与医学美容学的学科定义、对象、任务及其学科关系的研究，以及他与赵永耀、孙少宣、李祝华等先后构想的医学美学与医学美容学的体系结构模式，为我国现代医学美容学的整体学科建设发展奠定了理论基础。此外，还有何伦、马文元、郑振禄、黎正良、张鸿铸、王旭东、刘永斌等学者也分别编著出版了专著。

我国现代医学美容学的兴起与发展，一开始就受到国家各方面的关注和支持，受到社会的广泛承认。在国际上独树一帜的中华医学会医学美学与美容学会于 1990 年 11 月成立，下设基础理论、美容外科、皮肤美容、口腔医学美学四个学组，以及学术交流、技术开发、教育、外事、财务监督、杂志编辑六个工作组（部）。在此前后，安徽、江西、陕西、湖北、广西、湖南、上海、河北、四川、河南、山东、北京、广东、海南等省市和部分地市先后成立了地方性专科学会。

全国和地方各级医学美学与美容学会的建立，卓有成效地促进了该学科及其事业的蓬勃发展。主要表现在以下四点：

（1）专科建设迅速发展。几年来，全国各大中城市医院先后增设了各种形式的医学美容科（室）。中华医学会医学美学与美容学会紧紧抓住这一机遇于1991年春决定将南昌市中西医结合医院美容科作为“专科建设”试点单位，从而不断总结经验，推动全国本专科的建设与发展。

（2）学术活动日益繁荣。全国和地方各级学会建立以来，先后召开了多次关于基础理论、皮肤美容、美容外科等方面的大型学术会议，先后交流了6000余篇学术论文。

（3）学术刊物陆续出版发行。杨果凡主编的《实用美容整形外科》杂志，1990年创刊；戴永贵主编的《中国医学美学美容杂志》和《医学美学·美容》科普杂志于1992年和1993年先后创刊，中华医学会医学美学与美容学会主办的《医学美学与美容学杂志》于1993年创刊。

（4）专业教育事业同步前进。1993年秋，已有大连医学院、江西宜春医学高等专科学校和北京联合大学中医药学院三校，经国家教育行政机关批准创办了第一批大专层次的医学美容专业教育，石河子医院同年创办了大专层次的成人医学美容专业教育。

综上可知，我国现代医学美容学已作为一个独立的新兴学科于21世纪前叶粗具雏形。相信它会在日后得以迅速发展，并日趋完善。

第三节 医学美容学中的美与审美

美与医学美，美感与医学美感，审美与医学审美，从字面可知意义不同。医学美是美在医学领域的特殊表现形式，因此，医学美有不同于一般事物美的特征和表现形态。正确认识医学美的形态、特征，不但可使我们熟悉、把握和欣赏医学美，还可运用这些规律去创造医学美，从而促进美容医学的发展。美感是一种复杂的心理现象，通过对医学美感的探讨，可以提高医务人员的审美能力和加强修养，从而在医学实践中按照医学美的规律提高服务的质量。医学审美是医学美容学的基本问题之一，医学审美活动与社会文化、身心健康、审美需求等有着密切的联系。对医学审美的研究，将有助于医学审美机制的建立，有助于医学美容学学科自身的完善。

一、美与美的基本形态

从自然界到人类社会，从物质到精神，从艺术品到非艺术品，从科学到技术，美的现象无所不在。美与人类社会相伴始终。

（一）美的概念

1. 广义的美

美学是一门研究美与审美及其本质和规律的科学。美是美学的中心问题和基本范畴。人类初始，世界无所谓美。随着社会生产力的提高，曾经与人类完全对立的自然界，渐渐成了人类社会生活不可缺少的组成部分，它不再是与人类作对的异己力量，反而成为确保人的本质力量的一种对象，就是“人化的自然”了。同时，人也在劳动的过程中有了思维的功能和制造工具的技能，标志着人与动物的彻底分离。“人本身的自然”也被“人化”了，人成了社会的人，有了区别于动物的复杂心理活动和社会意识，产生了精神生活需要，具备了享受精神生活的能力和美感能力。这是人的本质力量的体现。此时，作为人的美感的对象的美就产生了。所以，美是人的本质力量的对象化。其内涵是对引起人们美感的客观事物共同本质属性的概括。

美的本质是从一切美的事物中抽象出的带有普遍性的本质。它是美学理论的基本问题，是解决其他美学问题的前提和基础。不同美学学派形成的原因之一就在于对美的本质的不同理解。美的本质可以简单概括为，美是人类通过社会实践在客体对象上以宜人的物质形式显现出来的积极、正面、肯定性的人的本质力量的一种具有普遍性、共同性的品格或物质；或者说，在客体对象中以赏心悦目的物质形式显现出对人的本质力量的肯定和确证。

美的特征可以归纳为以下几点：

（1）形象性：美不是抽象的概念，它总是显现为生动、具体，能为人的感官所感知的具有欣赏价值的感性形象。中国名山泰山、华山、黄山之美，根本原因在于它所呈现出的雄、险、奇的风景。《三国演义》中关羽、张飞、曹操等人物呼之欲出，关键就在于作者对人物个性的刻画。不仅自然、艺术之美是具体的形象的，社会美也如此。如我们之所以觉得革命者夏明翰心灵是美的，是因为他以自己的行动给人们展示了“砍头不要紧，只要主义真，杀了夏明翰，还有后来人。”这样一个视死如归的崇高形象。黑格尔曾说：“美的生命在于显现”，别林斯基说：“形象在美的领域中占着统治地位”。当然，形象性并不为美的事物所专有，它只是构成美的重要条件之一。

（2）感染性：美不只是具体的、形象的，它还有很强的感染力。它直接诉诸人的情感，通过以情感人、激励人、愉悦人，使人在精神上得到平衡与满足。美的事物之所以具有感染力，最根本的原因就在于美的事物总是包含着一种令人愉悦、喜爱的东西，即以宜人的感性形式显现出来的人的本质力量。美的感染性是美本身固有的特点，它既不是单纯表现在内容上，也不是单纯表现在形式上，而是从内容与形式的统一中体现出来的。

（3）功利性：美是社会实践的产物，社会实践是有目的性和功利性的，美也具有潜在的功利性。从美的形成看，最初是实用价值先于审美价值。对人首先是有用，有益的，然后才可能成为美的。

（4）社会性：美的社会性首先是指美是一种社会现象，而不是一种自然现象，它是人类社会实践的产物，不是自然物的固有属性。其次，是指美是一种社会共有的普遍现象和普遍的社会价值，它不依赖于某一个人或一些人的主观感受和判断，而依赖于客观的社会实践。

2. 医学美

医学美有广义狭义之分，广义的医学美是指医学领域中各种美的总和，狭义的医学美是指医学的科学之美，即医学科学本身存在的美。我们通常说的医学美是指广义的医学美。

医学美的概念包含两方面内容：

一是医学理论中表现出的理性美。它至少有以下二方面的内容，其一是由人体生长、发育、衰弱、死亡等规律所体现出的内容美。医学理论就是医学家对人体内容美的审美感知过程。其二是由医学理论本身所体现出来的美。能够完美解释人体身心健康规律的医学理论，与医学美的表现形式应是一致的，所以这种理论本身也是美的。

二是在医学实践过程中表现出的感性美。它包含以下三方面内容，其一是在医学理论指导下进行的医学活动过程中呈现出的美，主要是医疗过程、医疗手段、医学成果等体现出的形象美；其二是与揭示人的内容美有关的医学美，即使人体的内容由不美向美的转化过程中的医学主体形象美、医疗环境形象美等。其三是在医学理论和人体美学理论指导下，以标准人体美为依据，对人体进行的创造性艺术改造过程中呈现出的创造美，它典型地体现在整形和美容外科中。

（二）美的基本形态

美的形态千差万别，从哲学的角度来进行分类，美的形态可分为两大类：现实美和艺术美。现实美又包括自然美和社会美，艺术美是现实美的一种审美反映，是上层建筑的组成部分。随着实用美学的建立，又产生了技术美这样一个美学的分支，技术美学的产生和发展，标志着人类美学思想的深化和具体化，也把美学的领域从仅仅是艺术扩大到物质产品和劳动生活环境，美的本质被进一步揭示出来。下面我们按自然美、社会美、艺术美和科学美4个方面来进行阐述。

1. 自然美

大自然无时无处不在向人类展示着它的美，吸引着人们去了解它，欣赏它，使人们获得美的快感。所谓自然美是具有审美价值的客观自然界中自然事物的美，是自然界原有的感性形式引起美感的。自然美的内容，多数情况下显得比较隐约、模糊。自然事物只有在与人发生关系成为审美对象之后，才可能被纳入美的范畴。

自然美又可分为两大类：一类是未经过人类加工改造过的自然美，如安徽的黄山、贵州的黄果树瀑布、湖南的张家界、四川的九寨沟，这部分自然景物和社会生活的联系是以形式美为中介的，以它所特有的自然风貌，使人得到愉悦并获得美感。另一类是经过人类加工改造过的自然美，它们的基本形态是大自然，但带有人类实践活动的痕迹，如山川绿化、江河治理、珍禽异兽的驯养、园林景观等。这类自然对象之美，或多或少地打上人类劳动的印记，其社会内容直接或间接地显露出来，因此它体现了人的本质力量。

2. 社会美

社会美即人类精神行为之美及其社会创造的事物之美。社会美是美的本质的直接展现，在社会美中，合目的性（善）成了合规律性（真）的形式，或者说，社会美是以善的形式表现真的内容。

社会美包括生活美和工艺美两大类。生活美存在和显示于人对自然的征服和改造及其它方面的社会生活过程中。社会生活中的庄严与伟大、正义与崇高、平等与自由、友谊与爱情、劳动与斗争等，都是生活美的表现。生活美的核心是由生产实践和社会斗争造就的人的美，工艺美是人类长期生产实践的历史成果，设计美、功能美、技艺美是工艺美的具体内容。工艺美总有一定的实用价值。

3. 艺术美

艺术美是指艺术作品之美，它是艺术家按照一定的审美理想、审美观念对事物和社会事物进行选择、集中、概括，通过一定的物质材料和艺术技巧，将头脑中所形成的审美意象物化出来的美。

艺术美是人类对生活的感受、体验、理解的加工、提炼、熔铸和结晶，是人类审美的主要对象，是人类审美意识的物化形态。艺术美既来源于生活，反映现实生活，是对客观存在的反映，又是审美主体按照“美的规律”进行创造性劳动的结果。艺术美并不都是现实美的反映，现实中的丑虽然是美的对立面，但经过艺术家的正确审美评价和典型概括，也可以转化为艺术美。

4. 科学美

科学美是美的一种高级形式，只有人类审美心理、审美意识达到较高的发展阶段，理论思维与审美意识交融、渗透的情况下，科学美才得以产生。最早提出“科学美”概念的是法国科学家彭加勒。他认为“科学家研究自然，并非因为它有用处；他研究它因为他喜欢它，他之所以喜欢它，因为它是美的。”这种美不是浅层的质地之美或表象之美，而是“比较深奥的美，这种美在于各部分的和谐秩序，并且纯粹的理智能够把握它”。也就是说，科学是一种“理性之美”，它潜藏在感性美之后，是一种“深奥的美”，是在探讨自然界深层规律和内在本质中所显现出来的美。

科学美大致可分为实践美、公式美和理论美三方面。从随机中确定结果，从偶然中找到必然，从模糊中现出光明，是科学的实验美或方法美的实际表现；能更深刻地反映事物内在规律的合乎标准化、规范化、简单化的逻辑表述是公式美的表现；人类认识世界的每一次新的发现和发明，突破和创造，都是人类智慧美借助抽象的理性形式在实践中的间接反映，即理论美的表现。理论美还包括那些在科学创造中借助想像、联想、灵感等非逻辑的直觉途径提出来的科学假设在内。理论美往往综合了优美的假设、实验、公式和逻辑推论。

（三）医学美的基本形态

医学是追求美、创造美的一种科学知识体系和技术体系。根据医学的特殊性，医学美可分为医学人体美、医学理性美、医学感性美、医学环境美和医学创造美五种基本形态。

1. 医学人体美

医学人体美是指人在正常状态下的结构形态、生理功能、心理调节和社会适应等方面的全面和谐统一的健康之美，是医学美的核心。医学人体美是以人的健康为基础的现实人体美，它的核心是人的生命活力美。它又包括医学人体内容美和医学人体形态美两种亚形态。

医学人体内容美是指人体的内在自然运行规律呈现出的美。这种美也需要医学理论予以揭示，但不是医学理论本身的美，而是通过医学理论所揭示的人体的固有规律的美。具体表现在对人体结构完整性、均衡性、合理性的揭示，对人体功能协调性、完美性、平衡性的揭示。人体完美的结构和功能体现出与宇宙的统一性，正因为人体的合目的性使人体的内容有了美的属性。

医学人体形态美从总体上说是对称美。这种对称至少表现在以下二方面，其一是几何形态上的对称性，左右对称是人体形态美的重要特点。其二是更深意义上的对称，即质的对称，通常用均衡来形容，人体内脏的器官在几何形态上是不对称的，但却是均衡的，这是一种质的对称。

2. 医学环境美

环境作为与人类相关相切的一种对象性存在。环境的优劣对人类的体质和健康水平有着直接的关联，各种医疗保健机构更无例外。医学环境美是指能对人体的健康发生影响的环境之美。凡是有利于人类产生和丰富其医学审美感受，以增进其身心健康的和谐客观环境，就是医学审美环境。

参照现代宏观医学模式，医学环境美可分为生理性环境美、心理性环境美和社会性环境美三类：生理性环境美着重满足人的“五官感觉”方面的审美需要。它要求医院周围环境具有适合治病和疗养需要的秀丽的景色、寂静或悦耳的音响、适度的光照与色彩、良好的通风、清新的空气等等客观条件；心理性环境美着重满足“感觉的人性”方面的审美需要，即情感和伦理方面的审美需求。它主要表现为医务人员对工作的亲切热忱、仪容整洁、技术精湛，也表现为医院的工作秩序良好、默契；社会性环境美着重满足自我实现这一人生高层次的审美需要。病人到医院求治是为了摆脱伤病恢复正常的社会活动能力，他们需要健康和作为社会成员的人的价值被充分承认。因此它要求医院职工平等礼貌待人，尊重病人人格，使求治者感到自身与医院环境和谐。

3. 医学感性美

医疗保健工作实质就是人类创造自身美的医学审美实践活动。在此过程中医学技术实践的主客体展露的各类现象美就是医学感性美。它包括医学主体感性美和医学技术感性美。

医学主体感性美，即医学职业美，或医学服务美，它包括医务人员的行为美、语言美、心灵美，是医务工作者在医学技术实践过程中呈现出的具有职业特点的感性美。医学主体感性美能充分体现医学实践内容的真，所以，它有利于提高医疗质量。例如，精确的技术操作是医务工作者努力追求的一种美学理想。精确性之所以美，是由于它准确地表达出医学各种事物的相互关系和内在特点，使医学现象与表达方式完全符合。医学技术感性美主要体现在医学实践过程中，医学手段、医学成果之中。

4. 医学理性美

医学理性美可分为医学理论抽象美和医学理论统一美两种亚形态。医学理论抽象美是说医学理论必须具有这样的属性，即能用尽可能少的医学理论，概括、解释和解决尽可能多 的医学经验事实，用尽量少的诊疗理论解决尽量多的临床现象，这就是科学美学中逻辑简单性原则。越简单，越清晰，越容易从本质上把握它，理论的深刻性越强，越能体现医学的美，这种医学美严格被医学科学的发展水平所制约。当人们在惊叹如此简单的医学理论能解决如此复杂或如此多的医学问题时，强烈的医学美感就会油然而生。

医学理论统一美是指医学理论要能反映人体的统一性，能把握医学理论整体客观规律，能把人体疾病本身、疾病与疾病、疾病与健康等固有规律明晰地揭示出来，显示健康过程和疾病过程的统一规律。因为人体通过进化已经形成高度统一的有机体，医学美的价值之一就在于能表达人体统一的内在特征。统一是一种高层次的美，能使复杂的人体医学现象统一于一种理论之下，这种理论必定是充分反映了医学的真，统一性越强，给人的美感越强烈。例如，DNA 分子模型之所以给人强烈的美感，成为生物医学美的典范，它的美学价值就在于 DNA 使博大的生物世界实现了本质上的统一。

5. 医学创造美

创造，是一个使事物从无到有的过程，因而具有新奇的特点。在医学中尚有许多的未知数，倘被发现或创造，就形成新的理论、新的技术。方法不一样，可能会引发出各种形式相异的理论或技术，它们可能都与医学事实相符，但最美的只有一个，只有符合美学特征标准的，才具有医学创造美，而最美的理论或技术，常常是最接近真理或最合理的。

二、美感与医学美感

美感与医学美感都是一种复杂的心理现象。通过美感与医学美感的探讨，可以提高医务人员的审美能力和加强审美修养，在医学实践中按照医学美的规律提高服务的质量，从而达到维护身心健康的目的。

（一）美感

美感具有广、狭两种含义。狭义的美感，指的是审美主体对于当时当地客观存在的某一审美对象所引起的具体感受，即审美感受；广义的美感，又称审美意识，指的是审美主体反映美的各种意识形态，包括审美感受，以及在审美感受基础上形成的审美趣味、审美体验、审美理想、审美观念等所共同组成的意识系统。审美学研究的核心和基础还是审美感受即狭义的美感。

美感在本质上是一种认识活动，是一种对美的事物带有情感性的认识活动。它和其他的认识活动一样，也具有一个从感性认识到理性认识的发展过程。当它发展到理性阶段时，就会产生一个飞跃，创造出物质的或精神的、艺术的或科学的奇迹。然而，美感又是一种具有自身特殊性的认识活动，因此，它又具有不同于一般认识活动的特点，主要体现在：

产生美感认识的“感性的”外部客观世界，即审美环境是一种具有美学因素的环境。人类只有在这种审美环境中从事认识活动，才能产生美感。人类的美感能力既起源于审美环境，又可以在理性思维的指导下能动地改善审美环境，从而使审美认识活动在审美环境——美感能力——审美环境……这种良性循环中不断地实现、改善和发展。

形成美感认识的全过程无不受到情感的支配。情感体验是整个美感活动中最基本的特征，它贯穿于美感认识活动的全过程，是美感发生的内在动力。同时，在整个审美活动中，人的政治态度、思想意识和伦理道德等也以形象思维的方式构成美感的具体内容。因此，美感是形象性、思想性和社会性的统一。

（二）医学美感

医学美感是指人们（审美主体）在医学审美活动中产生的情感上的一种有利于身心健康的愉悦和乐趣，是由医学审美对象引起的审美主体的一种特殊的心理状态。医学美感在自身的实践过程中，除了与一般美感具有相同的共性之外，还具有自身的特定含义。

从审美主体看，在医疗实践活动中创造美和欣赏美的人都是审美主体，由此可见医学美感的审美主体具有特定的含义，它既包括医务人员，也包括服务对象。

从审美客体看，医学美感的审美客体包括诸多的内容，首先是与审美主体发生对应关系的人，即在某一医疗过程中出现的医务人员和服务对象。在医学美感中，审美主体和审美对象往往是合二而一，即在同一医疗过程中，无论是医务人员还是服务对象都既是审美主体，同时又是审美客体，也就是说在同一过程中，他既是美的创造者和欣赏者，又是被创造和被欣赏的对象。其次，医学美感的审美对象还应包括医疗原则、医疗手段和技术、医学成果、医学理论及规律等各方面。审美主体在医疗实践活动中，可以通过对审美对象的理解认识情感等活动，产生愉悦的心理状态和乐趣。

医学美感还有其特定的审美环境。医学美感的审美环境应该是有利于人类医学美感能力产生和发展，以增进其身心健康的和谐的客观环境。医学审美环境包括医疗卫生单位的地理位置、环境状况、人际关系、条件设备等，其中人际关系居于核心地位。一个良好医学审美环境，特别是和谐的人际关系环境可以使人舒适快慰、心旷神怡、心悦诚服，增进人的身心健康。

三、审美与医学审美

美学源于审美，医学审美是医学美容学的基本问题之一。对医学审美的研究，将有助于医学审美机制的建立，有助于医学美容学学科自身的完善。

（一）审美

审美是指主体对客观事物的能动反映，是人们在社会实践中逐步形成和积累起来的审美的情感、认识和能力的总和，它是人类区别于动物的重要特征之一。它包括审美感受、审美趣味、审美情感、审美能力和审美理想等范畴。

由于审美是人类的独特意识活动，于是人便成为审美的主体，而一切与审美主体发生联系的，具有审美特征的物质和现象便成为审美的客体，审美主体与审美客体的互动、交错和影响，使审美活动变得丰富多彩，而人们也通过审美活动获得审美的愉悦。审美的现实基础是客观事物的美或丑，没有事物的美丑差别，就没有审美活动的产生。

（二）医学审美

医学审美与普通审美活动一样，是直接诉诸于感性的对象，又与形象思维紧密相连。它通过生动的形象，带有感情色彩地揭示与医学相关事物的美学特征和本质。医学审美是以对人的生命运动的科学认识为基础，在医学科学体系及其实践的发展过程中，逐步形成和积累起来的审美观点、认识和能力的总和。医学审美具有特定的目的，即维护人的身心健康、延年益寿和提高生命的质量。医学审美包括医学审美感受、医学审美趣味、医学审美情感和医学审美能力等方面。

医学审美感受是医学审美活动中表现出来的初级审美形态，是审美主体对审美对象个别感情特征的反映。审美感受的特点决定了审美反映是局部的、个别的，带有一定的感情色彩。

医学审美趣味是指“医学审美主体对医学审美对象特有的兴趣和倾向”（邱琳枝，1988年）。在医学审美实践中，医学审美主体不仅是指进行医学活动的医务人员，也同样可以是健康人、病人和第三状态者，由于他们的年龄、性别、种族、性格、习惯等方面千差万别，所形成的审美趣味，也常常是有各种个性的特色，表现审美兴趣和倾向的差异性。

医学审美情感是“医学审美主体在医学审美实践中形成的对人类生命、人生心理、社会关注的深层体验和主观态度，是高度概括后的审美意识”（秦守哲，1991年）。健康的医学审美情感，能够促进人们对生长、衰老、死亡中医学美的理解和认识，从本质上把握因基因复制、人工智能、创伤修复、疾病治疗给医学美学带来的问题和困惑。

医学审美能力是医学审美主体对各种医学美感受的敏锐性，以及对医学美的体验、认识的水平。医学审美能力是医学审美主体必备的素质，有了审美感受的敏锐性，才有助于医学审美关系的确立，从而引发审美的发生，进行医学审美处理，以达到人们追求健康与完美的审美需求。

四、形式美及其法则

与其它任何事物一样，美既有内容又有形式，是内容与形式的统一体。美的内容决定美的形式，美的形式表现美的内容。美的外在形式演化成形式美。形式美就是构成事物外形的物质因素的自然属性及其组合方式所表现出来的审美特征。形式美有其自身特定的法则。如“整齐一律”、“对称均衡”、“对比调和”、“多样统一”等。形式美对医学具有重要意义。

（一）形式美

美的形式包括内在形式和外在形式两个方面：内在形式是指美的内容诸要素之间的组织结构，表现为美的存在方式，如人体内部结构；外在形式是指内在形式的感性外观形态，如人的高矮、胖瘦等。形式美就是美的外在形式演变而来的。形式美是指自然、生活、艺术中的各种形式因素（如色彩、质感、形体、线条、声音等）及其有规律的组合所具有的美，是人类在创造美的过程中关于形式规律的经验总结。形式美是指美的形式所具有的普遍性的某些共同特征，它已经脱离了美的内容，即不依赖于一定的美的内容，本身已经成为一种独立审美价值的美，是美的现象形态之一。

形式美是美的事物的自然属性和内在规定性的表现，是人们最普遍、最直接地感受到美的有一定规律性的美的形式。它与人类的感官、生理及心理特征有着不可分割的联系，是美的固有形式规律与人类的知觉和大脑的思维功能相结合的产物。形式美是美的形式与美的内容的统一。世上任何事物都是形式与内容的统一体，美当然也不例外。美的内容只能通过具体形式才得以体现。形式美具有抽象性、意味性和装饰性。形式美是美的事物的外在形式所具有的相对独立的审美特性，也是美的形式的组成部分。因此形式美既可以表现为具体的美的形式，而又可以不直接显示具体内容，但具有一定审美特征。那么，形式美的特征就可以概括为抽象性、意味性和装饰性了。

（二）构成形式美的基本法则

根据黑格尔的理论，形式美的构成分为两部分：一是构成形式美的感性因素；二是形式美感性因素的组合规律，即形式美的基本法则。

形式美的构成需要一定物质作为基础，在审美的过程中才可能感知它们的存在。这些感性因素主要包括色彩、形体和声音。

构成形式美的自然物质材料，虽然本身具有一定的审美特性，但是只有按照一定的规律组合起来，才能成为有一定审美特性和具有独立审美价值的形式美。人们在长期的实践中，按照物质材料的不同组合方式及其相互关系，总结出各种不同形式美的法则。从事物各部分之间的组合关系来看，其法则主要有对称和均衡、比例和匀称、节奏和韵律等，从事物的总体组合关系来看，其法则主要有整齐一律、多样统一（对比、调和）等。

1. 对称与均衡

所谓对称，是指以一条线为中轴，左右、上下、前后双方形体上的均等。自然界符合对称法则的审美对象比比皆是，人类制造的大多数生产工具、交通工具及运动器械，在形体结构上都是对称的，因为惟有这种结构上的对称，才能使这些工具、器械在运动中保持平衡。

均衡的特点是两侧的形体不一定等同，量上应大体相当。它与对称相比，有变化，较自由。

2. 比例与匀称

比例是指事物整体与局部以及局部与局部之间的关系。我们日常所说的“匀称”，就包含了一定的比例关系。关于什么样的比例才能引起人的美感，对这个问题古代人早有探讨。例如古希腊哲学家毕达哥拉斯提出了黄金分割，来说明客观世界中普遍存在的一种恰当的比例关系。

匀称的比例关系，就会使物体的形象具有严整、和谐的美。严重的比例失调，就会出现畸形，畸形在形式上是丑的。我们平常称赞一个人面貌美为“五官端正”，就是指五官之间比例适合。这些都体现了人体结构以及人体面部结构的匀称比例关系。

3. 节奏与韵律

节奏是指客观事物在运动过程中的有规律的反复。客观事物的运动表现为两种相关的状态，一是时间上的延续，指运动过程。二是力的变化，指强弱的变化。事物运动过程中的这种强弱变化有规律地组合起来加以反复，便形成节奏。

我们这里所说的节奏，是泛指形式美中具有普遍性的法则，而不是仅指声音或音乐艺术的形式因素，音乐艺术中的长短音的交替，强弱音的反复，使节奏更加分明。客观世界中，无论是声音、颜色、形体和动作，以大体相等距离的时空重复出现，都会产生节奏。

节奏是客观世界物质运动的一种带规律性的表现方式。昼夜交替、日出日落、月圆月缺、四季更替……这些是时间变化的节奏，潮涨潮落，山脉蜿蜒、峰谷相间，这是空间变化的节奏。

在节奏的基础上赋予一定情调的色彩便形成韵律。韵律更能给人以情趣，满足人的精神享受。

人体的生理、心理活动无不充满着节奏和韵律。现代科学实验证明，人的体力、情绪、智力、皮肤、毛发等也有周期性的变化，体力以23天为1周期，情绪以28天为1周期，智力以33天为1周期，皮肤表皮细胞周期为28天，毛发有生长期、休止期和退行期等周期性改变。每个周期都有高潮和低潮，这些都是人体生理和心理活动的周期。人类在日常生活中，起居有序，日作夜眠，一日三餐、工作中的动静、张弛、徐疾、进退等，正是这样一种有节奏的生命过程。

4. 整齐一律与多样统一

整齐一律是最基本的形式美法则。它是指审美对象外表特征具有一致性、重复性。比如，同一点、线、面、体的重复，同一颜色的重复，同一声音的重复等。符合整齐一律法则的审美对象，体现一种统一的秩序、统一的规矩，给人一种单纯、平和、井井有条的审美感受。整齐一律有其不足之处，即符合整齐一律法则的或按照整齐一律法则创造的审美对象显得单调、呆板、缺少变化。因此，进行美的创造，要注意整齐一律法则的适应性，正确应用整齐一律法则，否则，生搬硬套是创造不出美来的，

多样统一是形式美的最高法则，又称“和谐”。“多样”，是指构成整体的各个部分形式因素的差异性，“统一”是指这种差异性的彼此协调，其中包括整体各个部分之间的对称、均衡、比例、匀称、节奏等。所以我们又可以把“多样统一”视为形式美的基本形式。

“多样统一”包括两种基本类型：一种是各种对立因素之间的统一，谓之对比；一种是各种非对立因素之间相联系的统一，谓之调和。对比与调和反映了矛盾的两种状态。对比也称对立，或称尖锐的差别，即在差异中倾向于“异”（对立），是美的事物各部之间具有明显差异的因素的相互组合在一起，使人感到鲜明、醒目、振奋、活跃。调和是在差异中趋向于“同”（一致），是把两种或多种非对立因素互相联系的统一，形成不太显著的变化。无论是对比或是调和，其本身都要求有变化，在统一中有变化，在变化中求统一，方能显出多样统一的美来。

综上，介绍了形式美的基本法则。形式美虽有许多不同内容的法则存在，但多种法则在表现一个美的事物时并非孤立存在，而是互相补充互相协调，共同处于一个和谐的整体之中的。作为一种形式美的规律，我们必须遵循它，但也应认识到它并不是僵死的教条。在实践中我们要依据具体情况达到功能与形态最大和谐的基础上灵活运用这些法则。

第二章　医学人体美学

第一节　医学人体美基本理论

在已知世界中，人类是生命进化程度最高的自然产物，作为地球的主宰者逐渐繁衍生息下来，成为地球上最美的精灵。从钻燧取火的原始人群，到井田耕作的奴隶社会，从等级森严的封建社会到自由、平等的现代社会，从帝王将相、首脑权贵到艺术大师、平民百姓，每个社会、每个时代、每个人都在追求人体美。费尔巴哈曾经说过："世界上没有什么比人更美丽、更伟大。"车尔尼雪夫斯基说："人是地球上最美的物类！"莎士比亚说："这里有多么好看的人，人类多么美丽。"……可见，美的形体对人类来说是多么的重要。千百年来人体这个特殊的审美对象，也吸引了许多艺术家、医学家、美学家以及社会学家的目光。他们从不同的视角，多层次、全方位地探索和研究人体美。

一、人体美与医学人体美

（一）人体美

人体美是人体作为审美对象具有的美。人体具有精妙的比例、流畅的线条、微妙的起伏、和谐的色彩、美妙的轮廓，人体之所以美是因为健康完美的对称性、均衡性、统一性、流转性等形式美与生命活力相应生辉。这是世上任何事物都无可比拟的。

1. 人体美的概念

人体美是自然美最杰出的典范。它以感性的、鲜明生动的形象诉诸于人的感觉器官，最易引起人的情感变化，最富于形象的直观性和现实性。狭义的人体美多侧重于人的自然属性，注重人的容貌和形态学特征。外部结构特征受形式美规律的制约，而人体美充分体现着这种结构之美。人还具有社会属性，人体美从广义讲，应该是外在形式和内在本质的一致，即外在美与内在美的有机统一。

人体美是指人体的形式结构、生理功能、心理过程和社会适应等方面，都处于健康状态的合乎目的的协调、匀称、和谐与统一，富有形体美和生命活力美感的人体，是人的自然美和社会美的高度和谐与统一的多层次系统。

人体美学就是探索研究人体美的规律，实现人体美途径的科学。

2. 人体美的基础条件

(1) 人体美以健康为基础：有健康的体魄，人体各器官发育良好、功能正常、体质健壮、精力充沛；同时，心理状态积极乐观，并且具有较强的社会适应能力。健康是人体美的根本所在，只有健康的美才能充满活力，只有健康的美才是真正的美。

(2) 比例匀称、整体和谐是人体美的必备条件：人体整体及局部结构符合形式美法则要求。人体的比例是人体各个器官和各个部位间的对比关系。我国古代就有面部的“三停五眼”，身材的“立七、坐五、盘三半”。人们在长期的审美实践中，总结出“黄金分割”“$\sqrt{2}$分割法”等。人体只有比例恰当，身材匀称才能产生美感。

人体美不是人体各个器官局部美的机械叠加与组合，而是各个器官、各个部位体现出整体和谐、均衡、对称、协调等形式美要素。一双大而有神的眼睛不是配合在所有人的面孔上都是美丽的；看似平凡的五官，只要整体搭配和谐，也会给人一种整体的美感。

(3) 动作自然和谐、气质优雅、风度翩翩：一段优美的舞蹈，是舞者那富有节奏、韵律的肢体动姿，舒展的形体，流畅的线条，打动了观众的心，在内心深处感到一种美感；意气风发的运动健将，正是因为他灵活、协调、准确的体姿，体现出了人的生命活力美感。人体动作的灵巧性、稳定性、协调性、准确性、柔韧性等优美和谐的动作姿态，都在人的动、静两种状态中显现出来了。气质风度是一个人内在美、外在美的综合体现，是蕴含在形体之中，又通过形体表现出来的个体精神总和。

3. 人体美的分类

人们对人体美的探索和研究是从不同的视角、不同的层次进行的，因此，就有不同的审美内容及审美价值，也就形成了人体美的多方面的内容。

(1) 装饰人体美：人修饰自己，爱美求美的本性古已有之。人类利用各种修饰手段达到扬美抑丑的目的，使自身的美更加光彩夺目。古代妇女涂脂抹粉、画眉涂甲、文身涂色、穿鼻孔、戴耳环、编发辫等；现代人的自身装饰手段就更加丰富了，从服饰、首饰，以及文眉、文眼线、化妆等手段，到充满时尚气息的时装表演，使人更加鲜艳夺目，更好地展示了人体美。

(2) 动态人体美：动态人体美是通过人体各种姿态的展示，让人们从各种动态中欣赏到人体的美，感受到人的本质的力量。最能体现人体动态美的便是体育和舞蹈。体育角度的人体美是人体健美，在激烈的竞技和对抗中，通过技巧释放人的体能，施展人的智慧，凝集人的毅力。舞蹈是人体造型艺术，它在运动中造型，在造型中运动，被称为是“活的，流动的雕塑。”人体的动作为舞蹈的主要表现手段，按照一定的节奏、韵律不断变换人体的姿态动作来塑造人体艺术形象。

（3）静态人体美：人体在静止状态下同样具有美感。人优雅的站、坐、卧都应给人一种文明、尊严的美好印象。对人体静态的审美要求是自然、洒脱、大方、庄重。这不仅仅是人体静态美的要求，它也符合减轻疲劳和保持体力的生理需要。

（4）艺术人体美：艺术家通过对人体长期的观察、分析，利用艺术手段着力刻画和塑造的人体美，就是艺术人体美。绘画人体美、雕塑人体美、摄影人体美都属于该范畴。

（5）医学人体美：当人体美进入到医学家们的审美视野中，从医学角度出发，将人体美作为医学研究和实施的对象时，便产生了医学人体美。

（二）医学人体美

1. 医学人体美的概念

医学人体美是从医学和美学两个角度来确定的医学人体美的概念，它是医学与美学相互渗透的结果，而不是二者的机械相加。

医学人体美是以维护人的健康为前提，以医学和美学原则为指导，利用医学和美学的研究方法和手段所塑造出的人体美。医学人体美是一个多层次的整体系统，它内涵着成对的子概念。

（1）现实人体美与标准人体美：现实人体美是一种具有人的生命活力的生机勃勃的人体美。这是现实的，客观的，不随人的意志为转移的。标准人体美是符合从现实人体美中科学抽象出的标准参数的人体美。标准人体美直接来源于现实人体美，又直接作用于现实人体美，维护、修复和塑造现实的人体美，使其更接近于标准的人体美。

（2）体形美与结构美：体形美是指人体的形态之美，它是形式美法则在人体美中的集中表现，又被称为人体的形式美；人的体形美是以人的特殊有机结构为框架的，这些有机结构是均衡、匀称、精密、有序的，是一种自然美的形态，称为人体的生理结构美，简称结构美。

（3）功能美与生命美：人体不同的结构承担着不同的功能，这些生理功能处于常态是一种自然有机状态的美，即人体的生理功能美，简称功能美；人的生理功能美使人的体形美和结构美呈现出一种无限的生命力的美，即是生命美。

（4）体魄美与思维美：体魄是人的体格和精力的总和。体魄美即体魄强壮之美，是其体形美、结构美、功能美和生命美在同一个体中的高度统一的表现，它是以健康为基础，并以强健、丰腴和结实为特征的。男性表现为魁梧、粗犷、雄健、豪放和挺拔的阳刚之美；女性则表现为苗条、丰满、圆曲、红润、细腻和富于弹性的阴柔之美。思维，即思想或思考的方式和过程，是人的大脑对客观事物的概括和反映。思维美的根基主要在于其创造性（即理性）特征。思维美以体魄美为基础，又是体魄美的升华和进化，使人的生命美成为大自然中至高无上的奇迹和造化。

（5）动姿美与气质美：动姿美是身体各部分配合协调的表现，人的一举一动，一颦一笑都是协调的。气质是一个人通过其职业形象、生活态度、言行举止、兴趣爱好和情绪性格等行为方式，所反映出来的特定的天赋智慧、文化素养和思想品质的总和。一个人特定的气质美，往往决定其特定的动姿美，并以动姿美为其特定的外化形式。

（6）外在美与内在美：体形美、体魄美和动姿美属于人体外在美范畴，结构美、功能美、生命美、思维美与气质美属于人体内在美范畴。内、外美的和谐统一才是反映人的全面本质的人体美，和谐统一程度越高，其美的素质也就越高。

医学人体美这一概念的提出，既是医学美学与美容医学深入研究的结果，也是现代医学模式以满足人的生理、心理和社会全方位需要的医学总目标的客观必然。

二、医学人体美的特点

（一）汇形式美法则于一身

任何美的事物都是首先通过形式美来表现其“美”而给人以愉悦感的，但是很少有什么事物聚集所有的形式美法则，只有人体美才汇集所有形式美法则于一身，如对称、均衡、匀称、整体、节奏、和谐、多样统一等形式美法则无不全方位地反映着人体。一般正常人体都表现为左右对称、比例均衡、线条柔和、体形匀称、动姿协调、眼神炯炯等美态。

（二）美的形式、内容与美感效应高度统一

任何美的事物之所以美，关键在于美的特定内容与其美的特定形式的统一。医学人体美以活生生的血、肉、情感、伦理和生命活力为内容，自然形成的一种有机的、社会的人体美形式。医学人体美是一种具有人的全面本质的社会存在物

之美，它具有丰富的社会情感和思维能力，具有强大的人的生命力，人既是审美的主体，又是审美的客体。鉴赏者不仅可以直接通过自己的直觉产生一种富有生命力的美感效应，还可以在社会伦理范围内，由此促成和增进其生命之美感与情感的综合性效应。这是一种美的内容和美的形式，乃至美的效应的统一，一种高层次的特殊的统一。

（三）以生命活力为核心

在组成医学人体美形式的许多内容中，最富有特殊意义和决定意义的是其中人的生命活力美，简称为“生命美”，人的生命美是人的全面本质的显现；是自然进化与劳动实践相结合的产物；是使人的血、肉等有机物质材料，与情感、思维、伦理等社会性要素相维系组合的一种高层次的美的特质。

1. 生命是人体美的载体

生命是形态结构与功能活动相协调的合乎目的的和谐统一状态。在一般生命过程中，都要经历生长、发育、生殖、衰老和死亡等阶段，人体的形态结构和功能是在生命过程中逐渐完善和发展的，只有在有生命存在的条件下，形态结构和生理功能才构成人体美。

2. 健康是人体美的基础

人体美首先必须具有健全的组织结构，完整的器官系统，正常的生理功能。这些健康的组织、器官、系统，在生命活动的过程中，有条不紊地调节、代偿和适应人体内外环境的变化，具有充沛、蓬勃的生命活力，表现出诸如肌肉发达、脸色红润、毛发润泽、风华神秀、坐立挺拔、步履矫健有力，显示出人体美所具有的神奇伟力。没有健康，就谈不上医学人体美。

3. 死亡是人体生命活力的终结，使人体美消失

死亡是生命活力的终结，没有了生命，人体美也就失去了载体，也将随着生命的结束而消失。

（四）普遍性与差异性的统一

人体美具有普遍性，人类学家、美学家和医学家都对此有过许多研究，企图从现实人体美中寻找到一种人体美的标准，这就是医学人体美普遍性的集中表现，使大部分人符合这条标准，人群容貌美差异比率在一定范围内波动。人体美还存在着很大的差异性，这使每个人都具有其特征性。不同人种、不同民族、不同地区的人一般美学参数有许多差异。这种差异是人们为适应当地的自然环境，而在自然进化历程中，潜移默化、世代相传所形成的各自的体形、容貌特征；不同年龄的人具有不同的医学人体审美标准，在人体的生长过程中，处于不同年龄的人体，其形态结构和生理功能有着差异，在对其进行审美时，年龄因素不可忽视；另外，不同性别的医学人体美也存在着很大的差异性。从医学角度来看，男女在解剖学和生理学等方面有着很大的差异，从美学原则角度看，男性以“阳刚”为美，而女性则以“阴柔”为美。

医学人体美不仅是自然的而且是社会的，不仅是大自然中最美的东西，而且是社会存在物中的最高最美的形态。

三、医学人体美学的常用研究方法

医学人体美学的研究方法与艺术人体美学研究方法有很多相似之处，但无论是在研究的内容上还是手段上二者均有明显的区别。医学人体美学除了应用有关形式美学外，更注重定量的方法从而极大地增加医学人体美学研究方法的科学性、精确性，使医学人体美建立在科学研究方法的基础之上而有别于一般艺术的人体美学。医学人体美学研究方法主要有观察法、测量法和调查法。

（一）观察法

观察法既是获得感性认识的基本途径，又是检验科学理论的实践基础。医学人体美研究的观察法，是研究者以直观形式，有目的、有计划地对人体美的各个侧面或其整体进行一系列客观如实地感性研究活动，在这个过程中，研究者要全面运用自身感官来直接感知各种具体的人体之美，从而大量收集其感性材料，形成概念，并加以判断推理，以达到对各种人体美特征的概括性认识，是一种以系统描述人体美特征的经验研究方法。

1. 研究医学人体美的观察方法 按照观察对象的不同可以分为三种类型：

（1）个体观察：是指对现实人体美中某一特定的典型个体之美进行局部或整体的观察，从而认识其特征。此法适合于对个体的研究。

（2）群体观察：是指在一定范围内社会人群的美学共性特征的观察。其范围可以是一个家庭、一个城市、一个学校或一个地区等。

（3）分类观察：是指对社会人群的不同类别进行比较观察。这种分类的参照点可以是性别、年龄、种族和国度等。

2. 观察法 根据采用手段可分为以下两种：

（1）肉眼观察：又称之为直接观察。是凭借人的肉眼直接从观察对象获得感性材料，从而取得初步印象或作出判断。此法优点是直接、简单，是一种常用的观察方法；缺点是因受到观察者身体条件的限制，具有一定的局限性。

（2）仪器观察：是借助于仪器的间接观察。此法有利于对人生命本质的探索。例如借助显微镜可以观察某些细微结构，借助电子显微镜或电子计算机成像系统等观察人体。

（二）测量法

测量法是借助专门设备取得客观对象数量资料的一种手段。是医学人体美研究方法中最精确的方法。测量的数据可以为医学人体美研究的标准化、精确化奠定基础，同时为其研究提供可靠的依据。根据测量所采用方法手段的不同，可以分为以下几个类型：

1. 直观测量法

直观测量法就是利用标尺、直角规、弯脚规、三角平行规、人体测高仪、卷尺、秤、量角器等各种工具来对人体不同部位的点、线、面、体积、体重以及它们相互关系进行直接测量的方法。常用的测量内容包括身高测量、耳高测量、体重测量、人体围径测量、人体活体和骨骼横径测量、骨关节测量、视力及色盲测定、牙齿测量、外鼻测量、乳房体积测量等。

2. 影像测量法

影像测量法主要是运用各种影像技术来研究人体形态美的方法。目前常用的手段有照片测量法、X 线头影测量法、云纹影像测量法、电子计算机数字图像处理。

（1）照片测量法：照片测量法是在同等条件下通过黑白照片或彩色照片对测量对象的面部美学特征进行整体性认识的一种方法。人体可以在此基础上研究面部各部分比例及形态结构特点，或将其作为美容整形外科手术前后的对比观察材料。优点是资料容易获取，软组织结构显示清晰，直观性、可比性强，缺点是不能显示软硬组织之间关系，且不能提供三维立体结构的信息。

（2）X 线头影测量法：X 线头影测量法主要是测量 X 线头颅定位照相的所得影像，对牙、颌、颅面各标志点描绘出一定的线、角，进行美学测量分析。该项技术首先是美国正畸专家 Broad Bent 于 1931 年创立，并在应用中得到了发展。一般包括 X 线侧位片和正位片的测量分析。侧位片可显示面容的矢向情况，即前后关系和垂直关系。正位片可提示面部两侧的对称性，中线切牙关系和面宽度，从而为头面的研究提供了三个平面的信息。对颌面美容整形的定位及定量均有重要参考价值。

（3）云纹影像测量法：1970 年英国学者 Meadows 和日本学者高崎宏创立了光测量法——莫尔云纹法（More's topography）又称为立体测量法或方仪影像法。其基本原理是利用光线通过基准光栅投射在凹凸不平的物体而产生的一种变形光栅。这种变形光栅反应了物体表现的三维立体结构信息。此法是一种非接触性测量，方便又迅速，也便于信息存储和再测量，目前在我国医学美容界已广泛应

用。(图 2 - 1)

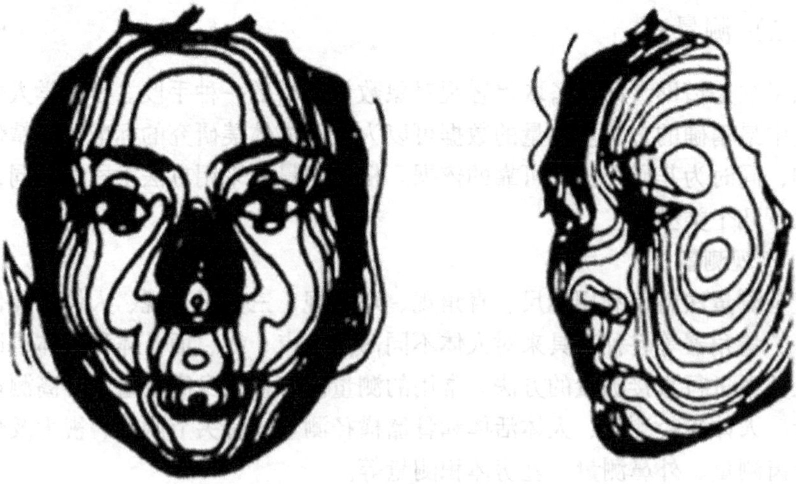

图 1　云纹影像

(4) 电子计算机数字图像处理：利用图像采集工具采集到的人体整体或局部的图像，经计算机数字处理进行医学人体美学测量。数字图像处理技术以其快速、精确、可控性强等特征已在医学诸多领域中受到重视并取得成果。一些国家的美容外科已使用计算机图像分析技术进行容貌及形体的分析、手术的设计，可实现美容手术方案设计、整形效果术前模拟、模型参数自动测量、图像存储美学分析等功能，为研究形态学和定量修复提供了先进、可靠、精确的科学分析处理手段。

(三) 调查法

调查法是社会学的一种方法。它是通过普查和抽样调查对一定的社会人群的某一特征或性质进行分析的方法。调查法常与测量法同时使用。此法的应用可以推论总体的人体美特征性规律。调查和测量的结果一定要经过统计学处理才具有科学价值。

四、黄金律与医学人体美

公元前 6 世纪，古希腊的哲学家、数学家毕达哥拉斯曾让人们按照自己认为最美的比例，将一根木棍分成两截。结果发现，人们都是把截点选在一半过一点的地方，这个比例用数字来表示，就是 0.618。这个形式美的法则被希腊著名哲学家柏拉图称为“黄金分割律”。这一发现在美学史是一个重要的里程碑。毕达哥拉斯企图通过对美的具体对象的关注抽象出一个基本的特征。从古希腊时起，黄金律已备受关注。如雅典的巴特农神殿就是依黄金律构筑，古埃及修建的胡夫大金字塔也符合此比例。

中世纪，意大利数学家菲波拉契在调查了大量人体数值后得知，人体肚脐以下的长度与身高之比接近0.618，被视为“标准美人”。大多数人下身的长度不够，所以芭蕾舞演员在翩翩起舞时，要不时踮起脚尖，而女性则喜欢穿上高跟鞋来增加下身长度，显得更加高挑健美。艺术家们也以“黄金分割”比例为标准，以使作品中的人体更美。如古希腊雕塑断臂女神维纳斯（图2-2），其脚底至肚脐∶肚脐至头顶=1∶0.618；肚脐至咽喉∶咽喉至头顶=1∶0.618。米开朗琪罗的《大卫》、罗丹的《青铜时代》，其艺术人体都符合“黄金分割律”比例。健美的人体均包含着丰富的黄金分割点，才形成匀称的体型，和谐的五官，协调的步履。我国医学美学家彭庆星和孙少宣对人体美的“黄金分割”进行研究，发现容貌和体形健美的人，其形体结构包含18个“黄金点”，3个“黄金三角”，15个“黄金矩形”和6个“黄金指数”。

（一）人体黄金点

1. 脐点，为头顶至足底之黄金分割点。

2. 风市穴点（对称），位于双手自然下垂时中指指尖的部位。为足底至头顶的黄金分割点。

3. 喉结点，头顶至脐之黄金分割点。

4. 乳头点（对称），在双乳头垂线上，为从锁骨至腹股沟的黄金分割点。

5. 肘关节点（鹰嘴点，对称），为双肩峰至中指尖之黄金分割点。

6. 膝关节髌骨点（对称），为双足底至脐之黄金分割点。

7. 眉峰点（对称），为双眉外1/3与内2/3之黄金分割点。

8. 眉间点，为发缘点（前额发际中点）至颏下点连线的黄金分割点。

9. 鼻下点，为发缘点至颏下点连线的黄金分割点。

10. 口裂点，上、下唇闭合时口裂的中点。为鼻下点至颏下点连线的黄金分割点。

11. 颏上点，颏唇沟正中点。为鼻下点至颏下点连线的黄金分割点。

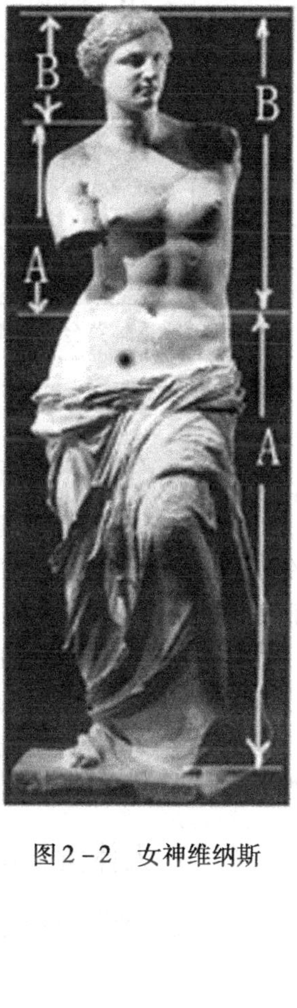

图2-2　女神维纳斯

12. 口角点（对称），上下唇移行在口裂外侧端连线的左（右）1/3 与对侧 2/3 之分割点。（图 2－3）

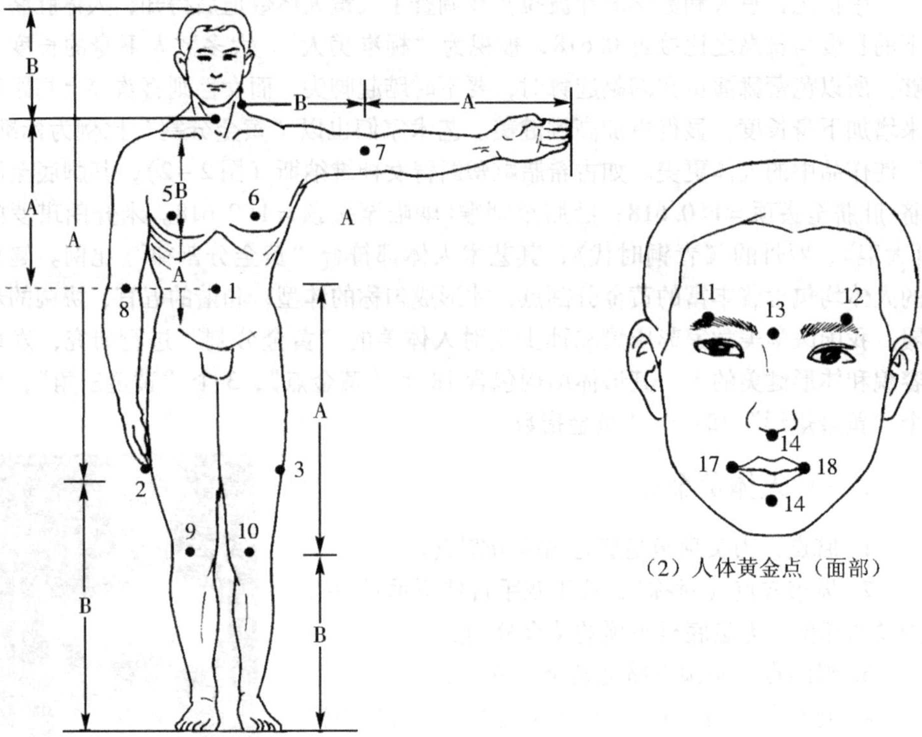

（1）人体黄金点（躯干部）

（2）人体黄金点（面部）

图 2－3　人体黄金点

（二）人体黄金三角

“黄金三角”是指腰与底边之比等于 0.618 或近似值的等腰三角形，其内角分别是为 36°、72°、72°。人体具有三角形特征的部位是很多的，但对人的面部形象有极为重要意义的，是集中在人的颜面部分的三个三角形。

1. 外鼻正面观。是以鼻翼为底线与眉间点构成一个黄金三角。

2. 外鼻的侧面观。是以眉间点、鼻背线与鼻翼底线构成一个黄金三角。

3. 鼻根点与两侧口角。是以口角点为底线与鼻根点构成一个黄金三角。即医学界的“危险三角”。

（三）人体黄金矩形

“黄金矩形”是指宽与长之比等于 0.618 或近似值的长方形。健美的人体结构至少具有15个"黄金矩形"现分述如下：

1. 躯干轮廓，以肩宽与臀宽的平均长度为宽，以肩峰至臀底沟距为长，构成一个黄金矩形。

2. 手部轮廓（对称），以手指并拢时的掌指关节连线为宽，以腕关节横纹至食指尖间距为长，构成两个黄金矩形。

3. 头部轮廓，以两侧颧弓突端点间距为宽，以颅顶至颏点间距为长，构成一个黄金矩形。

4. 面部轮廓，以眼水平线为宽，以发缘点至颏点间距为长，构成一个黄金矩形。

5. 外鼻轮廓，以鼻翼为宽，以鼻根点至鼻下点间距为长，构成一个黄金矩形。

6. 口唇轮廓，人体处于静止状态时，以上下唇峰间距为宽，以两口角间距为长，构成嘴部黄金矩形。

7. 外耳轮廓（对称），以耳轮下脚水平的耳宽为宽，以耳轮上缘至耳垂下缘间距为长，构成耳部黄金矩形。

8. 上颌前牙轮廓（中切牙、侧切牙、尖牙外轮廓分别对称），分别以该牙最大近远中经为宽，以殆龈径为长，构成左右各3个黄金矩形。（图2-4）

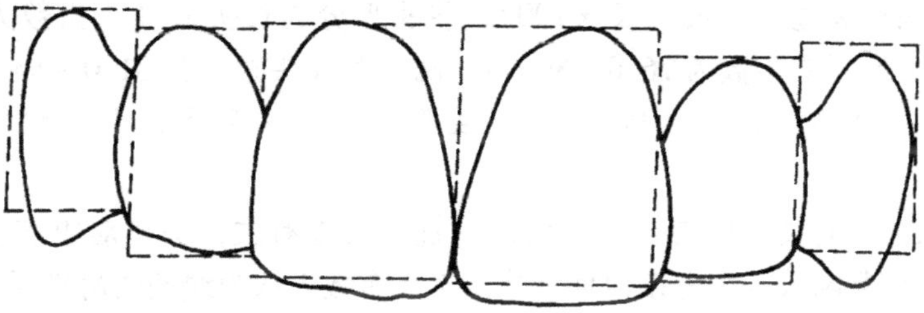

图2-4　上颌前牙的黄金矩形

黄金分割律目前已被广泛应用于修复和创造人体体形和容貌美的医学实践中，其几何原理为医学美容临床实践的定性和定量研究提供了科学依据，方法简单，易于推广。而黄金律之美也只是形态表现美的形式之一，不能看作是放之万物皆准的真理。0.618作为人体美的标准尺度之一，同人体其他美学参数一样，都存在着一个允许变化的幅度，受种族、地域、个体差异的影响，如唇部黄金矩形轮廓，白种人为1:1.6，黄种人则偏小，说明东方人的口唇比西方人小，鼻翼相对显宽。对人的评价，不仅要求符合黄金律，还要具有健全的骨骼，发达的肌肉，适当的皮下脂肪，柔润光泽的皮肤，同时应包括良好的心理素质和良好的社会适应能力等。黄金分割律只能构成美的一个侧面而不是全部，而且过多采用黄金比例也同样会使人感到单调，在医学美容中的应用应注意灵活性，强调局部与整体间的和谐、自然，不能牵强附会。

第二节　人体的整体形态美

一、头面轮廓美

人体的头面轮廓美是指头型、面型和发型三个方面的形态美。

（一）头型美

头部为人体之首，其结构主要是由额骨、顶骨、枕骨和颞骨组合而成，其中枕骨对头部的轮廓影响最大。软组织与头发对头型也有一定的影响。头型的分类方法主要有观察法和指数分类法。

1. 观察法　通过观察头的冠状面的形态可将头型分为7种类型：圆形、椭圆形、卵圆形、菱形、五角形、楔形、盾形。

2. 头的指数分类法　根据头的最大长和头最大宽两种测量值组成头指数（头指数＝头最大宽÷头最大长×100），将头型分为长头型（头指数为70.1～75.9）、中头形（头指数为76.0～80.9）、圆头型（头指数为81.0～85.4）和特圆头型（头指数为：85.5～90.9）。长头型多见于白种人，中头型多见于黄种人。

头型与遗传有关，也与婴儿期使用的枕头质地有关，头型对审美的影响不大，因为人们判断人的美丑多以面型决定。大多数人认为线条曲滑平缓的卵圆形和椭圆形头型最美。

（二）面型美

面型指面部轮廓的形状，其上半部是由上颌骨、颧骨、颞骨、额骨和顶骨构成的圆弧形结构，其下半部取决于下颌骨的形态。颌骨在整个面型中起着重要的作用，它是决定面型的基础结构。面型是容貌美的基础，在相当程度上影响一个人的整体容貌，其也是化妆师很重视的条件。一个比例协调、线条柔和、轮廓清晰的面型，再配上符合标准的五官，就构成了一个美的容貌。面型的构成和美学标准是医学人体美所研究的重要内容之一。

1. 面型的分类　面型的分类方法很多，下面就几种最为常见的分类法介绍如下：

（1）形态观察法：波契通过对面型的观察将人的面型分为十种，即椭圆形、卵圆形、倒卵圆形、圆形、方形、长方形、菱形、梯形、倒梯形、五角形。

（2）字形分类法：是中国人根据汉字的字形套入人的面型的一种分类方法。此法将人的面型分为八种，即田字形、国字形、由字形、用字形、目字形、甲字形、风字形和申字形。

（3）亚洲人分类法：根据亚洲人脸形特点分为：瓜子形、卵圆形、圆形、方形、长圆形、杏仁形、菱形和长方形。

（4）指数分类法：采用形态面高（鼻根至颏下的距离）和面宽（左右颧点之间的距离）两种测量值组成形态面指数（形态面高÷面宽×100），根据指数大小将面型分为以下5型，即超阔面型（形态面指数小于78.9）；阔面型（形态面指数于79.0～83.9之间）；中面型（形态面指数于84.0～87.9之间）；狭面型（形态面指数于88.0～92.9之间）；超狭面型（形态面指数大于93.0）。

2. 面型的比例关系 面型美也存在一定的比例关系，常见的比例介绍如下：

（1）正面比例

①三停五眼：我国古代中国画论中早就有关于此说法的记载。“三停”是指将人面部正面横向分为三个等分，即从发缘点至眉间点，眉间点至鼻下点，鼻下点至颏下点各为一等份，每份为一停共三停；“五眼”是指将面部正面纵向分为

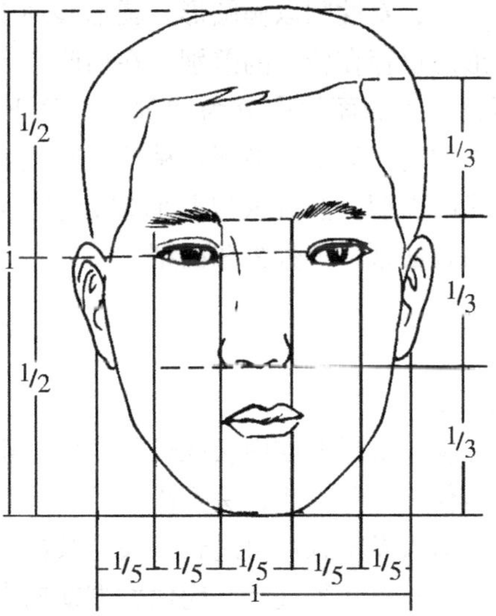

图2－5 三停五眼示意图

五等分，以一个眼长为一个等分，即两眼之间距离为一个眼的距离，从外眼角垂线至外耳孔垂线之间为一个眼的距离，共五个眼宽。凡符合“三停五眼”面型

比例的人看起来比较美丽、和谐。(图 2－5)

②正面四等分：从面部中线向左、右各通过虹膜外侧缘和面部外侧界作垂线，纵向分割成 4 个相等的部分。

(2) 侧面比例

①侧面"三停"：以耳屏中点为圆点，耳屏中点到鼻尖的距离为半径，向前画圆弧，再以耳屏中点分别向发缘点、眉间点、鼻尖点、颏前点作 4 条直线，将脸部侧面划分为 3 个扇形的三角（由上至下分为∠α、∠β、∠γ），即为侧面"三停"。最理想的夹角为：∠α 男性 27°～32°，女性 25°～30°；∠β 男性 22°～25°，女性 23°～27°；∠γ 男性 32°～35°，女性 31°～35°。一般看来∠β 偏小，∠γ 偏大，最大角与最小角以不超过 10°为美。

②frankfort 平面：是由外耳道最上点（Po）和眶下缘最低点（Or）构成的平面，于 1884 年在德国召开的人类学国际会上命名。该平面平分以 Po 点为圆心、Po 点至发缘点、至颏前点的圆心角。

人的面型在一生中是不断变化的，儿童时期，颅骨较面骨发育早完成，面部五官基本集中在面的下半部，额部相对显得大，随着年龄的增长，面骨发育趋于完成，五官逐步上移展开，面型逐渐显现成熟型。年老发胖之后皮肤弹性下降，面型呈"坠腮"形。男女因性别不同面型存在着较大的差异。男性以长方形、方形面型体现刚毅健壮之美，女性则以椭圆形、圆形表现出温柔恬静之美。在种族上，面型的侧部轮廓形态也存在较大的差别。在眉间点到颏前点之间连一条直线，以此线为基线分型，可将侧面轮廓分为四种，即鼻下点恰在此线上为直面型；鼻下点位于直线后方的为凹面型；鼻下点稍位于直线前方的为微凸型；鼻下点位于直线前方较远的为凸面型。黑种人以凸面型为主，黄种人大多为微凸型，少数直面型，白种人多为直面型，少数为凹面型。

（三）发型美

1. 发型要与头型相适应

头型大的人，不宜烫发，最好剪成中长或长的直发，也可以剪出层次，刘海不宜梳得太高，最好能盖住一部分前额；头型小的人，头发要做得蓬松一些，长发最好烫成蓬松的大花，但头发不宜留得过长；头型长的人由于头型较长，故两边头发应吹得蓬松，头顶部不要吹得过高，应使发型横向发展；头型尖的人，头型的上部窄，下部宽，不宜剪平头，剪短发烫卷，顶部压平一点，两侧头发向后吹成卷曲状，使头型呈出椭圆形；头型圆的人刘海处可以吹得高一点，两侧头发向前面吹，不要遮住面部。

2. 发型要与面型相适应

圆形脸人可以把头发留得长些，从头顶垂至两耳，头发稍遮盖面颊，来增加面部的长度感，忌短发、留刘海、太蓬松卷曲；方形脸人尽量留长发，卷曲成内波浪，忌留“娃娃头”及梳“马尾式”头；长形脸人忌留长发，要蓬松，使两侧卷曲、饱满，前额可留刘海；正三角形脸人应把头发向上、后梳，使额头显大，额两侧可烫成发卷，使额部显得丰满；倒三角脸形人应把头发向前梳，留少许刘海，遮住前额，或将头发偏分，较长的一边做卷曲波浪掠过额侧，以缩小前额宽度；椭圆形脸是女性中最优美的脸型，无论采用什么发型均适宜，无需作特别处理。

3. 发型要与年龄相适应

不同年龄人应选择不同发型。儿童发型要体现儿童天真活泼的性格；青少年发型应以简洁、新颖、自然大方、富有朝气为主，不宜过分复杂花哨；中老年发型应力求简朴、庄重、典雅为主，不宜复杂和过于浪漫。

4. 发型要与职业相适应

不同职业对人的发型的要求也有所不同。一线作业的工人考虑工作要注意方便、安全，不宜留长发；医务工作者、厨师、服务员等则以简洁、卫生、庄重的发型为宜；运动员的发型要以简洁、便于运动、不妨碍视力、便于清洗为原则；教师、公务员则以典雅、自然、庄重为宜；学生应朴实、自然、健美、大方，富有青春活力的发型；文艺工作者则要求新颖、潇洒、奔放和富于时代气息。

二、人的体型美

（一）体型的分类

体型是指人体外形特征和体格类型。体型美是指人的整体指数合理和人体各部位之间的比例关系恰当，形成优美和谐的外观特征。骨骼的生长发育程度、肌肉的发达程度和脂肪积累程度是构成体型的主要基础，其中起决定性作用的是皮下脂肪。对于体型的分类没有一个统一科学的标准，下面介绍几种常用的体型分类方法：

1. 一般分类法

根据体型特征及肌肉与脂肪积累程度分为瘦长型、中间型和肥胖型。

（1）瘦长型：骨骼细长，肌肉不发达，皮下脂肪少，体重较轻；肩窄而圆，胸部狭长而扁平，肋间隙大，肋弓下角为锐角，腹部短；四肢细长，头小面窄瘦。

（2）肥胖型：骨骼粗壮，肌肉发达，皮下脂肪丰厚，体重较重；肩宽而厚，胸部短宽深厚，胸围大，肋弓下角为钝角，腹部长；四肢粗壮，头大面阔。

（3）中间型：骨骼粗细适中，肌肉发达，皮下脂肪适量，身材匀称，比例恰当。介于上述二者之间。

2. 身高体重系数分类法

身高体重系数 = 体重（g）/身高（cm）。根据其值的大小可以分成正力型、超力型和无力型。

（1）正力型：体格匀称，骨骼粗细中等，胸腹长度中等。身高体重系数男性约为 360，女性约为 350。

（2）超力型：身材较矮，四肢短小，颈粗肩宽，胸廓宽，皮下脂肪多，身高体重系数男性多超过 450，女性也在 420 以上。

（3）无力型：身材细高，四肢修长，颈细，胸廓狭长而扁平。身高体重系数男女均低于 300。

3. 克雷奇摩尔分类法

德国学者克雷奇摩尔根据体型的肥瘦和骨骼发育情况分为肥胖型、瘦长型和运动型。

（1）肥胖型：身体肥胖，头圆颈短，胸廓宽大，腹部发达，腰围大，四肢粗短。

（2）瘦长型：身体各部位较长，头小颈细，胸扁平，肌肉纤弱，脂肪少。

（3）运动型：身材中等以上，肌肉隆起，颈长而粗，肩宽，胸部发育好，下腹扁平，腰部较细，四肢粗大，发育匀称。

4. 体型指数分类法

根据下列四个主要体型指数进行分类。此法适用于 15 ~ 60 岁的人群

（1）皮 - 弗氏（Pignet - vervaeck）指数

$$\text{皮-弗氏指数} = \frac{\text{体重（kg）} + \text{胸围（cm）}}{\text{身高（cm）}} \times 100$$

（2）罗氏（Rohrer）指数 = 体重（g）÷ 身高^3（cm^3）×100

（3）达氏（Davenport）指数 = 体重（g）÷ 身高^2（cm^2）×100

（4）皮氏（Pignet）指数 = 身高（cm）－［胸围（cm）+ 体重（kg）］

根据以上指数进行体型分类如表 2 - 1：

5. 人体测量学分类法

根据肌肉发达情况、皮下脂肪蓄积多少、身体比例、背脊形态、胸部及腹部形态进行分类。分为胸型、肌型及腹型，分别与一般分类法中的瘦长型、中间型和肥胖型相类似。

表2-1　人体体型指数分类表

指数	性别	瘦长型	中间型	矮胖型
皮-弗氏指数	男 女	~81.9 ~81.4	82.0~94.2 81.5~94.7	94.3~ 94.8~
罗氏指数	男 女	~1.28 ~1.29	1.29~1.49 1.30~1.50	1.50~ 1.51~
达氏指数	男/女	~26	25~21	20~
皮氏指数	男/女	~50	51~55	56~

（二）体型美的标准

体型美的标准必须遵循对称、均衡、和谐、主次、完整、多样统一等人体形式美的基本规律。任何体型美的标准，只是一种相对的参照，统一的体型美的标准是不存在的。

1. 体型美的基本标准

骨骼发育正常，关节不显粗大；肌肉发达匀称，皮下脂肪适量；五官端正，与头部配合协调；双肩对称，男宽女圆；脊柱正视垂直，侧视弯曲正常；胸廓隆起，背面略呈“V”字型；女性乳房丰满而不下垂，侧高有明显曲线，下腰紧而圆实，微呈圆柱形，腹部扁平；男性腹肌垒块隆现，臀部圆满适度，腿长，大腿线条柔和，小腿腓侧稍突出。

2. 世界卫生组织提出的“健康美”标准

体重适当，身体匀称，站立时头、肩和臀的位置协调；肌肉丰满，皮肤富有弹性；头发富有光泽，无头屑；眼睛明亮，反应敏锐；牙齿整洁，无龋齿，牙龈色泽正常；能抵抗一般性感冒和传染病；有充沛的精力，能从容不迫地担负起日常生活和繁重的工作而不感到过分紧张和疲劳；态度积极，处事乐观，乐于承担责任，事无巨细而不挑剔；善于休息，起居规律；善于用脑，应变能力强，能适应外界环境的各种变化。

（三）影响体型美的主要因素

1. 遗传因素

遗传对体型有决定性影响，在身高方面，男子出现差异有79%是遗传造成的，女子高达92%；腿长方面的遗传因素，男子占77%，女子为92%；坐高方面，男女均为85%。父母都胖的家庭子女多半为肥胖体型；父母为瘦高型的其子女亦多为瘦高型。

2. 年龄因素

人的体型随着年龄的增长而变化，其中变化最大的是头部与躯干以及四肢的比例。以头高与身高关系而言，出生时，头高与身高比为1∶4；成年后则为1∶8。无论男女到更年期后，一般有体重增加和身高变矮。

3. 性别因素

男女性别差异在体型上表现得很明显。男性比较高大魁梧，女性相对比较矮小细弱，男性髋窄于肩，女性正相反，男性肌肉发达，女性则脂肪较多，并分部在臀部、乳房上部、腰背，男性脂肪则多集中于腹部、髋部。

4. 营养因素

营养因素是保证人类生存的必要条件。健康发育需要合理的营养，特别是对青少年的发育成长更为重要。营养过剩容易造成肥胖，而营养不良，则会造成体型瘦弱。

5. 其他因素

人的体型与一个人的生活环境、生活习惯、锻炼方法也有着密切的关系；疾病也会导致人的体型变化，形成某种特征性的体型；此外，与体型有关的因素还有内分泌激素、睡眠与饮食、思想情绪等等。

三、人的体姿美

人体的美通过体态动作也可以表现出来。姿态及动作的美，是身体各部分协调配合而呈现出来的外部形态之美，具有动态美和静态美的特点；同时体姿美也是一种媒介，通过其显示人的教育程度及文化修养等内涵美。

（一）人的静态姿势

静态姿势是人体形态的静力性造型，由人体各部分位置的相互关系所决定。如坐、立、卧以及舞蹈和体操中某一瞬间的造型等。在医学人体美中主要研究静态体姿美中的人体基本静态姿势。

1. 立姿

抬头，双目平视前方，唇微闭，面带笑容，下颌微收；双肩放松，稍向下压；身体重心放在两腿中间，防止重心偏移；挺胸、收腹、立腰；双臂自然下垂于身体两侧，双腿直立，膝和脚后跟要靠紧，双脚脚尖分开约60°。站立时应做到挺、直、高。“挺”是要挺胸，显得有朝气、青春，女性可以突出乳房。“直”就是颈、胸、腰等处保持正常生理弯曲。“高”是指站立时身体重心尽量提高，给人以舒适、活泼的感觉。女性头可稍低，可突出女性温柔之美。腹部宜微收，臀部可放松后突，增加女性曲线美。

2. 坐姿

正规端坐姿势要求头正、躯干直立、挺胸、收腹、大腿与躯干间构成90°左右角度，两脚自然落地并稍有分开。如读、写，头部和上半身可稍向前倾，眼距视野30cm。陪同领导或会见客人时，除躯干直立外，两膝、足应合拢，膝部稍偏向于客人，手置于沙发或大腿上。入座时，要做到轻、缓、紧、正。“轻”是指入座要轻，猛然坐下显得粗鲁。“缓”是落座声音柔和，快速坐下或腾地站起，易造成紧张气氛。“紧”是指入座时腰、腿肌肉紧张，髋和膝屈曲应自然。“正”是坐时要收腹挺胸，上体自然挺直。坐姿是否优美，手、腿和脚的恰当摆放极为重要，切忌手心向上，头仰于沙发上或弯腰、伸腿、脚尖朝天，甚至跷二郎腿，或身体蜷缩、双手双脚不停抖动。这些是不文明、不礼貌的。坐要端庄、大方、自然、舒适。正确的坐姿有利于青少年的生长发育，避免近视、驼背等的发生，给人以美的印象。

3. 卧姿

以稍屈腿的右侧卧位为最科学。因为心脏向左偏，右侧卧位减少心的压力，胃幽门、小肠的回盲口均向右侧开放，右侧卧位有利于胃和小肠的排空。屈侧卧位还显得文明礼貌，又表现出宁静的曲线美。

（二）人的动态姿势

动态姿势是人体形态的运动性造型，由人体各部分在空间沿着直线或曲线移动时所呈现的动态姿势。由人体各部分在运动时相互关系和变化规律所决定。

步态是双脚交替移动时身体的姿势。在日常生活中，不同步姿给人不同的感觉，从侧面反映社会风尚、道德情操。矫健的步伐给人以充满活力的健康美感。人走路时举步的动作、方式表现出来的美，是人体的动态美和韵律美。

走路姿势美不美取决于个人的步位、步幅、步率、步态。

1. 步位

是指走路时迈出去的脚落地时应在什么位置。在较庄重的场合，除头颈、躯干都应正直外，起步和落步的脚尖均应正对前方，脚迹应呈一条直线。

2. 步幅

是指迈出的每一步的长度。一般情况下，标准的步幅是每迈出一步的长度（前脚的脚跟与后脚的脚尖之间的距离）应恰好是本人脚的长度，两只脚的步幅应尽量一致，显得协调。

3. 步态

即迈步的姿势。迈步时，要使髋、膝、踝关节自然屈伸并显得富有弹性，使用脚掌前部蹬地推动身躯前行，并伴随上肢自然摆动。注意举步不可重如铁锤，也不要拖泥带水，宜稳重、轻盈、洒脱。轻盈自然的步态可以增强下肢肌肉和韧带的张力及弹性，保持髋关节和膝关节的稳定性和灵活性，有利于髋、膝关节肌群的收缩，还可保持脊柱的生理弯曲。

跑步是人体快速运动的姿势。与走路的区别在于跑步进程中两腿在交替落地时，身体有一个腾空的阶段。跑步总的要求是敏捷、协调、轻盈。跑步时若双脚呈内八字或外八字形，臀部扭来扭去，头部向前伸或低头，或跳跃式前进，都是不正确、不雅观的姿势，应尽量避免。因此，跑步时要大腿带动小腿向前上方摆动，髋关节略向前，前点着地要柔和，上身略向前倾。慢跑时，上身可接近正直，胸略含，头要正，两眼应平视，双臂摆动要协调自然且幅度不宜过大。步姿如尽可能按上述要求做，一定会显得文明、高雅、具有活力和迷人的风度。

第三节　人体各部位的美

一、容貌美

（一）容貌的审美功能及特征

容貌是人类生命活力的表现，是人内心活动的外化形态，蕴含着丰富而深刻的审美信息，是人体整体形象审美的核心和主要对象。容貌指的是人的头面颈部及五官的轮廓、形态、质感及其神态和气色。

容貌是人类个体识别的主要依据。在世界上几十亿人中，很难找到容貌完全相同的。即使是双胞胎，其周围熟悉他们的人也能够通过他们各自的特征予以区分。人的容貌由于其结构比例、五官分布、肤色、质感、表情、风度和气质等方面都有所不同，形成了具有个体特征的千差万别的容貌，并暴露于外界成为人们互相识别的标志。人们从相识到相知，第一个环节就是扫描记忆对方的容貌。容貌给人以第一印象，正是容貌的个体特征才是人们彼此记忆的主要依据。俗语有云“以貌取人”，从一定程度上说明在人类社会的交往中容貌的美丽或英俊与否是很重要的。美丽或英俊者大多给人以和谐美好、亲切友善的感觉，从而利于人际交往。

容貌是人体审美的主要目标。容貌美是人体美中最吸引人的部分，人们在评价一个人漂亮时，大多是针对于这个人的容貌而言的。容貌美集中体现了人体美的多种形式和内容，如容貌的比例美、对称美、形态美、线条美、色彩美、和谐自然美、动态美、静态美及生命活力美等等，因此容貌必然会成为人体最主要的审美目标。在女性审美中，容貌美更具有突出的地位。古代早有以闭月羞花、沉鱼落雁来形容女性惊人的美貌。女性的容貌美是色彩、线条、质感的美，具有难以言传又倾倒一切的力量，从吴三桂“痛哭六年皆缟素，冲冠一怒为红颜”，斯巴达王美艳的妻子海伦被骗而激起的为期10年的特洛伊大战就可以体会，容貌美的力量是神奇的。

容貌是人的内在与外界交流的窗口。人不仅可以通过容貌五官来接收外界信息，更是人类内在信息输出的重要途径和窗口。人类的容貌蕴含着极其丰富的美感信息，人们通过互相间容貌的动静态变化，传递着感情，交流着思想。人的喜、怒、哀、乐、悲、欢、疑、惧等各种情感以及各种欲望，无不与容貌表情紧密相连。容貌折射出一个人的学识、能力、气质、性格等内涵。人的全部情感都可以从脸上读出。

对于容貌美的评价是立体的、多视角的，容貌美的意义也是多层次的，但容貌仍具有其客观存在的结构形态美特征。

1. 容貌的对称美

对称是整体各部分之间布局相称和相适应，对称是容貌美的重要形态标志之一。人类的容貌以鼻梁中线为轴，处处体现了对称美的原则。如眼、颊、鼻翼、口角、耳等都是对称的。容貌的对称美不仅仅体现在静态结构的对称上，同时也包含着容貌动态的协调一致；双眉的舒展、扬起，双睑的启闭，两侧眼球的运动，口唇的开合，以及表情形态都包含着对称美的内涵。在审美过程中，要知道容貌的对称是相对的。人的面部只是基本对称，而不是完全对称。

2. 容貌的比例美

容貌比例美是面部的局部与局部、局部与整体之间具有一定的比例关系，符合比例美的原则，从而达到容貌形象的特殊和谐性、严整性和完善性。我国古代就有关于“三停五眼”的记载；容貌的黄金分割律更是容貌审美中最为重要的审美依据；日本学者研究发现容貌美体现了$\sqrt{2}$规律，即面部各部分比例接近1.414及其数列。近代又出现了迈克·康宁的“容貌美方程式”，即眼宽为同一水平脸宽的3/10；下巴的长度为脸长的1/5；瞳孔中心到眉毛下缘的距离为脸长的1/10；鼻子表面积小于脸部总面积的5%，可使面部魅力产生大的变化；若超过10%，则脸部的吸引力大大降低。

3. 容貌的和谐美

和谐即多样统一，是形式美的最高形态。“多样”体现了美在总体中所包含的各部分在形式上的变化和差别。“统一”则体现了各部分在总体美组合关系中的一致性和整体联系的统一性。容貌局部与局部、局部与整体协调和谐地统一，才能体现出美的容貌所具有的独特风采和魅力。容貌美的整体并不是各局部之间机械相加，而是各按其生理功能需要，依一定的规律，各就其位，各司其职，通过多样统一关系的组合构成的和谐整体。一个人的容貌局部可能是无可挑剔的，但构成容貌的整体并不一定是美的；反之，容貌某一局部看来可能并不完美，但在整体布局及其它部分衬托下却显示出和谐之美。这就是为什么东方人不适合欧美挺拔高耸的大鼻子，而大眼睛不是放在每一张脸上都美的道理。

4. 容貌的线条美

容貌是由各种不同的曲线组成的。容貌侧面有四个“S”形曲线，一是由额部线条过渡到鼻根部形成；二是鼻尖到上唇形成的；三是在上下唇之间形成的；四是由下唇弓向下颏过渡而成的。这些曲线在女性容貌上更显流畅、柔和，而男性面部曲线则显得刚毅、硬朗。从正面看，人的面部有着弯弯的眉毛、圆弧形的眼睑线条，形如展翅海鸥的唇部双弓曲线，半月形的双耳轮廓等优美柔和的线条。这些线条丰富了人容貌美的内容。

5. 容貌的色彩美

人的容貌有着丰富的色彩：黑色、棕色、金色或白色的头发、眉毛、睫毛；乌黑、靛蓝或碧绿的虹膜；粉红的双颊，鲜红的口唇，洁白的牙齿等构成了容貌和谐的色彩美。容貌的色彩美包含了生命活力的美、健康的美，这是任何一幅完美的图画、雕塑都无法比拟的。女性容貌色彩美的极致便是“桃腮飞红，粉面含嗔”。那是情窦初开的美丽少女因喜悦和幸福使粉嫩的双颊飞起两朵红云，有如桃花初绽、艳丽夺人，令容貌的色彩美一览无遗。

6. 容貌的形态美

人的容貌是由各种形态的五官和面型组合而成的。面型是多种多样，五官更是以多个不规则的多面体构成，如眼睛形态包含杏核形、丹凤形、三角形等，口唇有樱桃形、蛙嘴形、腊肠形等，眉毛的形态更是丰富多彩，有远山形、月牙形、柳叶形等等不胜枚举；鼻、耳形态也是多种多样。这些不同的形态构成了人丰富的面部特征。美是没有规则的，无论何种面型，只要形态和谐均能给人以美感。

7. 容貌的动态美

人的容貌在动静变化中表现出两种美的综合与升华，极具魅力。诗云：“巧笑倩兮，美目盼兮”，“流盼发姿媚，言笑吐芬芳”，可见容貌的魅力还在于一双顾盼生辉的眼睛和微浮于唇红齿白之间的盈盈笑意。

（二）五官与容貌美

1. 眉眼与容貌美

眉眼对于整个容貌的审美具有重要意义，眼睛是心灵的窗户，它的形态往往决定容貌上半部分的美丑。美学家从人体生理与解剖学角度对美目做出了综合评价：眼裂长度为28.34mm，宽为10～20.5mm，上睑高点为中内1/3交界处，下睑最低点为中外1/3处。睁眼时，内眦高于外眦，整个上睑软组织较薄而且清秀，睑缘全部可见，上睑睫毛略长而稍向上均匀散开，下睑睫毛略短而稍向下均匀散开。眉毛下缘至上睑缘距离为22mm左右。两眼内眦间距离为2.8cm左右，角膜露出率为75%。

（1）眼睛与容貌：眼睛形态美是一种综合的视觉评价，无法用具体的数据归纳。影响眼睛外观的因素有很多。如上睑皮肤的薄厚，睑板的宽窄，脂肪组织的多少；睑裂的大小决定眼睛的大小；眼裂倾斜度对眼外形也有影响。眼裂向外上方倾斜给人以正派和威武的感觉，而外眼角向下倾斜则给人沮丧悲哀的感觉；内外眼眦角从美学上讲，上下睑缘的弧线自然相交成横椭圆形眼裂，具有一种完整的美感。内眦赘皮的出现使上下眼睑不流畅，给人不完美的感觉；角膜与巩膜的色彩对比鲜明会令眼睛清澈透亮；最重要的是眼睛必须与面形及其他五官相配，使其和谐而具有美感。

（2）眉毛与容貌美：所谓“天然风韵，尽在眉梢”。眉毛也能通过它的形态和动态来无声地表达情韵。理想的眉毛应具备以下几个特点：眉头在同侧鼻翼与内眼角边线的延长线上，眉梢在同侧鼻翼与外眼角连线延长线上，眉峰位置在自眉梢起外、中1/3的交点处，眉峰与眉头的高度差应视具体的脸形而定；眉毛生长的方向中，从眉头至眉峰由下向斜上方生长，从眉峰至眉梢由上向斜下方生长；从颜色上看，眉峰的颜色最深，眉头颜色最淡，眉色与发色相关，眉色略淡于发色，整个眉毛整齐、柔顺、服帖。

眉型的分类五花八门，我国常见眉型大致分类如下：

①根据眉头位置分型

表2-2　根据眉头位置分型

	两眉头间距	外观	视觉效果
离心眉	大于一眼长度	眉毛与鼻根显得过宽	显得和气，而迟钝
标准眉	等于一眼长度	眉头与内眦同一垂线上	自然和谐
向心眉	小于一眼长度	眉头过近甚至连成一线	紧张、不愉快

②根据眉腰走行弧度分型：平直眉，眉头、眉腰和眉梢走行平直；长弧眉，眉峰在眉中外1/3处向上外挑起，眉弓较高，眉毛弧度长，长弧形眉给人以清秀善良之感；柳叶眉，眉走行弧度小，两头尖，中间粗，波曲上扬，给人端庄秀美之感；上挑眉（吊眉、竖眉），眉腰及眉梢向外上扬起，使人显得英武精明，有喜气感；下斜眉（重眉或八字眉），眉腰走行向外下方，眉头高，眉尾低，使人

显得亲切善良，带有忧郁和愁苦之感。

③按眉整体形态分型：方刀眉，令人感觉正直英勇；新月眉，给人以温存之感；扫帚眉，眉梢分散零乱，给人以不整洁之感。

④按眉毛粗细分布分型：狮子眉，眉毛浓黑粗大，给人以威严感；粗短眉，给人以刚毅强悍的印象；清秀眉，稀疏黄少，给人以文质彬彬、清秀的印象；寿星眉，眉峰及眉梢眉毛长，垂而下斜，多见于长寿的老人；断缺眉，眉毛部分缺损，给人以不完整之感受。

2. 鼻与容貌美

鼻位于颜面中央，其形态美观与否对整体容貌影响较大，面部的线条美和立体感都以鼻部为中轴，鼻子将面部平衡对称统一在中线之两侧。鼻子的高低对面部的轮廓立体感起着决定作用。同时鼻子还是辅助情感表达的重要器官，如与眉头配合，通过皱鼻子，表达不满，耸动鼻子表示骄傲等。

一般认为理想的鼻子应是：鼻长约为颜面长度的1/3，鼻宽大约相当鼻长的70%，鼻根宽度为1cm左右；鼻根部高度在男性为12mm左右，女性为11mm左右；最凹陷处在两内眦连线水平上；鼻面角为29°～33°；鼻唇角为90°～120°左右；鼻尖高度约相当于鼻长的1/2，在男性约为26mm，女性约为23mm；鼻尖曲率半径为8～12mm。鼻孔呈卵圆形。从鼻的侧面观，鼻部的轮廓线从鼻根至上唇占有面部的两个“S”形曲线。鼻梁挺立、鼻尖圆阔，东方人鼻梁以小巧细窄为美，男性鼻梁以近似直线为好，女性以轻微的凹线形，鼻端微翘、曲线柔和为美。

3. 耳与容貌美

双耳作为收集声波感觉声音的器官，对于整个容貌也是重要的部分，它左右对称分布于头部的两侧，可以增加容貌的对称美。

根据耳的形态不同大致可以将其分为6种：即猕猴型、长尾猴型、尖耳型、圆耳型、耳尖微显型和缺耳尖型。根据耳廓外展度可以将耳分为3种：紧贴型，即耳廓横轴与颞部成角不超过30°；中等型，即耳廓横轴与颞部成角介于30°～60°之间；外展型，即耳廓横轴与颞部成角大于60°。根据耳垂形态可将耳分为3种：圆形，即耳垂向下悬垂呈圆形；方形，即耳垂与颊部皮肤连接几乎成水平线；三角形，即耳垂下部边缘向上吊起，大部分或完全与颊部皮肤相连。

理想耳其长轴应与鼻梁平行，耳廓上缘与眉高相等，耳轮角附着点与外眼角等高。耳垂附着点与鼻尖等高，耳轮附着点与外眼角距离大约与耳高相等，耳的长轴与鼻背线近似平行。

4. 口唇与容貌美

唇是面部活动能力最大的软组织结构，它与面部表情肌密切相连，使唇不仅具有说话、进食、吐出、吸气、吹气、亲吻和辅助吞咽等功能，还具有高度的表情功能。口唇周围有丰富的血管、神经，表情肌发达，人的喜怒哀乐都可通过口的开合、收缩等微妙的变化而传达出来。人们常说“神在双目，情在口唇”，可见口唇在容貌审美中的重要地位。

（1）根据唇的形态可依据其高度、厚度、前突度、口裂宽度等有不同分类，大致分为以下几种常见类型：

①适宜唇型：口唇轮廓线清晰，下唇略厚于上唇，大小与鼻型、眼型、脸型相适宜，唇结节明显；口角微翘；整个口唇有立体雕塑感。

②厚唇型：口轮匝肌与疏松结缔组织发达，使上下唇肥厚，上唇的唇峰高，如唇厚超过一定的厚度，口唇有外翻倾向。

③薄唇型：口唇的唇红部单薄。

④口角上翘型：由上下唇的两端会合而形成口角向上翘，可给人以微笑的感觉。

⑤口角下垂型：由上下唇的两端会合而形成口角向下垂，给人愁苦忧郁之感。

⑥尖突型：薄而尖突的口唇，唇峰高，唇珠小而前突，唇轮廓线不圆滑，尖突的口唇往往伴有狭小的鼻子而影响整个脸型。

⑦瘪上唇：上牙床异常地位于下牙床之后时，即俗称的“地包天”，就会以形成上唇后退，下唇突出的形态，一般上唇薄而下唇厚。

理想的口唇是口角间距和眼内眦角的间距之比为3∶2为宜，两口角大约相当于两眼平视时两瞳孔的向下延伸线上。女性上唇红以8.2mm，下唇红以9.1mm为宜，男性则比女性稍宽1～1.5mm。从侧面看，上下唇形成面部的下两个“S”曲线。唇弓正面形成弓形曲线，边接两端微微突起的口角，形似展翅飞翔的海鸥，给人以舒展、轻巧的动态美，此弓被画家称为“丘比特曲线”。上唇正中有一条纵形浅沟——人中沟，是人类特有的结构。在微笑时人中沟的最大宽度等于两个中切牙的最大近远中径之和。微微翘起的唇红，清晰优美而舒展的唇弓，丰满圆润的唇珠，凹陷明显的人中沟构成了生动优美而传情的口唇。再加上红唇皮肤极薄，没有角质层和色素，使丰富的血运的鲜红血色透射出来，表现为唇色红润、敏感而醒目。

5. 牙齿与容貌美

唇齿相依，发育良好排列整齐洁白的牙齿不仅使唇颊丰满，色泽自然，健康的牙齿和红润的双唇还会增加面部的色彩美，给人以健康的印象。牙齿的形态、牙弓形态与面部形状相互协调、匀称才能显示出颜面的美貌。上颌中切牙的牙形基本上可分为方、尖、卵圆形3种类型。方形脸者其上颌牙中切牙的牙形呈方形，牙弓中4个切牙的切缘连接较直，从上颌尖牙的远中点转向后端；尖型脸者中切牙的牙形呈尖削状、牙弓排列从上颌侧切牙的远中逐渐转至后端；卵圆形脸者居以上二者之间。可见牙形、牙弓形、脸形三者一致对美容关系较大。

理想的牙齿：

（1）牙列完整，无先天性或后天性的缺牙，无多生牙；

（2）牙齿排列整齐，不拥挤，不稀疏，牙齿无扭转、移位、异位等，牙量与骨量相符；

（3）咬𬌗关系良好，上下前牙超覆牙𬌗关系正常，后牙为中性牙𬌗（即正中咬𬌗时上颌第一磨牙的近颊尖与下颌第一磨牙的颊沟相对），无任何咬𬌗畸形，如反𬌗、开𬌗、深覆𬌗等。

（4）牙齿形态完美，结构清晰，牙齿形态与面形协调，无畸形牙（如过小牙、锥形牙、融合牙等），牙体组织完整无缺损，无牙折、龋齿及牙体组织过度磨损等；

（5）牙齿颜色晶莹洁白或微黄，富有光泽，无变色牙、着色牙及牙结石等，牙周组织健康无炎症，牙龈及嘴唇色泽红润。

（三）轮廓与容貌美

面部轮廓中骨组织、肌肉组织对于容貌美的影响比较大。下面从额、颧、颊以及颏的角度分析一下轮廓与容貌美的关系。

1. 额与容貌美

额位于眉之上，是面部“三停”中的第一停。是较为开阔的容貌结构。随着大脑的不断发育，人类的前额从原始人类的扁平前额逐渐进化成今天饱满的前额。头额被人们认为是最能表现思维、感情和精神的部位，是聪明和智慧的象征。无论男女都以平额为美。

额部微微突起并柔和平稳过渡到鼻根部，鼻额角为135°左右，从额部至鼻尖形成“S”形曲线，则脸部中央会呈现一种自然柔美的和谐美。前额太宽大，会给人一种痴呆感；前额过小过窄，有缺少智慧之感。

2. 颧与容貌美

颧骨位于容貌的中1/3处，面部“三停”中的第二停，它对容貌的影响主要体现在与鼻、颞部乃至颊是否和谐统一。

白种人颧骨不横向凸出，黄种人则颧骨凸出，使颞部和面颊部低平，整个面部呈现扁平感。我国广东、广西、福建等地区高颧骨者居多，脸形呈菱形。按颧骨凸出发达程度，及其是否能遮住鼻梁和颊的界线，可将颧骨分为三级：Ⅰ级，颧骨扁平，颧骨体突出，侧面观鼻颊间界线为颧骨所遮挡；Ⅱ级，颧骨体中等发达，鼻颊间界线大部分可见；Ⅲ级，颧骨不凸出，颧骨从前逐渐转向侧面，鼻颊间界限清晰。

如果将头抬起使面部保持水平，根据颧骨与颧弓凸出情况，可将颧骨分为三种类型：圆方型，颧骨前面向侧面转折成圆方型；直角型，颧骨前面向侧面转折几乎成直角；平缓型，颧骨前面向侧面转折平缓柔和。

颧部与鼻及颊和谐统一，面部自然平缓使容貌具有魅力。

3. 颊与容貌美

颊位于面部的两侧，上起自颧弓，下至下颌下缘，前界为鼻唇沟，后界在咀嚼肌前缘。面颊皮肤、肌肉和颊脂垫形成的柔软、光滑而又富有弹性及泛红的面颊，能够显示出青春美和健康美。健康女性，如果两颊红润、柔软、丰满，定会增强其容貌美。颊部参与面部表情，协助口唇表达笑容，辅助说话、吸吮和咀嚼活动。

在颊部审美学上有一个特殊现象，就是面部表情肌运动时在颊部出现凹陷，称之为笑靥或双靥，俗称酒窝。这是由于笑肌筋膜与口角外侧真皮下层有点状纤维相连而形成的。酒窝给人以甜蜜亲切温存的感觉。羞涩则是人类特有的表情，在面颊审美过程中又出现了一道美丽的风景线。女性羞涩时脸上泛起红云，如初春之桃花，使女性显得更加妩媚动人。绯红的双颊是一种青春和情感的信号，是异性拨动心弦的面部感应，是传递情感信息的无声语言，给人以朦胧之美、迷离之感。

4. 颏与容貌美

随着食物越来越精细，人类的牙齿和颌骨慢慢退化，颜面结构特征发生明显变化，双唇后退，颏的突度和轮廓越来越明显。颏占面部的1/4，它的形态直接影响面部下半部的容貌美。

根据其形态不同将颏分成四种类型：方形颏，下颌骨前部的下缘较平直，在颏结节处有一转折，颏结节明显；圆形颏，下颌骨前下部下缘呈弧形，颏结节转折平缓，颏结节不发达；尖形颏，下颌前颏隆凸发达，呈尖状前突，颏结节转折平缓，颏结节不发达；不对称形颏，颏两侧不对称而呈不规则形状。

颏部的突出度可分为五级。Ⅰ级，颏微向后缩。Ⅱ级，颏平直。Ⅲ级，颏微向前突。Ⅳ级，颏明显前突。Ⅴ级，颏极为前突。

沿下唇红缘至颏前点划线，测量颏唇沟至该线的水平距离，可确定颏唇沟的深度。正常的颏唇沟深为4mm。人们常认为微微突出上翘的颏部是漂亮的。

二、躯体美

在激烈的、优胜劣汰的生物进化过程中，原始人以直立行走而与猿类彻底脱离开来，成为人类进化史上质的飞跃。随着进化的不断发展，人类的形体发生了巨大的变化，现代人的形体是进化的结果，是在对美的规律的不断探索和实践中塑造而成的。人体充满了生命活力的美，这种美是人所独有之美。

（一）颈肩部形态美

1. 颈部形态美

颈部，上承头部，下连胸肩，由颈阔肌和胸锁乳突肌等组成。颈部之美以两侧对称、比例适中、血管不显、平坦、润滑而富有弹性、活动自如为基本要求。男性颈部粗壮、坚挺，颈前部正中有喉结突起，配上两侧强健的胸锁乳突肌，显示出男性刚毅有力的阳刚之气；女性颈部则以白皙、圆润和皮肤细腻为美，在颈后距乳突下 3～4cm 处有三条横纹，被人称为“维纳斯”项圈。日常生活中，颈部保持良好姿态会增添人的风度和气质美。

依据颈围大小、颈的长短、颈部皮肤状态和喉结大小，可以对颈项进行美学评级

表 2－3　颈项美学评级表

级别	颈围大小	颈的长短	颈部皮肤	喉结大小
＋＋＋级	中等或较细	较长	光滑无皱纹	不明显
＋＋级	中等或较细	较长或中等长	光滑无褶皱	不明显
＋级	中等	中等偏长	欠光滑，时有少许褶皱	基本不显
±级	中等偏小	中等偏短	少许褶皱	不太明显
－级	偏大	较短而较粗	有褶皱	可见
－－级	大	粗短	有褶皱	明显
－－－级	特大	特短	有褶皱或松弛，脂肪多	明显

2. 肩部形态美

肩部是上肢的起点，肩关节是肩部形态的骨架。肩关节由肩胛骨、锁骨和肱骨上端构成，外有三角肌和喙肱肌包绕构成外部形态。男性多平肩，以宽大为美，宽大的肩是三角肌发达和健美的标志，强壮的三角肌给人一种力度感；女性多为溜肩，显得柔嫩丰润，洁白圆滑的肩具有一种柔和的曲线美。

根据肩的外形和锁骨窝的大小可以对肩部进行如下等级评定：

＋＋＋级：双肩有力、圆润而不下塌，锁骨窝基本不显；

＋＋级：双肩圆润，不下塌，锁骨窝基本不显；

+级：双肩较圆滑，不塌或微下塌，锁骨窝不太明显；

±级：双肩较圆滑，微微下塌，锁内窝明显；

-级：双肩下塌或呈方形，锁骨窝明显；

--级：双肩下塌明显，锁骨窝亦明显；

---级：双肩呈方形，锁骨窝明显。

（二）胸背部形态美

1. 胸部形态美

人的胸部形态基础是前后略扁的圆锥形的骨性胸廓。外附着有胸大肌、胸小肌、前锯肌及肋间内外肌；而对胸部形态美起决定性作用的是胸大肌。

（1）男性宽厚、丰满而富有弹性的胸部与两外侧锯状肌群相配，如群山蜿蜒相连，可充分显示男性的力度感和阳刚之气。

根据胸部形态、肌肉发育情况、胸围以及肋骨的显露情况对男性胸部进行美学等级评价（表2-4）：

表2-4 男性胸部美学等级评价表

等级	胸部形态	胸部肌肉	胸围 cm	肋、锁骨显露	胸壁静脉曲张
+++级	扁圆形	发达	50~55	不明显	无
++级	扁圆形	发达	50~55	肋骨稍显露，可见锁骨下凹	无
+级	扁圆形	欠发达	约50	肋骨稍明显，锁骨上下凹陷，胸骨上窝可见	无
±级	略显扁平	欠发达	<50	肋骨显露，锁骨上下凹陷，胸骨上窝可见	无
-级	扁平状或桶状	不发达	<50	肋骨显露，锁骨上下凹陷明显	微有
--级	扁平胸、鸡胸或桶状胸	不发达	<50	锁骨上下窝、胸骨上窝明显可见	有，且皮肤松弛
---级	畸形，扁平胸、桶状胸或漏斗胸	萎缩	<50	肋骨显露，间隙明显，胸骨上窝、锁骨上下窝均十分明显	明显，皮肤松弛，呼吸十分吃力，端坐呼吸

（2）女性胸部突出部分为乳房。乳房主要由腺体、导管、脂肪组织和纤维组织等构成。其内部结构有如一棵倒着生长的小树。乳房的形态可因种族、遗传、年龄、哺乳等因素而差异较大。我国成年女性的乳房一般呈半球型或圆锥型，两侧基本对称，哺乳后有一定程度的下垂或略呈扁平。老年妇女的乳房常萎缩下垂且较松软。乳房位于两侧胸部胸大肌的前方，其位置亦与年龄、体型及乳房发育程度有关。成年女性的乳房一般位于胸前的第 2 ~6 肋骨之间，内缘近胸骨旁，外缘达腋前线，乳房肥大时可达腋中线。乳房外上极狭长的部分形成乳房尾部伸向腋窝。青年女性乳头一般位于第 4 肋间或第 5 肋间水平、锁骨中线外 1cm；中年女性乳头位于第 6 肋间水平、锁骨中线外 1 ~2cm 。

乳房的分类：

由于乳房的形态、大小和位置存在着较大的个体差异，确定标准乳房形态是困难的。现将常用乳房分类介绍如下：

①根据乳房高度与基底面直径的比例分类：

碗型乳房：乳房高度为 2 ~3cm，小于其基底面直径的 1/2，属于比较平坦的乳房；

半球型乳房：乳房高度为 3 ~5cm，约为其基底面直径的 1/2；

圆锥型乳房：乳房高度为 5 ~6cm，大于其基底面直径的 1/2。

②根据乳房软硬度、形态及与胸壁关系（角度）分类：

挺立型乳房：乳房轴线与胸壁几乎呈 90°；

下倾型乳房：乳房的轴线稍向下，与胸壁成角小于 90°，柔软且富于伸展性；

悬垂型乳房：乳房的轴线显著向下。

③以女性个人拳头为标准分类：

小于拳头的乳房为很小的乳房；等于拳头的乳房为小乳房，等于两个拳头的乳房为较大的乳房，等于 3 ~4 个拳头的乳房为大乳房。

④根据乳房的位置分类：

高位乳房：乳房位于第 5 肋骨以上者。

低位乳房：乳房位于第 5 肋骨以下者。

⑤根据乳房下垂程度分类：

根据乳房下皱襞与乳房下极的关系分为：正常乳房，其下皱襞与下极相等；乳房下极超过乳房下皱襞 1 ~2cm 为轻度下垂，超过 2 ~3cm 为中度下垂，超过 10cm 为最重度下垂。

根据乳头与乳房下皱襞及乳房下极的关系分为：轻度下垂，乳头在乳房下皱襞水平位置；中度下垂，乳头在乳房下皱襞之下、乳房下极之上者；重度下垂，乳头在乳房下极边缘。

根据乳房体积大小分型：正常体积（250~350ml）的乳房下垂；低于200ml的小乳房下垂；中度肥大（600~800ml）的乳房下垂；巨大乳（超过1500ml）的乳房下垂。

理想乳房应具备的条件：丰满、匀称、柔韧而富有弹性；乳房的位置比较高，在第2~6肋间，乳头位于第4肋间；乳头突出，略向外翻，两乳头距离大于20cm，乳头到胸骨中线的距离为11~13cm；乳房基底直径10~12cm，乳房高度为5~6cm；乳晕直径3.5~4.8cm，处女乳晕为玫瑰红色，婚后呈褐色；外观形态挺拔，呈半球形或小圆锥形。

2. 背部形态美

背部是躯干的后上部，上连颈部后面，下接腰部。正常人从侧面观存在生理弯曲。人体背部的肌肉群以背阔肌为主，力量最强，还有斜方肌、菱形肌等，它们相互配合，使人体抬头、挺胸、伸展脊柱、引体向上和提拉重物等。男性背部肌肉丰满、结实、宽阔，可使躯体呈“倒三角形”，呈现挺拔、刚劲、强壮的男性美。根据背部形态、腰部弯曲度、脊柱沟状态、肩胛骨突出度来对男性背部进行美学等级评价（表2-5）：

表2-5　男性背部等级评价表

等级	背部形态	腰部弯曲	脊柱沟	肩胛骨
+++级	呈三角形	较明显	很明显	不突出
++级	呈梯形	相对不明显	较明显	不突出
+级	呈梯形	相对不明显	很明显	较突出
±级	呈长方形	较明显	很明显	很突出
-级	呈长方形	较明显	很明显	很突出
--级	呈长方形	不明显	脊柱倾斜	很突出
---级	呈正方形	不明显	脊柱倾斜	很突出，十分瘦削

（四）腰腹部形态美

1. 腰部形态美

腰部位于躯干下部，上起第12肋骨，下至髂骨嵴。腰是上下躯体活动的枢纽，人体是借助腰部的活动才能做许多动作。

女性曲线从侧面看是胸——腰——臀——腿组成的一组光滑的“S”形曲线，它使女性胴体显得优美动人。腰部是女性躯体的第二个弯曲，是女性线条美中最富变化的部位，是曲线美的核心。女性健美的腰应比例适当、粗细适中、圆润灵活，体现出青春活力美。

男性腰部肌群由骶棘肌、腰大肌、腹外斜肌等组成，健美的腰应是粗壮而有棱角分明的腰肌，尽显男性刚毅与力量之美。

2. 腹部形态美

腹部位于躯干正面的下部，上起剑突及肋弓，下至耻骨联合、腹股沟和髂嵴。腹壁除少部分为骨性覆盖外，基本上由软组织构成。健美的男性腹部因有发达的腹肌而显示出肌肉的力量与强悍；健美的青春女性的腹部则看起来光滑，浑圆而微隆，素有“生命之壶”的美称。当女性生育后，原来的青春线由淡红色变成凝滞的黄褐色，同时可有白色的妊娠线出现在腹部。

(1) 根据腹壁位置的不同可将腹部分成以下类型：

凹陷型：腹壁位于剑突与耻骨联合连线之下。

挺直型：腹壁与剑突至耻骨联合连线齐平。

鼓凸型：腹壁位于剑突与耻骨联合连线之外。

(2) 根据腹部侧面观的外形，皮肤等方面情况对腹部进行美学等级评价：

+ + +级：腹部平整，皮肤坚韧，无负级因素。

+ +级：腹部轻微内凹或轻微外凸，皮肤有弹性且坚挺。

+级：腹部稍向外凸或凹陷，皮肤弹性一般，不坚挺。

±级：腹部内凹或外凸比较明显，皮肤稍软。

-级：腹部比较鼓凸或凹陷明显，皮肤松弛，有的有妊娠纹。

- -级：腹部鼓凸明显，皮肤松弛或下塌，有皮肤下垂或妊娠纹等负级因素。

(3) 肚脐为腹部的特殊结构，它的形态美是女性腹部美的灵魂。它如同腹部的酒窝，盛满醉人的春色与美丽，令人陶醉，平添了腹部的美感与魅力。

根据脐的大小，内部鼓凸结构可对脐进行美学等级评价：

+ + +级：脐大小中等，呈圆形，有时有轻微的斜度。

+ +级：脐小，圆形，无内外鼓凸。

+级：脐中等大小或较小，椭圆形，无内外鼓凸。

±级：脐大小中等，有内侧鼓凸结构，无外鼓凸。

-级：脐大，内侧鼓凸结构较明显，外鼓凸不明显。

- -级：外鼓凸较小。

- - -级：外鼓凸很大。

三、四肢美

四肢是人体最活跃的部分，由骨骼、关节、肌肉和韧带等结构组成。男女因性别的差异，四肢无论是在形态上、质地上，还是活动效果上都有着较大的区别。

（一）上肢形态美

上肢是进行各种劳作的肢体，起着平衡身体和传达人的情感的作用，是全身最灵活多变的部分。上肢自然下垂时，肘部与肋弓下缘等高，腕部与耻骨等高，掌骨小头与臀下皱襞等高。标准上肢应为 3 个头长，其中前臂为 1 个头长，上臂为 $1\frac{1}{3}$ 个头长，手为 2/3 个头长。双上肢外展时，两侧中指尖间距等于人体全长。

1. 臂部形态美

上臂基本体为圆柱体，前臂基本体为扁圆柱，上宽下窄。上臂与前臂以肘关节相连，伸直时二者成略向外的角，称为“提携角”。男性此角约为 165°，女性此角约为 135°。一般人上臂围径为大腿围径的一半，或等于胸围的 0.18 倍。前臂最大围径与上臂围径相近。

理想的男子臂部粗长，肩部三角肌、肱二头肌和前臂屈肌发达鼓胀，界限明显；肘部、腕部骨性标志和肌腱明显，血管充盈，显示男性的阳刚之气。女性上臂围约为前臂围的 1.2 倍，关节活动范围大，手臂洁白、细嫩，从肩至手整个形体过渡舒缓，线条柔和，使女子具有柔软漂动感。

2. 手部形态美

手从功能来看几乎是无所不能的。无数的奇迹在人类的手中涌现出来。手不仅是工作、劳动以及传达情感的器官，手的外形也最能显露人的气质，被喻为“人的第二张脸”，可见手在人体审美中的重要性。

正常的手部从掌侧面进行观察，其手掌长度与中指长度之比等于 4∶3，手掌阔度与中指长度相等。从背面观察，五指长短不一，中指最长。拇指与小指长度相同。拇指的近节和末节分别与食指、中指和无名指的近节和中节的长度相同。小指在伸直时，小指尖等于或超过无名指末节指横纹。手掌呈六边形结构。手外形的性别差异明显。男性手粗壮，掌宽厚，指圆而方，皮下脂肪少，手背静脉和肌腱轮廓清晰；女性手娇小，指修长，指头尖，关节灵活，皮下脂肪较厚，外形丰满。富有美感的手应是皮肤光滑，色泽红润，富有弹性且线条柔滑，动作灵活，能传达丰富的内心情感。

（1）根据手型指数（手的宽度 ÷ 手长度 ×100）可以将手分为 3 个类型：

宽型手：手型指数大于 48，特征是手显得宽厚粗短。

狭型手：手型指数小于 42.9，特征是显得细长瘦薄。

标准型手：手型指数在 43 ~ 47.9 之间，特征是手的比例均匀适中。

（2）根据手的长宽比例、手指外形、指甲大小与外形对其进行美学等级评价：

+ + +级：手很长而纤细，手指尖削，指甲大而呈椭圆形。

+ +级：手较长而纤细，手指头圆，指甲圆形或长方形。

+级：手小而圆滑，丰满，指甲圆形，中等偏大。

±级：手的大小中等，指甲圆形、长方形或其他形状。

-级：手的长度中等偏短，宽度中等偏宽，指头圆形，大小中等偏小，指甲圆形。

- -级：手短而宽，手指短而圆，指甲圆形或长方形。

- - -级：手特别短且宽，指甲圆形或长方形。

（二）下肢形态美

下肢是人体中除躯干部分之外占最大体积和最大重量的部分，支撑着人体重量。在运动中，髋关节和膝关节的屈曲有降低人体重心的作用。站立时，双足有六个负重点，共同构成一个稳定的人体支撑平面。在平衡状态下，人体重力线必然落在这个支撑面之间。

1. 臀部形态美

臀部是腰与腿的结合部。其骨架是由两个髋骨及骶骨组成的骨盆，外附着肥厚宽大的臀大肌、臀中肌和臀小肌。站立时，臀部呈方形，向后倾，其上缘为髂嵴，下界为臀沟。女性臀部丰厚圆滑，两髂后上嵴交角为 90°；男性骨盆偏小，臀部棱角突出，臀窝明显，两髂后上嵴交角为 60°。

（1）臀部类型

①按臀部脂肪堆积情况分型：

标准型：整个臀部脂肪分布均匀、适中；

桶腰型：臀部的脂肪在腰部分布很多，使腰和臀的曲线变小、变直，成桶状；

马裤型：臀部的脂肪向大转子部位堆积，如马裤形；

后伸型：臀部脂肪在臀裂两端，臀部向后伸展。

②按臀部侧面向后突情况分型：分为后翘型（属美臀型）、平直型、下垂型。

（2）健美的臀部：应圆滑、丰泽而富有弹性，其曲线柔和流畅。女性站立时，同于覆盖在骶部的肌肉较其他部位薄而紧，形成菱形窝，它就像面颊的笑靥一样美丽动人。臀部是人在背面审美的焦点，是展示女性魅力最生动、最丰满的部位。女性走动时臀部左右摇摆，增强了女性动态美，是青春活力的展现。男性的臀部是健和力的象征。其外形似一倒立的蝴蝶。肌肉宽大、肥厚而富有弹性，在大转子内侧有一道明显“臀沟”，这是男性臀部力度感的显示。男性臀部有丰满、鼓胀、富有弹性和立体感的肌群，显现出男性的强健的力感和阳刚之气。

（3）对臀部有如下美学等级评价：

+++级：臀部中等偏大，丰满，呈圆形，可见深大“菱形窝”。臀部向后上翘，皮肤光滑而富有弹性，皮下无过多的脂肪组织。

++级：臀部中等大，很圆滑，可见“菱形窝”。皮肤光滑而有弹性，没有皮下脂肪堆积。

+级：臀部较大，圆形，“菱形窝”不明显，皮肤光滑有弹性，可扪及皮下脂肪。

±级：臀部中等偏小，圆形，不规则；皮肤光滑，走路时可见脂肪震动。

-级：臀部小而扁平，或大而不规则，有丰富皮下脂肪。

--级：臀部很小，平塌；皮肤光滑，弹性差。

---级：臀部很大，呈正方形，臀部突出部分色泽不正常，有脂肪下垂，显得臃肿。

2. 腿部形态美

人的大腿和小腿的骨架由股骨、胫骨、腓骨组成。大腿有股四头肌、股二头肌、长短大收肌、半膜肌和半腱肌附着。小腿肌群由胫前后肌、腓肠肌和比目鱼肌等组成。二者以膝关节相连。粗大而有力的股四头肌是大腿力量与美的标志，小腿则以腓肠肌与比目鱼肌构成的腿肚为审美的重点。正常人大腿长度为身长的1/4，其围径较腰围小10cm；小腿为两个头长，小腿围径较大腿围径小20cm。

人站立时，双膝并拢，双踝可靠近，足尖向前，可形成四个“美的间隙”，即大腿根部与会阴交界处间隙；膝上至大腿中部间隙；膝下至腿肚以上间隙；小腿肚以下至两内踝上间隙。站立时的姿势可分为中立位、内旋位（内八字足）、外旋位（外八字足）。小腿根据其后外肌群形态不同可以分成四个类型：球状小腿，即小腿中部肌肉丰满，肌腹轮廓清楚，似球形，上部细于中部，下部更明显细于中部，形态美观；短梭形小腿，即小腿中部肌腹呈短弧形，上部略细于中部，下部明显细于中部，形态显得圆润丰满；长梭形小腿，即小腿中部肌腹松弛，呈较长的弧形，上下部与肌腹的粗细相差不大；臃肿型小腿，小腿上中下部粗细无明显差别，轮廓起伏变化不大。

理想美腿：女性的腿白皙丰满、细腻而富有弹性，小腿肚浑圆适度，脚跟结实，踝部宜细而圆。男性的腿，则以健壮、结实、棱角分明、肌肉显著为美；大腿呈圆柱形，小腿以腿肚壮圆有力为好。

（1）大腿的美学等级评定

+++级：粗细适中，线条优美，围长中等或偏上，皮肤弹性好，无脂肪堆积。

++级：粗细适中，围长中等，皮肤弹性好，无脂肪堆积。

+级：围长中等，皮肤弹性好，触摸时脂肪不明显。

±级：围长中等，皮肤弹性尚可，运动时可见脂肪。

-级：大腿粗，在任何情况都可见脂肪，皮肤弹性差。

--级：大腿粗，有明显脂肪，或干瘦。

---级：大腿粗，臃肿，脂肪多，皮肤弹性差。

（2）小腿美学等级评定

+++级：小腿指数（小腿长度÷身高×100）至少为26；腿肚鼓凸适中，呈纺锤形；两腿并拢时其间空隙（膝盖弯到踝骨）不大于1cm。

++级：小腿指数最低为23.5；腿肚鼓凸适中，基本呈纺锤形；两腿并拢时，其间距不超过2cm。

+级：小腿指数在22～23.9之间，腿肚圆润、漂亮，两腿并拢时其间距不超过3cm。

±级：小腿指数至少为22。腿肚较小，两腿并拢时其间距在4cm左右；或者腿肚很圆，两腿并拢时其间距小于2cm。

-级：小腿指数在22～20之间。腿肚瘦削，两腿并拢时其间距在4cm以上；或者腿肚很大，两腿并拢时其间距在3cm以下。

--级：小腿指数在21.9～20之间。腿肚很瘦削，几乎无隆起。两腿并拢时间距在3cm以上。

---级：小腿指数低于21.9。腿肚很厚、很大，两腿并拢时无间距。

3. 足的形态美

足是下肢底座，其骨架同26个足跗骨、蹠骨和趾骨构成，由足肌和坚强的韧带连接。足部骨架结构有三个弓，分别是内侧弓、外侧弓和足底蹠骨形成的横弓。这种结构是机体的减震系统。

从形态看，美的足应是长宽比例适中，前足以二趾稍长或与拇趾等长为美，足弓不宜过高，皮肤有弹性，功能健全。

（1）足的分类

①根据足的形态分类：

希腊型足：足的二、三趾稍长于拇趾。

埃及型足：足的拇趾最长，二、三、四、五趾依次稍短。

标准型足：二、三、四趾均稍长于拇趾。

拇趾巨大型足：拇趾特别肥大，二、三、四、五趾依次短缩。

第一、二趾等长型足：拇趾和二、三趾一样长度，四、五趾稍短。

方型足：第一、二、三、四趾一样长，呈方形，小趾稍短。

②按足背形态分类：

正常型足背：足背高低适度，内侧弓与地面有1cm以上间隙；

扁平型足背：足背低平，内侧弓与地面无间隙或间隙很小；

高弓型足背：足背弓高，内侧弓与地面间隙明显。

③按足底板形态分类：

正常足板：脚跟与足趾部宽，两者相连的内侧有良好的弧度，是足弓完善的标志；

软弱足板：足底有一定弧度，但脚底板中间部分宽一些；

扁平足板：足印弧度消失，宽度相似，是一种常见的不正常足板类型。

(2) 根据足长度、足趾外形、足趾甲外形和有无足病，对足进行美学等级评定（表2-6）：

表2-6　足的美学等级评价表

等级	足的大小	足趾外形	足趾甲外形	足病
+++级	适中	正常	正常	无，功能良好
++级	适中	正常	正常	无
+级	偏小	比较正常	正常	无
±级	中等	无重大畸形	形态中等	有鸡眼或老茧
-级	很大	稍不正常	大小中等	-
--级	特别大	不正常	有脱落或突起	有老茧

四、皮肤与毛发美

(一) 皮肤美

皮肤作为人体的最大器官，覆盖在人体的表面，是人的永久性装饰。在人体美中占有非常重要的地位。健美的皮肤应该是表皮薄，且均匀一致，有光泽，润滑，透明感强，血运丰富，含色素细胞少，呈粉白色或黄中透红；皮肤纹理细腻，无斑点、赘生物等；皮肤的含水和脂肪的比例适中，富有弹性，末梢神经感觉正常，对冷、热、痛的反应灵敏。皮肤的色泽美、质地美和弹性美是皮肤的重要审美内容，现分别对皮肤美的这几个方面进行审美。

1. 皮肤的色泽美

皮肤的色泽是审美过程的重要特征，所谓“一白遮百丑”，女性白皙晶莹的皮肤给人带来的视觉美感是不容忽视的。皮肤的色泽随民族、性别、年龄、职业等的差异而不同。黄种人正常健美的肤色是稍黄、有红润，并且带有光泽；黑种人则是以黝黑透亮为美。

（1）肤色的形成

①与皮肤自身因素有关：皮肤角质层的薄厚与透明度，颗粒层的厚薄，真皮血管充血程度，皮肤表面的光洁度等都对肤色有影响。若角质层厚透明度低，则肤色偏黄；真皮血管充血充足，则皮肤红润；颗粒层增厚，则皮肤因反光性增强而变白；皮肤表面不平整、有凹点，可使肤色显黄。

②黑色素的数量及分布的影响：黑色素是由黑色素细胞产生的，其数量、分布影响着皮肤黑色色调的深浅，是引起色素变化的主要因素。黑色素多则肤色深，如分布较集中则会形成色斑、黑痣。在正常情况下，黑色素所含硫基与酪氨酸酶保持着平衡状态，一旦硫基减少，酪氨酸酶相对增加，其作用就是促进黑色素的形成，则黑色素增加；硫基大量存在时，抑制了黑色素的形成，则黑色素相对减少。铜离子、砷、紫外线照射都可影响硫基的含量，而使黑色素合成异常。

③内分泌因素对肤色的影响：内分泌产生的各种激素对黑色素的产生有明显影响。如妊娠期的妇女或患有肢端肥大症的患者，脑垂体中叶分泌一种激素（MSH），能刺激黑色素细胞产生黑色素，引起色素沉着，形成色斑、斑点、黑痣或肤色加深。此外，促皮质激素、甲状腺素、雄激素均可通过影响黑色素的形成而影响肤色。妊娠斑、黄褐斑等很多色斑都是由此原因而形成的。

④营养因素对肤色的影响：人体各种代谢过程，包括色素代谢，均与营养有关，特别是与维生素 C 有关。维生素 C 有助于抑制黑色素的形成而使皮肤更加白皙；烟酸、泛酸也影响黑色素的生成反应。胡萝卜素在皮肤中含量的多少会决定黄色的程度。当人体处于极度营养不良时，身体会浮肿，皮肤黄而无光泽。

（2）肤色与人种

世界上人的肤色因人种的不同而有差异。这与人们所处的生活环境以及遗传因素有关。白种人祖先生活在地球的北方，阳光较弱，身体内的黑色素颗粒少且小，白皙而且很薄的皮肤有助于从自然界比较微弱的阳光中尽量多地吸收紫外线，以供身体制造维生素 D。黑种人生长在热带和亚热带，阳光很强烈，他们皮肤中大量且较大颗粒的黑色素，有较强的遮挡和反射阳光的作用。黄种人大多居住在温带，皮肤内黑色素的量和形态居于黑种人与白种人之间，使皮肤呈黄色，以适应温和的气候。肤色其实是人类长期适应自然环境的一种自我保护。

2. 皮肤的质地美

皮肤的质地包括皮肤的细腻与滋润与否，它反映了皮肤的生机与质量，体现了皮肤的生理功能和结构特征。细腻、有光泽、滋润、毛孔细小、平整而带有柔嫩、光滑、润泽感的皮肤就是质地好的皮肤，给人以美感，是皮肤美学特点的重要表征之一。

3. 皮肤的弹性美

健康的皮肤具有弹性、坚韧、柔嫩、富有张力。皮肤弹性取决于皮肤内弹性纤维、水分及脂肪含量的多少。具有良好弹性的皮肤表明其含水量及脂肪量适中，血液循环良好，新陈代谢旺盛，它展示的是具有诱人魅力的质感与动感，展示了人体美的神韵并传达出无尽的美感信息。随着年龄的增长，弹性纤维开始出现断裂、减少，含水量及脂肪含量也逐渐减少，皮肤出现皱纹松弛等衰老的征象。

4. 影响皮肤健美的因素

（1）年龄因素：人在40～50岁便会出现皮肤的老化现象。皮肤内部组织因增龄而出现退行性变，外表也因功能性减退、长期暴露于日光下及不能长期耐受外界的不良刺激，而出现一系列衰老现象。

（2）营养与饮食因素：暴饮暴食，偏食甜食或肉类，会使皮肤失去弹性而松弛；食物中缺乏铁质、维生素，可使皮肤老化和肤色的改变；酗酒更会使皮肤出现早衰。

（3）情绪与心理因素：忧愁悲伤会使面部表情肌持续性收缩而形成皱纹；工作压力大、身心疲惫、持续紧张易造成皮肤早衰；家庭邻里关系不和、性生活不和谐、生活空虚、缺乏朝气也会直接或间接对皮肤造成不良影响。

（4）不良生活习惯：表情夸张、吸烟、用热水烫洗皮肤、过度按摩、任意节食、熬夜、失眠以及睡姿不当都容易造成皮肤老化；滥用化妆品、皮肤病失治误治会对皮肤造成损伤；使用某些药物，对皮肤有不良的副作用。

（二）毛发美

毛发是皮肤的附属器之一，被覆于身体表面，有防御外敌侵害和保持体温等功能。同时，它也是人体的天然装饰品，可以增强人的整体美感，是人体审美的重要内容之一。

毛发是从皮肤生长出来的纤维蛋白组织，是由细胞再生而形成的一种硬角质的排列。毛发露在皮肤表面的部分称为毛干，是由无核透明的细胞组成，可使毛发产生光泽；毛根则在皮肤里面，被毛囊所包裹。毛囊是根狭窄的管道，是皮肤的表皮层构成的，并下陷到真皮当中，毛囊最底部凹陷处包含一团毛细血管的真皮组织构成的毛乳头，其与结缔组织鞘，为毛发的生长提供营养和氧气。除毳毛外的毛发，从横断面看是由髓质、皮质和毛小皮构成。髓质是毛发的中心部分，由2～3层立方体细胞构成。皮质是毛发的主要组成部分，由几层菱形上皮细胞构成。在有色毛发中，黑色素存在于此菱形细胞中。毛小皮位于最外层，又叫做角质膜，是由一层互相连叠的角化细胞构成的鳞状物质，游离缘向上。

1. 毛发的数量与分布

人体中除了手掌、足底、唇红、龟头、包皮内面、小阴唇、大阴唇内侧及阴蒂等处无毛外，毛发遍布全身。一个人全身大约有500万根毛发，其中头发10万根，胡须约1.5万根。毛发的数量及分布一般与性别、遗传等因素有关。男性的阴毛、腋毛量多而且分布面积广，甚至出现胸毛，这与雄激素水平高低有关，也与毛囊对雄激素的敏感程度有关。女性在青春期由于肾上腺产生雄激素的原因产生腋毛及阴毛。对于女性体毛浓密，是体质性的，属于正常发育的范围，并非病态，应泰然处之。

2. 毛发的种类形态

毛发按其分化程度可分为长毛，如头发、胡须、阴毛及腋毛；短毛，如眉毛、睫毛、躯干毛、鼻毛及外耳道短毛；毳毛，细软色淡、极短无髓，分布于面部、颈部、躯干及四肢。

不同种族的人头发的外形也有差异。亚洲人、印第安人的头发是直的，其横截面是圆形；非洲人、大洋洲人的头发是卷曲的，其横截面为长圆形或呈凹形，似羊毛；白种人头发呈波浪状弯曲，其横截面是椭圆形。据考察，凡毛囊形状是圆的，长出的头发就是直的，毛囊形状是椭圆或长圆的，长出的头发就是波浪状或卷曲的。

（1）直发

硬直发：发绺方向始终很少变化；

平直发：头发紧贴头皮，单根头发在平面上有不甚明显的弯曲；

浅波发：弯曲较明显，但4～5cm发长范围内仅有一个弯曲。

（2）波发

宽波发：头发不完全贴在头皮上，在4～5cm的发长范围内弯曲不少于2个或3个。

窄波发：在4～5cm的发长范围内可能有四个或五个弯曲，甚至更多，发的末梢多成环形。

卷发：包括稀卷发、松卷发、紧卷发和紧螺旋形卷发等。

3. 头发的成分及颜色

毛发是由角化细胞衍生而成，其化学成分十分复杂，含有碳、氢、氮、硫、氧等元素，其中碳的含量最多，约占50%，另外还含有锌、铜、铁、钴、钛等微量元素。头发的成分因性别、年龄、职业、生活环境等因素的不同而存在差异，如男性头发中含氮量比女性的头发多，沿海地区人头发含碘量高于山区人的头发等。

头发颜色的浓淡由头皮内所含黑色素的数量和分布状态所决定。皮质细胞中颗粒状色素愈多，发色就愈深。在深肤色人群中，不仅头发皮质中而且髓质中也含有黑色素。老年人头发呈现银灰色，是由于毛发组织空隙增大，色素减少等因素造成的。

4. 头发美学观

头发不仅单独具有审美价值，对于头部、面部、颈肩部以至整个体态都具有很重要的谐调和装饰作用。女性拥有一头飘逸的秀发，会为其增添无限的韵味，是可以公开炫耀的第二性征。

健美的秀发应符合下列标准：

(1) 头发清洁整齐，无头屑、头垢；

(2) 发干自然、光滑、柔亮、富有弹性；

(3) 粗细软硬度适度，不分叉、不打结，有柔软感；

(4) 疏密适中，发长而不干枯；

(5) 色泽统一，无颜色混杂。发干、发尾不出现两种颜色；

(6) 不因灼晒、烫发、染发而受损；

(7) 发型与年龄、性格、职业及全身协调统一。

第三章 医学美容心理

在人们求美及人体审美的过程中，会涉及诸多的社会心理学问题，如人的普遍爱美心理、容貌与体形缺陷者心理、美容就医者的心态、求美心理、接受治疗的心理等等；以及根据上述心理，运用医学心理学的理论与实践知识进行美容就医者的选定和心理诊断、心理治疗、调护等。下面将此类心理问题概言为“医学美容心理”，并加以讨论。

第一节　医学美容心理与医学美容

新医学观认为：“人有病，不仅仅发生在细胞上，而且发生在人身上”。坚持“治病又治人”的原则。无数的临床与社会实践也告诉我们：医学美容学的最终目的是从社会心理上维护人的健康。面对新的医学观以及要达到医学美容学的最终目的，医者必须正确、娴熟地运用临床医学与人体美学的知识与技艺，与此同时还必须恰到好处地应用各种心理学的知识与技术，方能达到这种目的与效果。因此美容医师必须较系统地学习普通心理学、社会心理学、医学心理学及医学美容心理学知识，并将上述的知识与临床医学、人体美学的知识融为一体，应用于医学美容实践。其中医学美容心理学与医学美容学关系最为密切。

1. 医学美容心理学是医学美容学的重要基础学科

作为医学分支学科，医学美容同其他医学分支学科一样，以基础医学和临床医学为学科基础，但还有其独特的基础学科。人体美学和医学美容心理学便是医学美容学最重要的基础学科，或者可以说，人体美学和医学美容心理学本身就是医学美容学的重要组成部分。

2. 医学美容心理学是医学美容实践的必要手段

医学美容可以通过手术刀、药物或其他医疗器械解决美的问题。但医学技术有很大的局限性，许多情况下不可能完全达到求美者理想的要求。况且美或丑是一种感受，不能像对待疾病一样客观。事实证明，求美者往往存在心理问题，倘若遇到一个心理已有严重障碍的求美者，应该用的不是手术刀，而是心理疏导。

3. 医学美容学的对象决定了医学美容心理学的重要地位

大量的研究资料表明，美容求术者或多或少存在这样或那样的心理问题。不少美容医生切身体会到，对美容求术者心理与人格的把握，远比对其缺陷的了解重要得多，同样，对其心理认识偏差的纠正，也并不亚于对其形态上的矫正来得简单。一个只会用手术刀，而不懂得求美者心理的医生，不是一个称职的美容医生。

在我国，对医学美容心理学的研究还处在起步阶段，还需要广大美容医务工作者进一步深入研究。

第二节 爱美心理与缺陷者心理分析

一、爱美心理分析

"爱美之心，人皆有之"。这是一句几乎人人皆知的俗话。人们所爱的美，不外乎两大方面，一是客观世界之美，二是人类自身之美。从美容心理学角度上说，人的爱美之心，主要是指人对自身容貌美化的心理需求。

（一）爱美心理的普遍性

人的爱美心理之所以普遍存在，大致有如下缘由：

1. 心理学研究，人多有一种内驱动力，这种驱动力来自社会有关的刺激或诱因，在对他人的评价时也常自然地出现比高低、胜负；论优劣、美丑的现象，这种驱动力便促使了普遍爱美心理的产生。

2. 美的需要是伴随人的社会需要而存在的，人的社会需要有被爱的需要、尊重与自尊的需要、交往的需要、赞许与自我表现的需要、性的需要。人的需要有高与低的层次之别，层次间彼此关联与影响，自身的完美将有利于上述需要的实现。因此，人们在向高层次需要迈进的过程中，伴随着爱美心理的产生与发展。

3. 控制论学者认为，人脑用三种系统掌握与控制人生，即真系统、善系统、美系统。美系统中包含着不断完善与美化自身；而且，真、善、美三者有其统一性的一面，这些因素导致爱美心理的产生和发展。

4. 在爱美的普遍性中，还存在着爱美的民族群体、个体的差异性。这种差异性包含着需求层次与审美心理的差异，它对医学美容临床具有极大的指导意义。不同的社会、国家、民族、风俗习惯、文化素养、职业、家庭背景、微环境、个人经历、年龄、人群的审美情趣等直接或间接地影响着群体与个体的爱美需求的质与量、审美能力的高与低。美容医师要有这种客观认识，有能善于通过观察与交流，掌握个体的爱美层次与审美水平。如个体的爱美高潮是恋爱期与社交扩展期，当恋爱受挫后，可能进入爱美的低谷；又如微环境的爱美热，通过从众的社会心理效应，可激发个体的爱美心理，但也可出现个别的逆反心理，这种普遍性的规律与个别特殊性，均为洞悉爱美心理差异性中应注意与掌握的。

二、缺陷者心理分析

缺陷一般指躯体器官有缺陷或残疾，这里主要是指容貌和形体的缺陷，包含三层含义：美中不足，但属于正常生理解剖范围内，如单睑、鼻梁低平、皱纹等；有缺陷，但畸形不明显，无生理功能障碍的，如小乳症，局部脂肪堆积；严重的先天、后天畸形，如唇裂、大面积烧伤后瘢痕挛缩。下面从心理状态和个性心理特征等方面对缺陷者心理加以分析。

（一）缺陷对心理的影响

缺陷对人性格的形成具有较大的影响，这可以从人的心理发展过程来分析。每个人的内心都有着对自己身体的影像，在心理学上叫做“身像”，它对于人的个性和行为极其重要。人在儿童时期，随着身体的发育，身像会逐渐形成，在这个过程中如果受到不良刺激，就会影响身像的正常形成。畸形或外貌有缺陷的人，儿时往往会被无知的小伙伴们讥笑、嘲讽或起外号，使他们对自己的身像形成产生偏离。成年以后，因为难于进行正常的社交活动，使他们的身像进一步失去平衡。因此，这些人往往悲观自卑，性格孤僻，情绪低落，个别人甚至厌世轻生。

也有一些人对自己身体上某一部位过分敏感，如觉得鼻子太低、眼睛太小或嘴太大等，而忽视了脸部的其他部位。他们往往以静态来观察和夸大某一个单独的部分。这在旁观者看来有些可笑，然而他们的内心却是很痛苦的，因为他们的身像也失去了平衡。

（二）缺陷者心理类型

1. 正常心理

容貌缺陷既是一种客观存在，又是一种感觉。容貌好坏的客观存在和主观感觉并不一定一致。具有积极或肯定体像的人能正视自身缺陷；而具有消极或否定体像的人一部分人经过心理自我防卫机制可达到心理平衡或漠视自己的缺陷。正视者能正确评价缺陷，无自卑感产生，生活、学习、工作、社交中，能正确地认识自身的价值与角色，愉快、积极地对待人生，此多见于缺陷轻微者、年长者或职业层次较高者，当然也有例外情况出现。漠视者主要对美处于麻木或回避状态，以没有缺陷认识自身，故也能适应生活与工作，可见于缺陷明显，但审美情趣低或职业层次低者。两种类型，前者多有求治要求，后者多无求治要求。对于后者，美容医师应告知其人体美的价值，诱导其审美情趣、审美激情的产生，从漠视转化为正视，接受美容施术。然而必须十分注意，这种诱导切切不能掺杂命令与强制，否则将导致治疗后负性心理反应的出现，乃至引发新的心态失衡。

2. 羞愧、自卑、情绪低落

羞愧、自卑、情绪低落，为容貌、形体缺陷者最为常见的心态，其严重程度多与缺陷的程度相一致。产生过程一般为：缺陷常引起周围人群的议论、异样的注视、嘲笑、讥讽，甚至排挤、打击等不公平待遇，导致正常的学习、工作、生活、社交受到障碍。上述的境遇，对于性格不成熟、感情较脆弱、意志不坚定的患者所产生的心理效应常为羞愧、自卑、情绪低落，多出现在青少年期。表现为“面对明镜长自叹，身藏空房常哭泣”，不愿外出，不愿与人交往，学习、生活、工作情绪低落，对前途、对人生失去信心。这类容貌、形体缺陷者多有较强烈的消除缺陷的欲望，从而表现为较为迫切的求治要求。呈这种心态的求美者，在美容医师面前亦表现出相似的心态，以致不敢轻易表露自己的心声与要求；但外向性格者，也常向医者吐露衷肠，将痛苦心理“和盘托出”，以求得医者的同情和理解。对于前者，医者应耐心诱导，积极鼓励其正确对待人生；对于后者，应表示深切的同情，但须劝其勿要操之过急。

3. 消极、绝望

消极、绝望多属于羞愧、自卑、情绪低落的发展。因容貌、形体的缺陷遭受的精神打击，也可出现这种心理。由于社会文明、周围人群的亲善与帮助，此类心态较少出现。一旦出现，并持续一段时间，可诱发报复或自杀行为。它既可导致极端行为的发生，亦可向较好的心态转化，因为绝大多数人均有适应环境的能力与求生的欲望。自杀的选择只是绝望的持续，并在周围人群毫无觉察的状态下发生，对于这一类求美者，美容医师除了慰藉、谆谆诱导与启发外，在治疗方面，特别是手术美容的实施，应特别慎重，在其心态未得到明显改善前，原则上不宜勉强施术，特别是美容术。

4. 性格变异

性格属于个性心理特征的范畴，除性格外，个性心理特征还包括个性倾向、能力、气质及兴趣等。性格是人们习惯的行为方式，如有的人性格开朗，活泼好动；有的人沉默寡言，忧郁少欢；有的人温柔和蔼；有的人刚直暴躁；有的人坚定果敢；有的人优柔寡断。容貌、形体对个性心理特征的影响突出表现在性格的形成上。其过程可概括为容貌、形体的缺陷→长期的心态异常→某种性格的形成。反之，一旦某种性格的形成，又可以影响心态的产生。性格的形成主要在青少年时期，故容貌、形体的缺陷对性格形成的影响，也主要在这一时期。容貌、形体缺陷者性格的变异主要指不良性格的形成，如沉默忧郁、优柔寡断、暴躁任性、自私不合群等。求美者若出现这种性格特征，除了说明不良性格有碍心身健康与进行必要的美容治疗外，主要应嘱其在今后的生活中加强修养、完善性格。

5. 精神异常

神经传入、中枢神经对信息的综合、处理失真，引起感觉、知觉乃至整个认知过程发生偏差，导致情绪、意志、行为等心理过程的变化。病人首先表现不能准确了解自己的状态和位置，给人固执、敌意、生硬和自我陶醉的印象。还表现在对环境的认识能力下降，不愿为别人着想，既抱怨自己，也憎恶别人；把自己的处境、痛苦归咎于别人，不能与自己相处，也不能与别人相容。由于认知的偏差，而表现为意识不能控制自己，意识行为表现出不适当的反应方式，表现为对并不引起常人出现紧张不安和恐惧的现实中的微小因素，会出现强烈的焦虑反应，甚至伴有躯体障碍和躯体不适感，处于过分敏感状态，成天生活在放大了的痛苦之中。此类情况在临床上并不鲜见，对是否施美容治疗具有重要价值。精神异常的产生多为上述心态的变化。性格变异的发展，亦可由于一次精神创伤所致。现举一例说明：一位因上睑瘢痕前来求治的大学生，自述在嘲笑、讥讽、打击中煎熬，死死纠缠医护人员，请求立即为其手术。医生发现其神态恍惚、语无伦次，其行为与文化水平不相协调，未予应允。他便在诊察室外通宵达旦守候医生。第二天医生在医院门口与其相遇后，又纠缠不休，并说“你看路上的人都在用奇异的目光打量我，我太丑了……”求美者出现夸大与关系妄想的精神症状。可考虑诊断为轻度的精神失态者——神经官能症。

即使为轻度的精神失态者，美容医师仍应取十分慎重的态度，决不能轻易实施美容治疗。需请求精神病专科医师会诊，明确诊断，进行必要的心理咨询与精神治疗，待症状改善后，在精神病医师的密切合作下，方能实施美容治疗。

第三节　美容求治过程中的心理分析

美容求治者在准备求治期间，在医者接诊期间，乃至在接受治疗前的等待期间，都会出现形形色色的心理状态，对于这类心态的掌握，将有助于医者进行针对性的咨询与恰当地安排治疗。

一、求美者一般心态

（一）动机模糊

一般说来，要求美容治疗的人动机清楚、合理，其心理是正常的，但也有一些人手术动机模糊，其心理是异常的。如有的人是被丈夫抛弃，丈夫另有新欢，她希望通过美容以姿色夺回自己的丈夫；又有的人看了别人美容好看，一夜之间就决定效仿他人也做这种美容手术，而不看自己是否适合做这种美容手术。临床经验证明，这些动机模糊的人，手术后的满意率相当低，即便是成功的手术，也可能对结果不满意。

（二）试探、羞涩、审慎

多见于缺乏美容知识，性格内向、优柔寡断，或知识层次较高且过于审慎者，也可由于从报章杂志上看到“欲美不成反成丑”之类的报道，或亲戚朋友、同事美容失误，而对美容效果高度怀疑者，表现为在就诊时反复不厌其烦地询问有关治疗效果、疗程、恢复期长短、是否痛苦、医疗价格等问题；通过反复的询问与观察，排除过分痛苦、疗程过长、经济上能够承受等因素后，认定疗效可靠后，有的会接受治疗。而过于慎重者，仍不能决定是否接受治疗，对于此类心态者，应取耐心解释、介绍有关知识、启发开导的方法与态度，待其有明确认识后，再进行治疗。

（三）择医就治

选择可靠的医院和医生治疗，是一种普遍的社会心态。在美容就医中表现更为突出，因为缺陷已带来莫大痛苦，若求治失败，更难忍受；社会与新闻媒介常有美容失败的传闻与报道；客观上，正规医院与名医治疗效果好。故职业知识层次高、经济境况较丰裕者，多选择名牌医院、名牌医师就医。

（四）求美期望值过高

求美者希望成为一个形象完美的人，但缺乏有关的医学美容知识，会出现期望值过高的要求。尤其是青年和中年女性对治疗的期望值较高。而且在这些女性中那些从事公关工作的女性、外交人员、演员、秘书等对治疗的期望值就更高，因为她们需要更好的仪表来进行她们的工作。因此，对女性治疗，特别是手术治疗要慎重，尤其对那些本来就长得漂亮，而要做锦上添花手术的女性更需慎重。医生应就自己的技术水平，当今科学技术现状来分析是否能为其手术，确定不能与疗效相一致前，切不可贸然进行手术。手术前必须把手术可能出现的并发症，及可能的效果对求美者讲清楚，当求美者理解并完全同意后才能为其手术。

二、治疗对象心理禁忌证

对于治疗对象的选择，一方面要考虑畸形的存在和解剖学上矫正的可能性；另一方面要从心理学角度考虑求美者期待的现实和经受不完美结果的可能性。在美容治疗中，对那些有精神症状、心理问题严重的患者，倾向于不治疗而交付心理治疗，或者至少推迟治疗时间。

美容施术的禁忌证为：

①有精神症状、失态或精神病、精神病史者。

②家庭成员极力阻挠，周围人群对美容施术毫无认识，本人又对美容治疗的全过程缺乏心理与经济准备者。

③将自己的不良境遇如失恋、家庭不和、前途受挫等，归咎于容貌、形体的缺陷，但据医者分析此种可能性不大或缺陷并不严重者。

④缺陷不严重却极力夸大，隐瞒美容就医真实动机，而反复纠缠医务人员者。

⑤缺陷轻微，预计治疗前后对比不显著，但求美者期望值甚高。

凡属上述情况之一者，特别是与精神症状同时存在，均不能贸然实施治疗。若属第一种情况，应该请求精神科医师会诊。其他情况可请家庭成员、知情者沟通情况，再作定夺；或是说明疗效欠佳，目前尚无治疗价值，不必为轻微缺陷而苦恼。

若为以下情况之一者，可视为相对禁忌证。在经过必要的沟通，使求美者获得正确认识，作好应有的心理准备后。方能实施治疗。在此之前，不能实施治疗。

①自觉容貌美中不足，但审美素养低，对自己不足之处缺乏明确认识。

②有缺陷，可行治疗，但效果绝非“天衣无缝”，求美者不甚满意。

③审美素养较低，追求时髦，要求奇特，在没有认识到何种造型符合人体美标准前。

④家庭及周围亲近人对美容治疗后效果缺乏正确认识，在未能正确理解治疗的效果前。

⑤求美者对治疗，特别是手术疗效模糊不清，在未取得正确认识之前。

⑥对治疗过程中的“痛苦”，恢复期的各种反应与时间缺乏心理准备。

三、治疗康复期的心态

医学美容的治疗与其他传统医疗有所不同，它是在充分尊重求美者的愿望与要求，得到求美者充分理解后才决定实施治疗，正因为如此，在治疗及康复过程中，有一部分患者，接受治疗前后心态较为平稳，呈现正常的期待、静候、积极配合治疗的心态。但也有一部分患者，由于情绪不稳定，心理准备不充分，首次接受医学治疗，无法理解治疗康复的必然过程等因素，而影响心态的波动与异常。

（一）焦急

主要表现在：①在门诊或住院部等待治疗期间表现焦急、坐立不安，反复要求医师尽快治疗。②在施术过程中反复询问医师还需多久完成治疗，催促医帅尽快结束治疗。③治疗后焦躁不安，要求提前拆线，或希望多用药物缩短恢复期，甚至违背医嘱，自行其是。如雀斑行药物剥脱治疗后，提前自行撕脱痂皮，要求提早出院等。

遇上述情况，医务人员只能用语言、照片、其他患者的实例进行针对性的解释，说明焦急对正常恢复、确保疗效无益，使其取得理解，消除其焦急心理。

（二）疑虑

表现为对美容治疗效果的不确定性而呈现的怀疑与顾虑。这种心态可由于医者对某些难治性缺陷未能作出疗效肯定的答复而产生。如黄褐斑、太田痣，目前疗效欠佳，医者仅能作疗效不肯定的答复。也可由求治心切、期望过高而出现。遇这类心理与行为者，一定要据实说明治疗方法，可能达到的效果，切不能夸大疗效，并认真实施治疗。

（三）恐惧

恐惧是受术者对美容治疗预期效果不佳，或对治疗手段不易接受而表现出来的惊恐、惧怕和不安。表现为等待治疗前急躁不安，甚至失眠，严重者出现在实施治疗期间，心跳加速、脸色苍白，乃至全身颤栗、大汗淋漓，昏厥，或躁动不安、大声呼叫，造成治疗困难。对此类美容受术者要善于疏导，安抚情绪。对有高度恐惧心理者，应暂时放弃治疗，待其逐渐解除或减轻恐惧心理后，再行治疗。恐惧心理的解除，除应重视医护人员的疏导外，不能忽视亲友及相互接触的病友的作用。

（四）期待、忧虑

多见于治疗实施后的恢复期。由于多种美容治疗，特别是手术治疗，在治疗后早期，出现各种组织反应，正常的疗效尚未显示，在此期间出现不同程度的期待——忧虑心理，可属基本正常的心理变化过程。医护人员及周围的病友应予以必要的解释，指出术后水肿等是正常的组织反应和组织的愈合规律，应耐心等待组织的恢复，防止其产生更严重的负性心理反应，以至影响疗效乃至出现不合作行为。

（五）失望

美容效果欠佳、无效，乃至失败，或未达到求美者的期望效果，轻者出现失望，寡言少语，闷闷不乐，有自责也有埋怨；重者出现忧郁、恼怒，表现出不同程度的失望语言、忧郁情绪与恼怒行为，严重者忧郁发展为绝望，乃至自杀；而恼怒从谩骂、威胁医护人员，发展为攻击行为。

若效果欠佳、无效，乃至失败，应在作相应解释的同时，审慎地采用必要的补救治疗措施，并应求得社会力量支持，从多方面进行工作，以免酿成不可挽回的后果。

第四节　美容心理的诊断、治疗和护理

上述已对医学美容的对象为中心的社会－心理问题进行了分析，并说明了处理原则与方法。由于医学美容学在诊断、治疗中的特殊性，应高度重视患者的心理问题。故在掌握、分析、处理原则与方法的基础上，还应进一步系统地运用临床心理学的理论，正确地进行心理的诊断、治疗与护理，使医学美容学的诊断、治疗实施，提高到一个新的水平。

一、美容心理诊断

美容心理诊断是对美容受术者的心理特点和是否存在心理问题进行评判。美容医学在诊断、治疗中有其特殊性，所面对的患者是除精神医学以外，涉及心理问题最多的临床医学。因此，美容心理诊断是美容医学的重要组成部分，是心理咨询和治疗的重要前提和依据，为判定心理治疗的效果提供了客观依据。

（一）心理诊断的方法

1. 询问交谈法

其基本形式是一种面对面的语言交流，是心理诊断中最常用的一种基本方法。在求美者陈述容貌、形体缺陷产生过程的同时，应了解其心理状态、性格、行为变化等情况。由于缺陷者常有隐痛与羞涩心态，产生隐瞒动机与行为，故十分必要求得家属与亲近人的支持与协助。当察觉到求美者有较明显的异常心态时，应要求其随同家属前来复诊。

接诊时，最好医患单独进行或增请患者最亲密者参加，使询问与交谈在无干扰、无拘束的气氛中进行。询问的技巧至关重要，关心、同情的语气和神色是获得真情的关键；耐心启发也是不可缺少的。时间与条件允许，可另择轻松的氛围再次进行。

2. 观察法

观察法是在自然条件下有目的、有计划地观察被观察者的外显行为表现，如语言、表情、姿势、动作、睡眠以及内部体验反应。然后根据观察结果，研究或了解个体心理状况和活动规律，作出判断的一种方法。可与询问法同时进行，亦可单独进行。观察法又分为直接观察法与间接观察法两种。前者为直接对病人的语言、表情、态度、行为等进行观察，如在接诊或查房时，一边与患者交谈，一边观察患者谈话的态度、语调、表情、手势、目光和动作。直接观察法亦可从非直接接触中进行，如在患者不知晓的状态下，观察其状态与行为。间接观察法为通过家属、亲近者，观察其心态、性格等方面的变化，如家属、亲近人未能系统掌握其心态，应请求进行有目的、有计划的观察。

3. 个案法

主要依靠收集被评估者的有关资料，综合分析被评估者心理障碍的表现及其病理机制和原因，对疾病作出诊断。资料的来源包括被评估者自己提供的，也包括有关人员如亲属、同事、朋友等提供的资料。

4. 心理测定法

是心理诊断中使用较多、技术性较强的诊断方法，是依据一定的法则用数量化手段，如各种量表对心理现象或行为加以确定和测定。

心理测验是以一些经过选择和加以组织的，并可以反映人们一定心理特点的刺激，如问卷、图片、物品等，让受试者做出反应。随后将这些反应数量化，以确定其心理活动水平的心理测量技术。

（二）心理诊断的基本类型

1. 正常心理

心理与行为能适应正常的生活、学习、工作、社交。具体表现为：未因缺陷遭受嘲笑、讥讽、打击等压力而出现负性心理，能正常坚持工作、学习，生活愉快，保持良好的情绪与性格，能与他人建立和谐的关系，自尊、自重，又有自知之明，不去勉强从事因缺陷而不宜去做的事。

2. 轻度异常心理

是指人的整体心理活动的某些方面受到损害。但是他们能理解和认识自己所处的不正常状态，并主动寻求改善自己不正常状况的办法和措施。有下列情况之一者，可诊断为轻度异常。

（1）注意力水平降低，如学习、工作情绪欠佳，难以集中注意力，学习成绩、工作效率下降。

（2）社会适应力降低，难以适应新的生活、学习及工作环境，如因容貌缺陷，不愿意从事新的工作、新的学习等。

（3）社交活动能力降低与偏差，如不愿接触人，与人不能和睦相处，甚至闹无原则纠纷，或与不相识者吐露隐私，令人难以理解。

3. 异常心理

是指人的整体心理活动瓦解。不仅心理活动本身的各个方面的协调一致遭到严重的破坏，而且机体与现实的周围环境关系也严重失调。这种人丧失正常的言行、理智与行为反应，不能理解和认识自身的现状，反映功能受到严重损害，对自己的处境缺乏自知力。主要表现在：

（1）感知障碍：明显地夸大、歪曲自己容貌与形体的缺陷或错误地判断美容治疗的效果，不能正确地理解医护人员的解释、说明。

（2）思维障碍：表现为思维迟缓、语言滞涩、叙说不清、反应迟钝，对答无伦次，不符合逻辑；严重者出现精神症状，如常见为敌意、攻击、妄想，总认为他人不怀好意地注意自己，蔑视自己，受人打击陷害等。

（3）情绪障碍：表现为明显的情绪不稳定，起伏、波动显著，或情绪低落、淡漠、忧郁、自卑、孤独感、焦躁，甚至绝望。

（4）意志障碍：表现为意志明显减退，对生活、学习、工作缺乏兴趣，毫无主动性，知难而退，遇事犹豫、踌躇，久久作不出选择与决定。

（5）行为、运动障碍：行为障碍主要表现在行为不符合规范与常情，如医者对治疗作出合情答复后，未能达到其要求时，对医师纠缠不休，不厌其烦委托他人找医师要求治疗，其程度大大超越一般求治心切的状态。运动障碍主要表现为，情绪过分激动，喋喋不休、躁动不安、手舞足蹈，或默默不语、表情滞呆、动作僵硬。

二、美容心理治疗

心理治疗是指由专门经过训练的专业人员，以慎重的态度与患者建立一种真诚信赖的职业上的相互关系，通过改变患者的心理活动，以消除、矫正或缓解他们的精神症状，调整异常的行为模式，促进其人格积极的成长和发展的过程。因此，心理治疗是一个以心理学的理论为指导，应用心理学技术和方法解决心理问题的过程。心理治疗一般应由心理医生实施，不能由其他非专业人员来代替，它既不是思想政治教育，也不是一般性的安慰和精神支持。虽然这些教育、安慰、精神支持也可促进心理问题的解决，但它本身并不是心理治疗。

一旦医者觉察到求美者有心理异常情况，应作出明确的诊断，并进行相应的心理治疗。美容医师的心理治疗并不是真正意义上的心理治疗，只是解决一些心理问题而已。对于严重心理异常者，应请专业心理医生或精神科医生会诊。这里从医学美容临床这一专科出发，作一阐述。

（一）心理治疗基本要求

1. 提高医师素养，掌握扎实的基本功　美容医师要实施有效的心理治疗，必须有良好的医德，熟悉各种临床知识，特别是心身医学、心理学、美学、社会学知识，要具备一定的哲学水平、文学修养及良好心态。表现态度热情、冷静、和气、有耐心、同情心和责任感，善于察言观色，思维敏捷，反应灵敏，善于克制自己，决不采取“以牙还牙”的态度对待患者。

2. 建立良好的医患关系　以自己真诚、同情的态度，和蔼的言语，亲切的举止，取得患者的充分信任与合作。

3. 全面、深入了解患者的心理状态　包括性格特征、兴趣爱好、人际关系、环境适应能力、心态异常的症状与变化等，以便进行既全面又有针对性的治疗。

4. 治疗方法多样化　既要选择针对性的方法，又要多种方法灵活应用，决不能一成不变，必要时还应配合药物与物理治疗。心理治疗无效者，应请精神科或其他临床专科医师会诊、治疗。

（二）常用的心理治疗方法

1. 说理疏导疗法　是一种最常用的心理治疗方法，主要运用于因缺陷引起的情绪、感知、意志障碍，以及各种求治、治疗康复过程中的心理变化。说理疏导重在说理，要根据患者的文化水平、理解能力、性格特征、心理异常的类型，讲清缺陷的客观性、治疗的把握性，既来之，则安之的现实性。使其在明理的基础上从消极转变为积极的态度，调整不平衡心理，安定情绪，主动配合治疗。

说理疏导应由浅入深，由狭至广逐步进行，不能企求一次成功，必要时动员家属、亲友协同进行，避免可能发生的刺激与打击。这样才能提高心理治疗的效果。

2. 精神支持疗法 精神支持疗法主要根据缺陷治疗后的预计效果，应用明确果断的语言，真实生动的事例，叙说治疗的美好前景，给予患者新的精神心理力量，阻断缺陷导致各种心理异常的恶性循环，清除其自卑失望，乃至绝望心理，改变不适应社会、环境的态度与行为，积极地配合治疗，努力促进康复。此法多用于情绪障碍为主的心理异常与治疗康复期的心理异常。

精神支持疗法需结合治疗效果予以说明，故应注意不能夸大预期的效果，并留有适当的余地，但是效果的展示应能起足够的精神激励作用。此种方法与治疗效果的把握性、缺陷的种类、患者的满意度密切相关，因此有一定的局限性。

3. 暗示疗法 暗示疗法是借助患者信赖的因素，调节和纠正患者的精神、心理失衡和紊乱。其方法有借用患者所信赖的医师，所相信的药物疗法、术式和诊治环境来改变患者的心态，纠正不良的行为。若患者要求选择、信赖的医师，所相信的药物疗法、术式与诊法环境，在不违反医疗原则与操作常规的情况下应尽力予以满足。临床上最常用的方法包括治疗中运用安慰剂，请具有权威的医师挂牌门诊、查房，均能取得一定的效果。主要用于各种美容治疗可获良好效果的心理异常者。

4. 催眠疗法 主要运用于情绪心理异常者，如焦虑、恐惧、忧郁等。具体方法为运用单调、重复的语言或音乐等手段进行。如让患者安静地躺在床上，两手下垂，全身放松，双目凝视正前方某一处，然后医师简单、重复而坚定地对患者说："眼睛放松，脑子放松，脸部放松，松、松、松……"患者会慢慢地进入梦乡。

5. 松弛疗法 基本原理、作用、适应证与催眠疗法相似。主要区别是运用自我调节，进入一种似睡非睡的松弛状态。对于解除焦虑状态特别有效。我国的静坐、气功，印度的瑜伽，日本的坐禅都属于松弛疗法，目前已发展成为当代一种有效的心理疗法。其关键是通过有意识的训练达到全身放松、精神放松、心理平静的效果。最简单的方法为取坐位或卧位，全身自然放松，默念或用意念使全身进行持续的入静放松状态。此一疗法需在医师或有经验者的指导下循序渐进进行，否则有"出偏"的可能。

6. 音乐疗法 音乐疗法是运用音乐这一特殊语言，调节兴奋的水平，改善性格，陶冶情趣，转移不良注意，坚定意志，提高信心，从而纠正心理异常的一种治疗方法。适应对音乐有一定感知能力的各种心理异常。

常用的音乐疗法有欣赏性音乐疗法、表演性音乐疗法、联合性音乐疗法。前者为播放音乐让患者欣赏；中者为自己演奏、演唱；后者为配合催眠、松弛疗法进行。

三、美容心理护理

心理护理是护理工作者在应用医学心理学、临床心理学的理论，处理患者在疾病过程中出现的心理问题，纠正和改变患者异常心理状态，促进治疗与康复的方法。它既能起到心理治疗所不能起到的作用，又能加强医师心理治疗的效果。

1. 心理护理的主要内容 为患者创造舒适的诊疗环境；对缺陷诊治过程中一般心理活动和心理异常采取相应的护理措施；患者之间，医、护、患之间，患者与家属之间，家属与医护之间人际关系的协调；诊治心理、仪表举止心理的运用。

2. 心理护理的目的

（1）使患者处于良好心理状态 协助医师解决患者存在的各种心理问题，消除患者紧张、焦虑、恐惧、悲观、忧郁等不良情绪，培养患者适应不良社会刺激的能力。

（2）使患者安心接受治疗 帮助患者适应医院环境，尽快进入角色，从而认识和建立新的人际关系，如医患关系和患者之间的关系。

3. 心理护理的基本方法

（1）建立良好的护患关系，培养积极的情绪：缺陷者多有一种求温暖、求帮助的心理需要，因此能否建立良好的护患关系，是心理护理成功的关键。良好的护患关系主要通过护理人员与患者接触过程中的亲切语言、行为，和蔼的神情、态度而建立起来的。给缺陷者以心理上的信赖与安全感，在此基础上，应用语言、非语言等方式，尽可能将缺陷者消极情绪转变为积极情绪。

（2）促进患者之间的良性交往：护理人员积极协助患者之间建立友好的交往，互相照顾、互相关心，特别是发挥已治疗后患者的现身说法的作用，以解除患者的紧张、忧虑心理。

（3）争取家属、亲友的支持与配合：家属、亲友最熟悉缺陷者的心理，他们的安慰、支持与鼓励，对缺陷者有直接的影响作用，应鼓励他们常来探视，协助医护人员消除其孤独、悲观、焦虑、失望等心理。

（4）创造良好的诊治环境：医学美容追求的是人体美，因此诊治环境的美化甚为重要，这种形式与内容的一致性，将是一种最积极的心理护理，所以门诊与住院病区在整洁、安静、光线充足的基础上，还应运用色调、花卉、艺术品加以渲染美化，有些治疗场所还可以播放轻松、优雅的乐曲。缺陷者多能行动自如，生活应安排得丰富多彩，可组织患者欣赏音乐与艺术品，开展文娱活动和小运动量的锻炼，如练气功、打太极拳、跳舞等，这样可以分散患者的注意力，消除紧张、焦虑等不良心理。

（5）配合医师适当开展心理治疗：心理治疗一般由医师实施，护理人员应密切配合，在医师的指导下，护理人员也可以运用各种心理疗法，纠正患者异常的心理状态。

第四章 医学美容的分类及应用范围

第一节 按美容性质分类

医学美容中的“美容”是广义美容，即在健康基础上的美容，它是根据健康和美学标准对人的颜面五官、须发爪甲、肌质肤色、体型姿态、精神面貌、气质风度等进行综合评价的结果。健康状态包括躯体上、心理上和社会适应上的全方位的完满状态。一个人只有身体健康，脏腑机能正常，才能皮肤红润、肌肉丰满、躯体挺拔、动作矫健，从而给人以外形上的美感；只有心理健康和社会适应上的健康，才能精神愉快、思维敏捷、豁达大度、左右逢源、协调向上，从而给人一种气质上的美感。

医学美容可分为美容治疗和美容保健两大部分。

一、美容治疗

美容治疗是指在医学美容学基本理论指导下，采用医学方法和手段治疗人体的损容性疾病，消除疾病所致的容姿缺陷。所谓损容性疾病，是指对人体外表美有较大影响的疾病，如黧黑斑、粉刺、酒齄鼻、上胞下垂、鹅掌风、肥胖症等。

损容性疾病是美容医学领域内的一个特定的概念，它有一定的范畴。与一般概念上的疾病相比，有如下特点：

1. 病发于外，尤其是发于颜面、头颈、四肢等暴露于外的部位，以他觉症状为主，严重影响人的形、色、嗅味、声音美。

2. 病变较轻浅，以局部症状为主，一般不影响人的生理功能或人的“神”，无严重的肉体痛苦或不适，甚至无痛苦或不适。

3. 为常见病、多发病或慢性病。

4. 以发生于成人为主的疾病，可因其对外貌、外形美的不良影响而给人带来精神痛苦。

（一）美容治疗的范围

与一般疾病的治疗相比，美容治疗的最终目的是维护人体美，而一般疾病治疗的最终目的是恢复健康，虽然有时也能达到维护人体美的目的，但因不是以“美”为最终目标，故不属于美容的范畴。

与美容保健相比，美容治疗完全属于医学美容的范畴，只能由医务人员实施，而美容保健有时亦可由美容师实施。美容院对某些损容性疾病如黧黑斑、粉刺的非医学手段的处理，虽然有时也可减轻症状，但不能称其为美容治疗。

美容治疗面对的损容性疾病，从疾病临床所属科目看，有皮肤科疾病、口腔科疾病、外科疾病、内科疾病；从主要发生部位看，有头颈部疾病、四肢部疾病、躯体部疾病。

（二）美容治疗应用前景

1. 身体健康是美的基础

身体健康，是美的基础。任何疾病都会影响到人体美，损容性疾病对人体美的影响更显而易见，且常常是导致美容缺陷如皱纹、皮肤粗糙、面色晦暗的罪魁祸首。疾病不祛除，人体美无法维护，更谈不上增进美，所以对于身患疾病的美容就医者来说，美容治疗是美容的第一步，其次才是美容保健。

2. 损容性疾病将越来越被重视

随着社会的进步和医学的发展，严重威胁人的生命的疾病一个一个被攻克。但时至今日，仍有一些人类的杀手如癌、心脑血管疾病、糖尿病等在肆虐，医学的防治重点在它们身上，而对那些对于人生命无严重危害的损容性疾病的研究，医学还无暇以更大的精力投入。但随着医学模式的转变和健康人群的扩大，这些有损外形美的小病越来越被人重视；小病已成为人们大的心病，应该有人对这部分小病的防治加强研究，以满足社会越来越大的需求。

3. 综合治疗的探讨

对任何一个疾病，如采取多种手段综合治疗，效果会得到加强。但目前临床分科较细，综合治疗较难实施。由于医学美容是以人体健美为对象，由多种基础和临床学科相互交叉而成，所以它较容易把各种治疗手段或方法综合起来，甚至借鉴某些非医疗美容行之有效的方法。综合疗法的探讨，可以提高对损容性疾病的防治水平。

总之，美容治疗是医学美容重要的组成部分。在现阶段，它的重要性甚至超过美容保健。即使在以预防和卫生保健为主的 21 世纪，当美容保健占主要地位时，美容治疗也不会失其重要性，因为它是美容保健的基础。

二、美容保健

美容保健是指通过保健食品、保健用品以及运动、养生等多种方法和手段，达到预防疾病、延缓衰老、驻颜美形的目的；或者使用中药化妆品，通过妆饰的方法掩盖人体损容性生理缺陷，如单眼皮、塌鼻梁、面部瑕疵等，达到增强容貌美的效果。

中国传统美学和医学基本理论相结合形成了医学美容学基本理论。医学美容的临床技术包括医学审美、心理诊断技术与医学技术。医学审美与心理因素密切相关，它不仅是一种指导原则，还是一种临床技能。在医学美容临床中，只有将医学审美、心理诊断与医学技术三者结合起来，才能达到最佳美容疗效，满足美容就医者的需求。由于现代医学美容学的发展历史还很短，审美与心理诊断技术还不成熟，需要广大同仁在实践中不断摸索、总结，并进行理论上的升华。但上述三项技术的完美结合，无疑是医学美容临床的最高境界。

三、非医疗美容与医学美容的联系与区别

目前人们习惯将美容分为生活美容和医学美容两类。

严格地说，生活美容应该称之为修饰美容，修饰美容是运用各种美容化妆品使人体外表有缺陷的部分得到掩饰和纠正，或使无缺陷的部分锦上添花，更赏心悦目。如用粉底霜遮盖面部的微小瑕疵、斑点，用胭脂使双颊更加红艳等。生活美容还包括服饰美容，即通过服饰的扬长避短来美化体型，亦包括美发，通过不同发型美化脸型。以上这些是生活美容的主要内容。伴随着社会的进步和生活水平的提高，人们对生活美容的要求也不断的升级，所以当代的美容院已不限于妆饰，还对人的皮肤、毛发、形体进行养护。甚至牵涉到对一些皮肤病的保健处理，如对黄褐斑痤疮采用简单清洗、养护等保健措施达到促进康复的目的。 些美容是不断吸取包括中西医学理论和手段在内的科学美容理论和方法，使美容日趋丰富与完善，已超出了修饰的范围，带有保健的性质，故称之为非医疗美容，内涵当更广一些。

医学美容是现代医学的组成部分，2002 年 1 月，卫生部发布了 19 号令《医疗美容服务管理办法》，该法令对医疗美容的规定是：“指运用手术、药物、医疗器械以及其他具有创伤性或者侵入性的医学技术方法对人的容貌和人体各部位形态进行的修复与再塑。”医疗美容在我国已发展为一个学科群。它包括医学美学、医学审美心理学、美容外科学、美容牙科学、美容皮肤科学和美容中医学。其中，医学美学和医学审美心理学是各分支学科的共同基础。各分支学科都以医学美学为指导，运用审美、心理诊断技术，结合各分支学科的基本理论和技能对

人体各部位形态进行修复与再塑。

非医疗美容和医学美学既有联系又有区别。二者的根本目的一致，都是为了增进人体美，都有对人体皮肤及形体进行养护的服务内容，某些仪器设备如电离子导入仪和超声波治疗仪等也是交叉使用的，故二者之间的联系十分紧密。非医疗美容和医学美容的区别是：①医学美容采用的是医疗手段，如药物、手术、医疗器械等，对损容性疾病进行治疗，或矫正损容性生理缺陷，达到治疗与美化的双重目的；而非医疗美容不允许采用医疗手段，采用的是一般性的生活化的手段，如各种美容化妆品，或运用一些无损伤、无侵入性的物理方法，掩饰或矫正美容缺陷以达到美化人体的目的。②医疗美容的操作者是医务人员，而且是经过医疗美容培训的执业医师或护士；而非医疗美容的操作者是经过劳动部门美容培训的美容师。③医学美容所采用的治疗手段，技术复杂，难度较大，对设备的要求也十分严格；而非医疗美容无论在技术操作还是环境消毒、仪器设备上都较之医学美容简单。

四、中医美容与非医疗美容的区别与联系

中医美容是当代我国医学美容的一个重要组成部分。卫生部19号令规定："医疗美容科为一级诊疗科目，美容外科、美容牙科、美容皮肤科和美容中医科为二级诊疗科目。"

以美容治疗而言，中医美容同一般医学美容一样，与生活美容有着严格的区分，二者不可混淆。但中医美容除了药物、针灸等纯医学手段外，还有饮食、按摩、运动、中药化妆品等无组织损伤性的天然性保健手段，它们自古以来即与生活美容相融，成为人们美容保健的日常方法。这些手段甚至对一些损容性疾病也有辅助治疗作用，而这些手段的操作与运用，只须进行比较严格的技能上的训练，掌握最基本的中医相关知识，无须进行系统的、严格的医学教育或培训，因此可以为生活美容所借鉴，在不属于医疗机构的生活美容院开展这些服务。故中医美容与生活美容有着密切的联系。

第二节　按美容手段和方法分类

一、现代医学美容手段和方法

（一）理化美容

1. 理化美容的概念及属性

理化美容，简而言之即研究以理化方法达到美容目的的一门医学学科，其临

床部分应称理化美容科。理化美容运用的理化手段，多为从传统治疗医学中的理化法中引入。

理化美容法早在20世纪50年代即已广泛用于临床，所谓理化疗法，即以理化手段作用于人体达到治疗和保健作用的一种方法。

近半个世纪以来，物理化法所运用的手段日益增多，美容业也从早期的超声波、电流、冷冻等发展到近年的激光美容、温热美容以至强脉冲光美容等，国外尚盛行紫外线照射健身美容。美容业作为一个新兴起的专业，从一开始就引入了高科技技术和产品。

我们认为，理化美容作为一门学科尽管大量出现于服务场所，如美容院、美发院，而且多数从事这一业务的人员并非从医者，但追本溯源，理化美容源于治疗医学的理化疗法，直接作用于人的机体，因此，应归属医学范畴。不论对皮肤性质的确定、"问题皮肤"的处理，还是用于保健目的，均离不开医学理论和技能。实践证明，理化美容作为美容医学专业一个独立分支被确认下来，有利于学科的发展和学术上的深入探讨。

2. 理化美容的方法

（1）超声波美容：超声波是指频率在20000Hz以上，不能引起正常人听觉反应的机械振动波。将超声波作用于人体以达到美容目的的方法称为超声波美容。

在19世纪初期，人们已开始对超声波的研究，但应用于医疗上只是近几十年的事，而应用于美容只有二十几年。

20世纪70年代后期，美容的医学归属日益被人们所认识，很多有碍美容的皮肤问题，必须通过医学方法才能达到美容效果。国际医学美容协会主席郭鼎新教授在开创"超低温美容"、"激光美容"、"冷冻美容"等方法后，又开创了"超声波美容"。为了深入到肌肉和骨膜，超声波理化机的频率均设置在800Hz左右。如果用这个频率做脸部的美容，疗效尚可。

较理想的超声波美容机，频率应在1200Hz左右，声波渗透深度0.25mm、0.5mm，且密度大，表皮细胞易活跃，血液循环和新陈代谢加强，溶解吸收快，效果立竿见影。我们将40位美容患者分成两组，分别用800Hz和1200Hz的超声波机美容治疗做对比，所得结果是前者不仅美容效果较差，且有上颌骨和牙槽骨疼痛现象。

（2）激光美容：激光（laser）是某些放射性物质（激光物质）受刺激发射出的扩大了的光束。

激光美容就是利用激光的物理特性治疗一些损美性疾病。

激光医学的发展史，大体可以分为三个阶段：20世纪60年代为基础研究阶段；20 世纪 70 年代为临床广泛研究应用阶段；20 世纪 80 年代以后“激光医学”已形成一门新兴的边缘学科。

目前激光治疗的主要适应证有浅表性血管性疾病、皮肤黑色素增多性疾病、皮肤老化症、多毛症及其他应用项目。

(3) 光子美容

①光子嫩肤：光子嫩肤技术是一种非介入的动力疗法，它是一种使用非相干的连续的强脉冲光子技术（intense pulsed light，IPL）在低能量密度下进行的非剥脱方式的嫩肤治疗。

②光子脱毛：光子脱毛术是采用专利强脉冲光源的选择性光热解原理，在不损坏表皮的前提下进行脱毛。具有快速、无疼痛、效果持久、对表皮无损伤等优点。

(4) 电流美容：利用可控电流对人体组织产生一种电破坏的理化法，称为电外壳。用于美容临床，称为电流美容。

电外科是在 20 世纪初期开始用于治疗皮肤疾病，在 20 世纪 80 年代中期，开始大量引入美容临床，无论在理论上还是在临床应用上都得到了长足的进步。

电流美容是应用不同电压的有效、可控的高频振荡电流，在接近或插入人体组织时产生电火花，烧灼人体病变组织；或这种高频电流通过人体组织时，人体组织吸收这种高频电流，局部组织的蛋白质凝固坏死，从而达到破坏人体病变组织、美化形象的目的。

(5) 温热美容：温热美容指以热水浴、蒸汽浴、热泥和液状石蜡敷身等手段，将热直接传到机体（面部、手部及全身），达到健肤、消脂等美容作用。

用于美容的温热方法是在经典温热疗法的基础上，融入现代高科技手段形成的。温热疗法在美容领域中享有举足轻重的地位。常用方法如下：

①离子喷雾美容法：使用离子喷雾剂，因内部的蒸汽发生器及特殊的离子发生器（臭氧灯）的作用，产生普通蒸汽喷雾和离子喷雾。将雾气均匀而柔和的喷射于面部，利用其对面部皮肤的保护性作用和杀菌消毒作用，达到美容效果。

②蒸面美容法：使用蒸面器，如路卡氏喷壶，通过电热器发热，是蒸馏水（可配合香熏产品中高纯香精乳共同使用）沸腾变成雾气，均匀而柔和地喷射于面部。

③电热面罩美容法：电热面罩美容法为一种深入渗透皮肤的治疗方法。通过面罩的热效应，将护肤品渗透至皮肤深层，达到护肤、健肤的作用。

④红外线美容法：运用远红外线美容器发出的一种不可见光线，利用其浸透性强、易于被人体吸收的温热效应，达到护肤美颜作用。

⑤红外线护肤美颜法：利用红外线护肤美颜器的红外线穿透、热磁波、温和

振动等功能，达到改造肌肤、防止肌肤老化等美容作用。

⑥蜡疗美容法：利用皮肤柔美护理机（即巴拿芬蜡疗机）将含有维生素等营养成分的药蜡或蜜蜡融化，用液态蜡产生的热能及所含的护肤物质作用于皮肤，对皮肤进行治疗和护理。

⑦温热减肥法：利用热水浴、蒸汽浴、热泥或液状石蜡敷身等手段，使人体皮肤温度升高，全身出汗，从而加速脂肪分解，最终达到减肥作用。

(6) 冷冻美容：冷冻美容是利用超低温选择性破坏影响美容的皮肤瑕疵和病损，使局部组织细胞损伤，达到美容目的的方法。

公元前2500年，古埃及就在损伤处用冷敷方法减轻炎性反应。我国从1973年起，在许多临床科室逐步开展冷冻疗法，如口腔科、皮肤科、耳鼻喉科、眼科、外科、妇科等，都先后开展了冷冻治疗。在外科领域已应用于颅脑肿瘤、肺癌和肝癌的治疗，且取得了较好的效果，20世纪70年代后期冷冻进入美容领域。

(7) 香熏美容：应用香熏疗法（aromatherapy）达到美容目的，称为香熏美容，也称为芳香美容。

香熏疗法就是使用来源于天然植物的芳香物质来达到健康和治疗目的的一种科学疗法。在治疗医学中是作为一个辅助疗法存在的，历史久远，而将香熏疗法用于纯美容目的，还是近20年刚开始的。

香熏疗法有着悠久的历史。几千年前人们就开始使用熏香、香料，但到了18世纪末、19世纪初，由于合成药物的发展，香熏疗法衰落了。

现代的香熏疗法是20世纪的产物。但直到近20年，香熏用于美容临床收到可喜的效果后，香熏疗法才日益受到学术界的重视，并成为理化美容的一个重要组成部分。

(8) 核素美容：放射性核素美容即使用放射性核素达到美容目的的一种治疗性美容方法，是核医学的一个重要分支。

核医学是利用放射性核素衰变时发射出的核射线诊断和治疗疾病的学科。其中放射核素治疗可以应用到许多临床学科，多年来皮肤科的许多疾病应用放射性核素发射的β射线进行治疗，获得良好效果。因此，这种技术成了美容医学临床的一种重要治疗手段。

我国从20世纪50年代自行设计生产各种放射性核素后，在临床上广泛开展了放射性治疗。首先，在皮肤病的治疗方面做了许多工作。当时主要使用自制敷贴器，少数单位使用由厂家提供的敷贴器，以后才逐渐推广。就范围而言除了皮肤科以外，还在眼科、耳鼻喉科、妇科和肿瘤科得到应用。

（二）手术美容

1. 定义

手术美容学是研究以手术为主要手段而达到美容目的的一门医学学科，是医学美容临床的重要组成部分。因医学美容也是在传统的预防医学、临床（治疗）医学和康复医学基础上衍生出来的，所以无论从基础到临床均离不开传统医学，但又有别于传统医学的一个新的医学领域。手术美容学科所解决的问题远不是生物医学概念上的“病”，大部分求术者是社会上正常的“健康人”，只是为了提高生命质量、生活质量，为了活得更好而要求手术，属生物－心理－社会这一新的医学模式。

医学美容是一个新兴医学，作为医学美容重要组成部分的手术美容学，其内涵也在逐步完善，一个新兴学科必然建立在传统学科的基础上，因此不可避免的要承袭传统学科的一些因素，同时由于是一个新的学科，又必然有其独具的一些特色，手术美容学即如此。它以手术为主要手段，所以离不开传统的手术科室和相应病种，但又是以美容为终极目的，因此，尽管涉及这些传统学科的病种，但它不仅仅停留在治病、治残上，而要突出本学科的特色，在解决伤残和重建功能的同时，还必须达到形体美的要求，而后者正是本学科的特色所在。综上所述，对于手术美容学所研究的范畴，有狭义和广义之分。狭义是指研究纯以研究美容为目的而实施手术。广义是指研究范围除上述情况外，尚包括对影响容颜的先、后天瑕疵和畸形的手术处理。既然手术美容学是一个涉猎所有手术学科的边缘学科，那么要做一个合格的手术美容科医生，就必须涉猎广泛的传统临床医学里所有手术学科的知识，不仅仅是外科学。只有在掌握了广泛的传统临床医学知识和技能的基础上，才能在本专业领域里有所创新。

2. 手术美容医师必备的素质

手术美容医生必须具备较高的素质，归纳为“五要”。

（1）要有爱心；

（2）要有正确的审美观；

（3）要有一定的艺术修养；

（4）要有丰富的解剖知识；

（5）要有娴熟的技艺。

3. 美容手术的特点和要求

美容手术的特点：

（1）技术高而精：手术美容医生被誉为“活体的雕塑家”，这就要求其技术娴熟，操作精细，且设计合理，效果满意。

（2）服务“健康”人：美容手术是“锦上添花”，而不是“雪中送炭”。因而围绕手术所发生的一系列纠缠和疑虑，均不同于有病求术者。

（3）知识领域广：从事手术美容专业的医生，不仅要懂医学，包括医学美容的专业知识，还必须懂得社会学的一些知识，包括伦理学、艺术常识以至法律常识等。

（4）必须辅以心理治疗：手术美容科曾被学者们誉为“精神外科”，因为要求美容手术的群体中，有相当一部分人没有传统生物医学概念的“病”，但确有因环境因素、自身因素和社会因素等所指的心理不平衡或心理障碍。形象上的缺欠或瑕疵往往成为这部分人心理上一个不可去除的情结，只有手术解决了这一缺陷和瑕疵，才能解开这个情结。

（5）要辅以非手术美容措施：非手术美容的项目大部分是由社会美容院开展的生活美容（也称“修饰美容”）。不论手术美容还是非手术美容，就其学术内涵而言，美容均属医学范畴，因此在对受术者进行手术的前后也有个“综合治疗”的问题，即二者密切配合。

4. 美容手术的适应证和禁忌证

应该说在受术者有要求，术者具备施术条件情况下，如果受术者符合手术要求的条件即可视为有适应证。反之，如受术者本身不符合手术要求的条件，即可视为禁忌证，不宜手术或禁止手术。但作为美容手术，因其更受心理和社会因素的制约，所以在禁忌证和适应证的要求上更显苛刻。

归纳起来，有下列“五性”之一者视为禁忌证；反之，即可视为适应证。即：

（1）生理性：如妇女经期、妊娠期。

（2）病理性：如过敏性体质、心功能不好、出血性疾患、高血压和面部术区痤疮等。

（3）心理性：严重心理障碍者、精神病人。

（4）社会性：家属坚决反对或过分脱俗，宜谨慎处理。

（5）医源性：医生技术未达标或专科设备不具备。

5. 美容手术的基本原则和基本技术

美容手术的基本原则可归纳为“五无”。

（1）无菌：即坚持无菌技术。

（2）无伤：即“无创伤操作”。

（3）无张：即伤口处无不适当的张力。

（4）无肿：即缝合后，皮下不遗留血肿和死腔。

（5）无创：即无创面裸露。

美容手术的基本技术：

（1）切开　切口的位置和走行对术后局部的功能和外形影响很大，谁也不会欣赏在面颊部做一个横行直切口。为不影响功能，且切口瘢痕细小、隐蔽，要注意尽量使切口与皮纹或皱折线平行。

（2）剥离　粗暴剥离，组织损伤大，违反“无伤”原则。剥离必须做到层次清楚且损伤小，单纯锐性剥离易损伤重要神经、血管等组织，单纯钝性剥离对组织的损伤较大，均违反“无伤”原则。现主张以锐钝剥离为主。所谓锐钝剥离即将刀片垂直平推，也即推剥法，在同一层面上平推的同时，刀刃行锐性分离。

（3）止血　止血不完善不仅影响受术者全身情况，而且影响局部切口的愈合。但止血时必须做到稳、准、轻、快。要注意：①少用结扎，因可致较多的组织细胞坏死，引起不必要的反应，但结扎止血仍是简单而重要的基本技术。②多用电凝，即用高频电流的热效应使出血点的血液凝结。可用单极或双极电凝。③热压有效，用温热水纱布压迫，可使毛细血管闭合而凝结止血，压迫时间3～5min，温度不能超过70℃。④止血带止血可用于四肢，充气止血带压力：上肢为33.3～40.0kPa（250～300mmHg），下肢为53.3～80kPa（400～600mmHg），也可用橡皮止血带。持续加压时间不能超过1～1.5h，中间可松压5min后再加压。⑤为减少术中出血，我们在实践中体会，手术前静脉点滴6－氨基己酸可减少术中出血。

（4）缝合　缝合不好，可致切口瘢痕明显，影响美容效果。美容手术缝合要注意：①小针细线，最好用小弯三角针。②分层对位缝合，保证创缘密接对位平整。③简短等分缝合，总在裂隙的中心点缝合，可保证切口两边缘平整，尤其对半月形裂口两侧边长度不等时。④可用皮内缝合法，间断或连续均可。⑤分次间断拆线，一般不宜一次拆完，而宜分次间断拆线，可使切口处逐渐适应拆线后的张力，不致裂开或增生瘢痕。

（5）包扎　一般外科手术将包扎作为术后的操作安排在手术基本技术之外，但美容手术要把包扎作为手术中的一个重要部分，包扎好坏直接影响移植体的成活、切口的愈合和肢体的血运。包扎要注意：①封闭但透气，要用脱脂灭菌的纱布或棉垫绷带，覆盖面要足够。②切口表面要覆盖抗生素油纱布，不宜用乙醇纱布。③对于皮片移植，用包裹包扎，也叫包堆包扎，即在皮片上加线头或棉球，用皮片周缘缝合留下的长线头包绕结扎，使之成团加压于皮片上，可使皮片与创面紧密贴合，不留死腔，这是使皮片得以成活的重要保证。④弹力加压包扎，这也是常用的方法，即在术区置放5cm厚的棉垫或纱布垫，然后用绷带捆扎起来，这样即对术区形成压力，防止皮下形成死腔和术后出血，又不影响肢体远端血运。⑤在一些大的手术中，可于切口内置放引流物，可为橡胶片、半乳胶管或持续负压引流。

6. 术前准备和术后处理

术前准备，主要针对受术者而言，主要有五点：

（1）精神准备

（2）全身准备：术前要纠正贫血、电解质紊乱或低蛋白血症等，给予高营养，预防性应用预防感染的抗生素和预防出血的氨基己酸。

（3）局部准备（术区准备）：术前 1 日应清洗毛发，应用 1∶1000 的苯扎溴铵（新洁尔灭）溶液清洗。原则上不剃毛（除非影响手术操作），因剃毛反而会使术区皮肤出现微细破损，成为感染的通道。毛发区手术前应用 1∶1000 苯扎溴铵溶液擦湿后，用无菌巾包裹送手术室。

（4）术前用药：稍大些手术，应于术前应用抗生素或止血剂，配合麻醉用苯巴比妥（鲁米那）、阿托品。

（5）影像资料：术前应常规照相或录像。

术后处理：

（1）体位：①要舒适；②术区置高位；③必要时需加外固定，如上肢手术后必要时可置放夹板悬吊；④要适当变换体位防褥疮；⑤全麻未醒时宜侧头仰卧位。

（2）止痛：必须先了解疼痛的原因，如因血肿压迫或肢位不当等造成疼痛，应及时予以相应处理，如纯属刀口痛可用止痛剂。

（3）消炎：抗生素应用不应作为常规，应有针对性使用，对有感染或污染可能的手术，可应用 3～7 天。

（4）换药：即更换敷料。①一般情况下美容手术可不换药直至拆线为止，这样可保护切口并防止术后局部污染。②引流，原则上在引流已不多时，可于术后 24～48 小时撤除。③术后首次换药必须是术者或手术组成员，不宜让不了解手术过程的人换药。④仍应遵循无菌原则。⑤包扎的外形应整洁，也要考虑到美感。

（5）拆线：一般于术后 5～14 天分次间断拆线。

（三）药物美容

1. 药物美容的概念

药物美容是研究以药物作用为主要手段以达到美容目的的一门医学学科。

2. 药物与美容

（1）药物影响美容：随着医药科学技术的不断发展，某些药物对美容的影响正在被逐渐揭示出来。有些药物能引起皮肤色素沉着或出现斑点。10% 服苯妥英钠的患者在一年后发生色素沉着，呈褐色片状斑，在面部则表现为黄褐色斑；长期服用氯丙嗪（冬眠灵）及有关制剂，可在暴露部位出现青灰色素沉着；汞制剂也能在人的皮肤皱纹和眼纹等处产生棕褐色色素沉着。口服避孕药有时也可导致皮肤的色素沉着。

另外，还有一部分药物可使皮肤过敏，引起药物性皮炎和药疹，如解热镇痛药及磺胺类药物等，其在恢复期产生的黑色素沉着，往往也需要数月甚至数年才能褪尽；而青霉素、四环素等药物可引起“药物性红斑狼疮”，患者面部会出现“蝴蝶斑皮疹”。

此外，长期服用丙酸睾酮、甲睾酮等雄性激素类药物，会抑制女性乳腺发育，影响身体的曲线美。肾上腺皮质激素可导致水肿，长期使用可致“水牛背”和躯体肥大、四肢瘦小的向心性肥胖。

（2）药物达到美容：所谓药物达到美容，即用美容药物实现药物美容。

①美容药物：包含两个方面，一是内用，一是外用。由于国内外的新老药物均可用“西药”这一概念所囊括，惟中药自成体系，需用中医独特理论做指导，因此，内外用药均将中药单独列出。

美容中药：因主要以中医的藏象学说等为指导，包含阴阳五行、辨证论治、理法方药等理论，在组方上又有“君臣佐使”之分。因此，必须先学习中医学的藏象学说等理论。市场上所谓天然化妆品其实也是中草药制剂，且中药美容目前应与“纯天然”和“绿色”结合起来。另外，所谓药膳，即膳食美容也是在中医理论指导下进行的，已如前述，我们每天进食的粮食和菜基本上都是《本草纲目》所载的药物，因此，也应属于美容中药。

美容西药：分类较细，涉及目前大部分化学制剂、生物制剂。

②药物美容的实现：即通过美容药物临床应用达到美容的目的。处理的范围除正常皮肤的护理和肥胖等影响美容的全身性病症外，主要在于处理皮表的一些影响美容的病症。因大多数皮肤病在皮肤表面有形态学改变，除了本身存在着病变外，还直接影响人的容颜，影响美容，如皮疹、癣、痤疮等。另有一类虽不是病态，但可归于损伤美容的皮肤病，归纳起来主要有下属七种类型：变态反应性、生物性、代谢性、内分泌、精神神经性、日光性和遗传性皮肤病等。因此，药物美容学研究的范围，不仅含纯以美容为目的的用药，也含对某些影响美容病症的治疗用药，在治疗原病症的基础上，恢复或达到美容的最终目的。

3. 药物美容学的学术地位和内容

（1）药物美容在医学美容中的地位：药物美容学在医学美容中居第二位，但从其涉及面的广度和深度看，应居首位。

手术虽然能快速的甚至大幅度地改换人的容颜，但毕竟要开刀，要流血，要承受一些痛苦，甚至还要冒手术本身所带来的诸多风险。尽管为了美，这些付出是值得的；相当多的人为追求美甘愿冒此风险，甚至乐此不疲，但对大多数人来说，一种无痛苦、无创伤的美容方法仍是首选所在。目前对于无伤美容法的研究已成为世界范围的热点话题，海内外诸多不同专业的科学工作者，如分子生物学、基因学以至克隆均投向美容这个领域。药物美容本身就属于无伤美容的范畴。

（2）药物美容学的内容：药物美容学所涉猎到的药物几乎遍及所有种类的药物，不仅包括西药、中药，还包括药膳。在用法上也不仅仅是外用，尚包含内服、注射等内用法，因此药物美容学涉及传统临床医学的药物学、中医药学、内科学、妇儿科学和皮肤性病学等。遵照目前临床上和美容市场乐于接受而且也便于初学者掌握这样一个原则，我们将药物美容学分为两大部分：一是美容药物；二是美容药物所涉及的美容病症，即美容药物的临床应用。

（四）心理美容

1. 心理美容的概念

心理美容是指在医学理论和心理学说指导下，通过心理治疗或心理调养，调节情绪，改善心理状态，消除或减轻不良情绪对人体的影响，以达到防治疾病、健美心身的目的的一种美容方法。

心理治疗和心理调养是心理美容的主要方法，它们都与医学心理学有着密切的联系。所谓心理治疗，是一种应用心理学的理论和技术，治疗情绪、精神阻碍以及某些损容性疾病（如斑秃、黄褐斑等）的方法；而心理调养则是指修养心性，保养精神，保持心理健康，从而提高人体自身的抗病能力，达到防病、益寿、驻颜的目的。情志，即七情五志，七情指喜、怒、忧、思、悲、恐、惊七种情绪，五志则是七情与五脏一一对应的怒、喜、思、悲、恐五种情绪。

2. 心理美容的原理

心理美容的基本原理是通过调理人的精神情绪，一方面保持人的精神气质美，一方面防止消极情绪对人形体的伤害，从而保持人的形体美。要解决这一问题，首先要认识中医理论中人的精神、情志等心理活动与人外在形体的关系，及不同心理活动，心理特征影响疾病发生、发展、变化的规律。

形神学说是中医学指导思想之一，也是中医心理学的基础。形是指形质、形体、形态而言，是有形的物质，即人体的组织、器官。神与形相对，是无形的。从广义上讲，是人体生命现象的总括，即以精气、营血、津液等为物质基础的脏腑、经络的全部功能活动。从狭义上讲，神即精神，是人的心理活动，包括“知”、“情”、“意”等。在人体这个统一的整体中，形神有着极为密切的关系。

3. 心理致病（损容）的病机

五脏情志论是中医学理论体系中的一个重要组成部分。七情五志包括心理学的情绪、情感等心理活动，是复杂情感过程的基本状态。情志在生理、心理中的特殊地位和作用，是情志病机的生理基础。本节主要从情志与疾病关系的角度，阐释心理致病的机制，可以归纳为以下四方面：

（1）损伤脏腑：情志活动以五脏之精气作为物质基础，而各种过极情志又常常作用于有关的脏腑，这种情志伤害，既有各脏腑的特殊归属性，又可通过五行生克而一情伤及多脏，一脏伤于多情。

反伤本脏：情志损伤脏腑有其一定的选择性。五志分属五脏，当情志活动过激而成致病因素之时，首先就会伤其所属之脏，即“反伤本脏”，具体为喜伤心，怒伤肝，思伤脾，忧伤肺，恐伤肾。

伤及多脏：情志损伤脏腑虽有一定的选择性，但人是一个有机的整体，故情志太极除伤本脏之外，还可同时或相继伤及他脏。如喜乐太过，心火乘肺金则伤魄，魄伤则神乱而发狂。

伤于多情：七情过极伤人，除可以出现一种情志损伤多脏而病的情况，还可以出现一脏受多种情志损伤而病的情况。如忧愁、思虑、悲哀、郁怒、焦虑等均可使肝失疏泄，气机郁滞，从而出现黄褐斑、黑眼圈、斑秃等病症。

损伤心神：心神损伤，是七情致病的关键。心为五脏六腑之大主，总摄魂魄，兼统志意，故虽然情志归属于五脏，但任何一种情志变化都是先影响到主宰精神意识的心，而后再影响与之相应的内脏。

（2）气机失调：情志的异常变化，常直接影响脏腑的气机，致使气机紊乱，气滞不行，或气机升降反作，而成“郁结”之证。虽然七情都能扰乱气机运行，但不同的情志刺激对气机又有不尽相同的影响。即：怒则气上，喜则气缓，悲则气消，恐则气下，惊则气乱，思则气结，忧则气聚。

（3）耗伤精血：情志异变不仅可使气机紊乱，还可直接或间接的内耗五脏所藏的生命最根本的物质——精血。《素问·疏五过论》说：突然欢乐或突然忧苦，或先乐后苦等情况都能损伤精气，虽然没有感受外邪，也会病从内生。情志异变内耗精血，于此可见一斑。精血损耗对人体的外形具有很大的影响。

（4）损经伤形：人体是一个有机体的统一，经络系统通过“内属于脏腑，外络于肢节”的作用将五脏、六腑、五体、五官、九窍、四肢百骸联系在一起。在正常生理状态下，通过经络系统运行气血，营养周身，使人保持健美的体魄，表现为肌肉丰满，皮肤润泽，活动自如。而当情志异常之时，则可因气血不和损伤经络，以致经络气机紊乱，经气不足，局部闭塞而产生各种疾患。

4. 心理美容的原则

(1) 静神守神：静神守神，关键在于保持一种恬淡虚无的心理状态。因此，清静养神就要凝神敛思，专心致志，精神静谧，同时还要排除杂念，心安少欲，达观处事，将自己从琐事烦恼中解脱出来，以求心安神静。

(2) 和情畅神：平素要修养性情，以避免恼怒，用理智来减轻怒气或分散注意力以疏泄郁怒之情。要闲志气，薄名利，放下思想包袱，解除精神负担。以恬愉为务，以自得为功，要忌贪求，保持知足常乐的心态，培养高雅的兴趣，陶冶高尚的情操，保持恬愉的心境。

(3) 修性怡神：人之性格有豁达与狭隘之分，人之情操有高尚与卑下之别。它们都能影响机体的情绪和生理活动。要做一个豁达、高尚、健美的人，不妨参加一些好的活动以自娱。如听音乐、习书画、养鱼、种花、读书、游览山川等都可锻炼思维，悦志快形。

(4) 顺时调神：顺时调神，是中医心理调养的一大特点，人生若能顺应四时之道，则能保持内外环境的和谐统一，养生保健，益寿驻颜。若反此四时，违背自然界阴阳消长变化的规律，则将破坏体内阴阳平衡，必招疾病。

5. 心理美容的方法

心理美容治疗是指通过对精神、情绪等心理活动的调节治疗疾病，以保证身体的健美。心理美容治疗主要有以下几种方法：

(1) 移情易性：移情易性即指排遣情思，改易心态，当某种情绪积累到难以控制之时，改换周围环境，使其不与恶性刺激因素继续接触，或改变思想焦点，转移到其他的人或物上，使其从某种情感纠葛中解脱出来。

(2) 顺情从欲：顺情从欲，指顺从其情绪意志，满足其心身需要。对于合理的欲望，要去努力创造条件以改变其所处环境，或对其想法表示同情、理解、支持、保证等。

(3) 畅情解惑：畅情解惑，指开畅情怀，解除疑虑，通过劝说、开导、安慰或利用语言、手势、表情、药物等暗示来消除疑虑，调动人的情绪。个人内心有“痛苦”，常常是某些疾病的症结所在，如果能将这痛苦诉说出来，既有利于医生分析判断病情，又可使病人心情舒畅，是一种很好的“心理疏泄”方法。

(4) 以情胜情：情志分属五脏，各有其五行属性，情志之间具有相互制约的关系，可以利用这种关系克制有害情志活动。通过以情胜情达到调理心神，平衡阴阳，和畅气机，协调五脏，最终达到“补偏救偏”的目的。

①以喜胜悲　即以各种方式，使患者产生喜乐情志，使其心中欢快、重振精神，以消除悲忧情绪而治病的一种方法。

②以悲胜怒　即以悲哀苦楚的言行对盛怒者进行感化，使其产生悲哀情绪、

恻怜之心以收摄其因怒而逆乱之气，使气机升降达于平衡，神明归于清灵，以利于身心康复。

③以怒胜思　即以侮辱欺罔的言行激怒因思虑过度伤脾耗神，以致神情困顿的病人，疏达气机，从而促进阴阳气血的平衡，恢复心脾神气的功能。

④以思胜恐　即以各种手段引导病人进行思考，用以治疗因恐惧或惊骇伤肾导致精气内却、形神不安的病证，从而达到收敛涣散之神气，调控情志平衡，促进心身康复的目的。

⑤以恐胜喜　即以适当的手段，使病人产生恐惧心理，收敛耗散的心神，镇摄浮越的阳气，以助于恢复心神功能。用来治疗因过喜而致神气涣散、神明失其自主、恒笑不休的病证。

临床应依据情志相胜的原理，以及情志之间复杂的、多维性的制约关系，采取遵循而不拘泥的态度来灵活运用以情胜情这一方法。

6. 心理美容保健

心理美容保健主要通过个人的修养，保持良好的精神状态，以预防疾病，保健形体，防衰驻颜，达到精神和外形美的统一。

（1）自我调节：愉快、乐观的情绪可以减轻疾病，促进身心健康，益寿驻颜，而忧愁、悲伤等消极情绪和过度的兴奋，则容易损害健康，催人衰老，使得周身皮肤干燥、粗糙、发皱、弹性减退，老年斑提早出现，面部皱纹增多、加深，出现眼袋，颈部皮肤皱褶松垂以及过早脱发等等。要想避免这一切的发生，就要善于驾驭自己的情绪，自我调节、自我控制，通过各种途径为自己创造一个愉快的心理环境，以使身心放松，志悦形快。如：

音乐、绘画、书法、文学作品、园艺、弈棋、旅游、垂钓等。

此外，影视娱乐、舞蹈、运动、养鸟养鱼、收集纪念品、摄影、茶道、烹调、编织等等，都能使人从轻松自然中获得快乐，以达到修身养性、益寿延年的目的。

（2）善与人交往：荀子曾说："人能群，彼不能群也。"其意即是人之所以为人，区别于万物，就在于他的社会性。有些人在社会上很少与人交往，使自己陷入一种孤独苦闷的境地，并长期处于这种消极的心理状态中，衰老的速度就会加快。而广交良友，则可以开阔眼界，练达人情，更可改善心境，焕发精神。

二、传统医学美容手段和方法

（一）中药美容

1. 中药美容概念

中药美容是通过中药的内服、外用来治疗损容性疾病或防病健身、养护肌体、防衰驻颜的一种美容方法。

中药美容是美容医学各种方法中内容最丰富的一部分。内服法通过对全身的调理来达到局部治疗或补益身体的目的，以全身心的健康来保证局部的美，是治本除根、健身防衰、驻颜美容的必要手段。外用法运用药物直接作用于体表局部以达到治疗或保健美容的目的，它利用药物的性能直达病所，奏效迅速。外用法包括中药化妆品的使用，与生活美容关系密切。

2. 中药美容原理

中药治病，不外治病和保健两端，通过药物扶正祛邪，调整阴阳，调理气血，调治脏腑，从而治疗损容性疾病，纠正损容性缺陷，或补益强身，葆春养颜。中药之所以具备上述美容作用，从传统中医药理论看，是因为中药各自具有若干性能及功效；从现代理论化研究看，是因为中药各自含有若干化学成分，具有不同的药理作用。

中药美容的性能：

前人在长期实践中对药物的各种性质及医疗作用不断进行总结，逐渐将中药的性能概括为性、味、归经、升降浮沉、有毒与无毒等几个方面。

（1）药性：药性指药物的寒、热、温、凉四种属性。温热与寒凉为相反的两种性质，其中温次于热，凉次于寒。药物的四性古时称四气。临床用药原则是热证用寒凉药，寒证用温热药，美容中药除寒、热、温、凉四类外，还有一类为“平性”药。“平性”药是指药物的寒热之性不甚显著、作用较缓和的药物，常用于寒热不明显或寒热错杂之病证。但“平性”药或多或少偏于凉或温，故“平性”仅是相对的属性。

（2）药味：药味即药的滋味，其味的确定是由口尝而得。人们在医疗实践中发现各种药物所具的不同滋味与疗效之间有若干规律性的联系，于是进行总结，升华为理论，用于指导临床用药，因而中药“味”的概念就不仅只是限于味觉的感受，同时还表达了药物的医疗效能。前人将中药药味概括为辛、甘、酸、苦、咸、淡、涩七种味。不同的味有不同的作用，而味相同的药物，其作用相近或有共同之处。七味的作用如下述：

辛：有发散、行气、行血的作用。

甘：有补益作用。

酸、涩：有收敛、固涩的作用。

苦：有泄和燥的作用。

咸：有软坚、散结、泻下作用。

淡：有渗湿、利尿作用。

（3）归经：归经是指药物主要对某经（脏腑及其经络）或某几经发生明显

的作用，而对其他经则作用较小，或没有作用，实际是药物对于机体某部分的选择性作用。美容中药以归肝、肺、脾、胃、大肠经为多，次为心、肾。肝主疏泄，藏血，维持全身气机的调畅，其生理功能正常与否与美容关系密切。

从临床看，损容性疾病的发生多与情志因素有关（如忧思抑郁或急躁易怒导致黧黑斑），而情志致病基本病机便是肝失疏泄，气机不畅；美容保健用药亦多入肝经，具疏肝理气功效的药物则可明目、防皱、防衰驻颜。常用于肝经的美容中药有当归、白芍、川芎、地黄、枸杞子、女贞子、墨旱莲、菊花、柴胡、香附等。

(4) 升降浮沉：升降浮沉是指药物所具有的向上、向外或向下、向内趋向的性能。凡升浮的药物，都主上行、外散，具升阳发表、疏散风邪等作用；凡沉降的药物，都主下行、内收，具清热、渗利、泻下、安神、熄风、消极、收敛等作用。在美容临床中，头面部的治疗或保健，常选用具轻扬上浮性能的中药，如防风、荆芥、藁本、升麻、白芷、薄荷、菊花、浮萍等，或在方剂中配伍此类药以引药上行。但当损容性疾病具火热、湿停、烦躁、失眠、积滞、疮疡久不收口等临床特征时，则又常选具沉降内收性的中药，以治病求本，如调理脏腑、阴阳、气血，选黄连清心胃之火，选赤小豆利水，选生龙牡镇静安神、收湿敛疮等。

药物升降浮沉的性能与本身的性味有不可分割的关系。能升浮的药物大多具辛、甘味和温热性，能沉降的药物大多具有酸、苦、咸、涩味和寒凉性。此外，药物炮制也会影响药物的升降浮沉之性，如经酒炒则性升，姜炒则性散，醋炒则性敛，盐水炒则下行。

(5) 有毒与无毒：大凡药物都有偏性，此即“毒”。《神农本草经》将药物分为上、中、下三品，上品皆毒性（即偏性）较小或无毒的药物，大部分可久服，有轻身益气、不老延年之效，为美容保健的优选药；中品和下品，或无毒，或有毒，一般用于祛邪、补虚愈疾，为美容治疗用药。毒性即偏性，治疗上的以毒攻毒，实际以偏纠偏，这是中医治病的基本原理。为确保用药安全，后世许多本草书籍在一些药物下均标明“大毒”、“小毒”，这类药不仅偏性大，而且是真正的具毒性的药物，用之不当会导致人中毒，发生性命之虞。在中医美容治疗外用药中常选用这类药，以解疮毒、杀虫、去腐生新等。如硫黄、雄黄、升药、大枫子、斑蝥等。

3. 中药美容的功效

中医学常据药物的功效来对中药予以分类。高等中医药院校教材《中药学》将中药分外为20类，其中12类与美容关系较密切，分述如下。

(1) 解表药：凡以发散表邪、解除表证为主要功效的药物，称为解表药。解表药多具有辛味，性能发散，使肌表之邪外散或从汗解。

（2）清热药：凡以清泄里热为主要作用的药物，称为清热药。这类药多性属寒凉，具泄火、解毒、凉血、清虚热之效。

（3）泻下药：凡能引起腹泻或滑利大肠，促使排便的药物称为泻下药。泻下药大多苦寒，既能通便，又能泻火，故多用于实热积滞、大便秘结者等。

（4）祛风湿药：凡以祛除风湿、解除痹痛为主要作用的药物，称祛风湿药。此类药大部分具辛温之性，能祛除留着于肌表、经络的风湿之邪，因而常被选用治疗损容性疾病。

（5）芳香化湿药：凡以气味芳香，具有化湿运脾作用的药物，称为化湿药。此类药大多辛温香燥，能疏畅气机，宣化湿浊，健脾醒胃，故可以治疗脾胃湿困、运化失职而致的脘腹痞满、大便溏薄、食少体倦、口干多涎、舌苔白腻等证。

（6）利水渗湿药：凡能通利水道、渗泄水湿的药物，称利水渗湿药。本类药物大多性味甘淡平或微寒，服后能使尿量增多，小便通畅，将体内蓄积的水湿从小便排泄而出。

（7）温里药：凡能温散里寒、治疗里寒证的药物，称为温里药。这类药大多性味辛热，能温暖中焦，健运脾胃，有助阳之效。

（8）理气药：凡能调理气机，可使气行通顺的药物，称为理气药。理气药大多气香性温，其味辛苦，善于行散或泄降，具有疏肝解郁、调气理脾，行气止痛等功效。

（9）活血化瘀药：凡以通利血脉、促进血行、消散瘀血为主要作用的药物，称为活血化瘀药，简称活血药。活血药均善于走散，具有行气、散瘀、通经等功效，美容临床常用于治疗血行失畅、瘀血阻滞之证。

（10）化痰药：凡具祛痰或者消痰作用的药物，称化痰药。此类药临床一般用于痰多咳嗽之证。

（11）补虚药：凡能补充人体物质，增强机能，以提高抗病能力，消除虚弱证候的药物，称补虚药。虚证不外气虚、阳虚、血虚、阴虚四类，补虚药有补气、补阳、补血、补阴之分。现代研究认为虚证的一个共同点是机体的免疫功能低下，特别是细胞免疫功能低下；另一个共同特点是神经及内分泌调节系统功能紊乱。

（12）外用药：外用药是指外用为主的一部分药物。这类药分别具有解毒消肿、化腐排脓、生肌敛疮、杀虫止痒等功效。

4. 中药美容的化学成分和药理作用

从中药的现代理化研究看，美容中药各具不同的化学成分，其中很多具有生理活性，是美容的有效成分，可对人体产生不同的药理作用。与美容关系较密切的有如下9类：

（1）蛋白质、肽和氨基酸类

（2）激素与抗过敏类

（3）糖类

（4）有机碱类

（5）生物碱类

（6）皂苷类

（7）黄酮类

（8）酚及醌类

（9）萜类

除以上9大类外，中草药中还含有甾体化合物，鞣质、香豆精衍生物等物质，分别具不同的生理活性，在美容中起着重要作用。此外，美容中药，尤其是矿物药中还含有多种无机元素，与人体机能代谢有关，具有一定的生物活性，亦在美容中发挥作用。

5. 美容中药临床运用法

美容中药运用于临床，方法多样。根据给药途径的不同，可分为内治和外治两大法。

（1）美容中药内治法：美容中药内治法即通过内服药物以治疗损容性疾病或矫正美容缺陷的方法。它从整体观念出发，在辨证论治的基础上用药物协调人体的阴阳、气血、脏腑，使之从失衡的病理状态恢复到和谐的生理状态，从而消除各种疾病和美容缺陷发生的根本原因，体现了中医治病求本的思想。

①常用治法

祛风法：是用清宣辛散疏风或清热潜镇、滋阴养血熄风的方法以疏散外风或平熄内风的治法。

清热法：用寒凉的药物以清热泄火解毒的治法。

祛湿法：是用化湿或淡渗的药物祛除湿邪的治法。

化痰法：用祛痰软坚的药物以化痰浊、疏气机的治法。

理气法：用理气药物调畅气机、流通气血，以消肿散结、止痛解郁的治法。

化瘀法：用活血祛瘀的药物疏通瘀阻，使血液得以流畅的治法。

补益法：用补虚扶正的药物弥补人体先天或后天不足，得以消除各种虚弱，恢复正气和延缓衰老的一种治法。

②常用剂型：美容中药内治法常用剂型有汤剂、丸剂、散剂、膏剂、酒剂、药露、片剂、冲服剂等。

（2）美容中药外治法：美容中药外治法即通过从体表给药以治疗损容性疾

病和缺陷的方法。中药外用是美容中医学极重要的一部分内容。将中药制成不同的剂型施用于皮肤、黏膜、毛发局部，有两方面效应：①体表治疗及保健作用。药物的有效成分直接在皮肤或黏膜产生作用，如灭菌、杀虫、消炎、止痛、止痒、营养等。对于局部症状较突出的损容性皮肤病或皮肤缺陷，从皮肤直接给药，药效更捷。②体内治疗保健作用。药物经过配伍可很好地透过皮肤被吸收到体内，发挥全身治疗或保健作用。中医认为外病是由于体内脏腑、阴阳、气血失调所引起的，故“外治之理即内治之理，外治之药即内治之药，所异者法耳”。

（二）膳食美容

1. 膳食美容的概念

膳食美容是运用食物或在食物中加入可药食两用的中药，通过日常饮膳而达到防病治病、保健美容的目的。

膳食美容是以膳强身、以膳驻颜的中医学所特有的一种美容方法。和药物美容相比，膳食美容具有良药不苦口，食之味美，观之形美，效在饱腹之后，益在享乐之中的特点。它在美容治疗中一般作为辅助疗法，但在美容保健中，膳食补养却大有作为。膳食包括粥、饮、酒、蜜饯、糕、羹各种米面食品及菜肴等品种，既具有补益保健、驻颜美容之功效，又美味可口，无毒副作用，宜于长期服用。

早在周代，人们就已经懂得了用食物调配来保养身体。当时的统治阶级十分重视饮食保健，不仅设置了食医而且还配备了食官以专司其事。在历代浩如烟海的古医籍中有关养颜健身、延缓衰老以及治疗损容性疾病的食物和食谱记载甚多。如铸坯、黄豆防皱；薏苡仁细腻皮肤；红薯、白萝卜、荷叶、黄瓜减肥；西红柿、柿叶祛斑；海藻薏米粥治疗粉刺；银花知母粥治疗酒齄鼻；藿香粥防治口臭；核桃芝麻饼治疗脱发；桑椹酒防治白发等。此外，对于食物与美容的关系，中医学也有深刻的认识，如《素问·五脏生成》曰：“多食咸，则脉凝泣而变色；多食苦，则皮槁而毛拔；多食辛，则筋急而爪枯；多食酸，则肉胝皱而唇揭；多食甘，则骨痛而发落。”明确指出了饮食与损容性疾患的关系。某些损容性疾病的发生或加重与食物有着的关系，如油煎食品、甘甜食品多炽热，多食则易燥火动热而引起粉刺、雀斑；油腻黏滑食品多具湿热之性，多食易致湿热上熏引起酒齄鼻等等。这些均说明膳食美容不仅包括了食物的治疗作用，还包括食物的禁忌、饮食偏嗜的禁忌以及病中“忌口”和食量的控制等内容。

2. 膳食美容的原理

膳食美容和药物美容一样，以中医基础理论为核心，强调整体观念，运用精气学说、阴阳五行学说、藏象学说、四气五味学说辨证施治。

食物与药物治病同出一理，因为“药食同源”。食物治疗或美容的基本作用。不外乎是祛除病邪，消除病因，协调脏腑，纠正阴阳偏盛偏衰的病理现象，使之在最大限度上恢复至正常生理状态。食物与药物一样，均具有不同性味、归经的食物，就能对人体相应的脏腑、经络有一定的治疗、保健作用。

从食物的“四气”看，食物的寒、热、温、凉，是与所致疾病的寒、热性质相对应而言的。一般来说，寒凉性的美容食物，一般具有清热泻火、凉血解毒之效，多用于头面部疮、疹、疣等热病证候；温热性的美容食物，一般具有温经通络、活血化瘀、祛痰除湿之功，多用于面部疮疹结节紫红、黧黑斑、皮肤晦暗、水疱、滋水等瘀血和寒湿证。

从食物的五味看，食物的五味“酸、苦、甘、辛、咸”以及淡味和涩味对人体各有不同的作用。具辛味的食物，大多具有发散、行气、行血作用，主要适用于头面、五官、肌肤等上焦或体表之证；具甘味的食物，善于补益气血，滋阴润燥，可使皮肤光滑、鲜嫩、洁白细腻，以达到美容抗衰老的目的，常用于血虚脱发、皮肤干裂、面皮皱纹，老年斑等证；具苦味的食物，具有清热泻火、燥湿解毒的作用，多用于头疮疥癣等疾病；具淡味的食物，具有渗湿利水之功，常用来治疗肥胖等疾患；具酸、涩味的食物，具有收湿敛疮之效，常用于皮肤湿疮、烧烫伤等；具咸味的食物，能软坚、散结、润下，常用来治疗结节性疾患，如结节性痤疮等。

从现代医学和营养学研究来看，中医膳食美容有许多科学的内涵，与近代的认识殊途同归。现代营养学强调均衡的饮食是保持健美肌肤所不可缺少的要素，与《内经》的理论及古人“药食同源，五味养五脏”的观点不谋而合。

3. 美容膳食原料的制备与烹调法

(1) 美容膳食原料的制备：美容膳食原料的制备包括食物的制备与药物的制备两个方面。膳食烹调前必须对所用的药物或食物进行制备，使其既符合防病治病、美容的需要，又符合烹调工艺的需要，以烹制不同药效和色香味形俱佳的食肴。

①制备目的：降低或消除药物的毒性或副作用，保证膳食的安全性；转变药物和食物的性能，使其有选择地发挥治疗和保健作用；减少有效成分损失，提高药物或食物的效用；消除异味和减少杂质、保证膳食味道纯正可口。

②制备方法：净选；软化；切制；炮制。

4. 膳食美容的烹调法

美容膳食的烹调法主要有炖、焖、煨、蒸、煮、熬、炒、卤、烧、炸等方法。

(1) 炖：是将药物或食物同时下锅，加水适量，置于武火上烧沸，去浮沫，再置文火上烧至酥烂成熟的烹调方法。

（2）焖：是经过炸、煎、煸、炒或水煮的原料加入酱油、糖、葱、姜、花椒、盐等调味品，加入少量汤，用旺火烧开，再用小火长时间加热成熟的烹调方法。

（3）煨：是将经过炸、煎、煸、炒或水煮的原料放入陶制器皿，加葱、姜、料酒调味汤汁，用旺火烧开，小火长时间煮熟或余热至熟的方法。

（4）蒸：是将食物或食物加药物，拌好调料，装入碗中，置蒸笼内，用蒸汽蒸熟的烹调方法。

（5）煮：是将原料放入多量的汤汁或清水中，先用旺火煮沸，再用中小火烧熟的一种烹调方法。

（6）熬：是将食物或食物加药物倒入锅内，油炒后，加入水和调料，至武火上烧沸，再用文火烧至汁稠为浓、食物烂熟的烹调方法。

（7）炒：是将加工好的丁、条、块、片等小型原料投入油锅内在旺火上急速翻炒的烹调方法。

（8）卤：将经过初加工的食物，按一定的方法与药物相结合后，再加入卤汁中用火逐步加热烹制，使其渗透卤汁，直至成熟，其特点是味厚醇香。

（9）烧：是将食物经煸、煎、炸处理后，进行调味、调色，然后加入药物、汤汁或清水，中小火烧透入味，烧至卤汁稠浓即成的烹调方法。

（10）炸：是用武火多油的烹调方法，油量一般比原料要多几倍，先用武火烧至七八成熟再入原料。具体做法是将药物制成药液或研成细粉，与食品、食物包裹再入油锅内加热。

（三）针灸美容

1. 针灸美容的概念

我国古人早已认识到头面部皮肤的色泽及全身皮肤的功能状态与脏腑功能的内在联系，并自觉地运用到疾病的诊断、治疗当中。如《灵枢·邪气脏腑病形》曰："诸阳之会，皆在于面……，十二经脉，三百六十五络，其血气皆上注于面而走空窍……"；《素问·六节藏象论》说："心其华在面"；《素问·五脏生成篇》说"肺之合皮也，其荣毛也;"《灵枢·五色》及《素问·刺热篇》又分别把面部的相关部位分属于五脏。《针灸大成》中则记载了针刺迎香、合谷穴治疗面肿痒，针刺丝竹空穴治疗倒睫，灸合谷穴治疗面上与口角疔疮，针下廉穴治疗毛发焦脱等。关于针灸对损美性疾病的治疗方法，《玉龙斌》中说："劳宫、大陵可疗心闷疮疾"；《百症赋》中说："颊车、地仓穴，正口唇于偏时"，"太冲泻唇以速愈"等，这些都是中医古籍中对针灸美容治疗的认识和记载，说明古人早已开始将针灸疗法用于损美性疾病的治疗。

中医学认为，经络能“行气血而营阴阳”，是气血运行的通路，而气血是人体生活的物质基础，必须依靠经络的传注才能输布全身，以温养、濡润全身各脏腑组织器官。因此，气血借助经气的推动上行到面部，面部得以濡养才能红润而有光泽。如果经气不畅，气血运行失调，面部的营养供应受阻，则导致颜面苍白无华。刺激经络，就是调整阴阳气血，促使经气旺盛，是气血运行流畅、脏腑功能正常，从而达到保健强身、防衰益颜的目的。

现代医学研究证实：针灸经络穴位，可调节人体的神经、体液及内分泌器官的功能，使之处于良好的水平，提高机体的免疫功能，促进新陈代谢，达到防病治病的目的。通过对面部经络穴位的刺激，更能调节面部肌肉的收缩和舒张，使皮肤组织产生组胺和乙酰胆碱刺激血管扩张，改善机体的微循环，增加面部皮肤的营养，达到养颜美容的效果。针刺有双向调节作用，既能抑制皮脂分泌，减少皮肤油腻，又能促进皮脂分泌，防治皮肤干燥。针刺还能增强肌肉弹性，消除眼角的鱼尾纹和额头上的皱纹，又可消除色素斑和粉刺。针灸之所以对美容有效，全在疏通经络，调节脏腑气血，达到持久的、稳定的阴阳平衡，所以针灸美容法是整体美容和局部美容的有机结合，也是一种有前途的美容方法。

近些年来，由于大量的医务人员对美容业的介入，针灸美容又得到了新的发展，已作为一个学科从针灸疗法中独立出来，同时针灸保健美容的手法也在逐渐地被挖掘和运用，如将针灸用于面部除皱、消眼袋、单纯性肥胖的减肥等。针灸美容作为中医美容的一个重要手段，以其操作简便、疗效确切、经济安全，已越来越受到社会的认可和欢迎，它外能美化容颜（治标），内可调节脏腑功能（治本），从根本上去除引起损美性疾病和损美生理缺陷的原因，通过经络的调整功能治疗损美性疾病或改善皮肤状态，延缓衰老，以它神奇的魅力而成为中医美容的一大特色。

2. 针灸美容的方法

针灸美容的方法多种多样，可以分为针刺美容、灸法美容及耳针美容三大类。

（1）针刺美容：针刺美容是指通过各种针具包括（毫针、三棱针、皮肤针、电针等）对经络、腧穴的刺激来疏通经络、调节脏腑，达到美容治疗和美容保健的目的的一种治疗方法。

针刺美容具有操作简便，疗效确切等优点，因而受到越来越多的美容爱好者的欢迎。针刺美容，需要有针灸医师或美容专业工作人员实施。针刺美容并非一朝一夕之功，要持之以恒，不能急于求功。须按疗程进行。根据受术者的年龄、体质、具体美容要求而定。要做到有方有法，灵活多变，主次分明，并注意针刺注意事项。

(2) 灸法美容：灸法美容是利用某种易燃材料（多为艾卷）或某种药物，在穴位上烧灼、熏烤，借其温热性刺激，通过经络腧穴以温热的刺激，促进机体的气血运行而治疗一些损美性疾病的一种方法。灸法具有温经通络、行气活血、祛风散寒、温中补气、活血祛瘀、强壮身体、预防疾病的作用。对于虚寒性损容疾病以及养生保健美容非常适用。

灸法一般不在面部取穴，以防烧伤容颜。凡保健强身的穴位，对益颜美容都有一定的效果，例如取气海、足三里等穴位，经常艾灸可以纠正由气虚造成的精神不振，面色无华，达到补气益颜，强身壮体之效。应注意，实证、热证和阴虚阳亢之人不宜用灸法。

3. 耳针美容

耳针美容是用毫针或其它方法刺激耳廓上的穴位，以达到美容保健、防病治病目的的一种美容方法。

耳针美容根据耳为倒立人体缩影的理论，结合美容所要选取的相应部位，尤其是耳穴和面部的相对应部位，常用的穴位如肺、神门、内分泌、脑、胃、大肠、肾上腺、面颊、额、脾、压痛点等。如面部美容选面颊穴，肺主皮毛选肺穴，内分泌对面部色素斑、痤疮均有一定影响，故选内分泌穴。一般双侧并用，可用针刺法、埋线法，也可用王不留行、白芥子进行耳穴压迫法，都能达到一定的美容效果。

（四）按摩美容

1. 按摩美容的概念

按摩美容是通过一定的手法，徒手作用于人体体表的经络循行部位或穴位，以调节脏腑、气血、阴阳的失调或改善局部皮肤的血液循环，促进新陈代谢最终起到调形、养神、治病的美容目的的一种方法。按摩美容手法的幅度、力度以轻灵、活巧、柔和见长。

按摩既是一种中国古老的中医外治法，又是一种美容保健手段。早在原始时期，人们就已经认识到在损伤疼痛、肿胀处采用抚摸、按压的方法，可以减轻症状。后来，经过长期反复实践，逐渐摸索出了一些能治疗创伤疾病的理伤按摩手法用于临床，取得了良好的医疗效果，并在医学实践中不断丰富、完善和提高。目前，按摩已成为中医治疗、保健法的重要组成部分。

按摩美容法是祖国医学保健养生法的有机组成部分，这就要求操作者与求美者，要掌握必要的中医理论基础知识，了解脏腑经络循行规律，并以此来指导美容实践，在实际操作时辨明寒、热、虚、实，以及不同的部位、不同的经络，采用不同的按摩手法，才能取得更好的效果。需要强调的是，美容按摩虽然简便易行，用途广泛，但只有“行之以勤”并“守之以恒”，才能达到预期的美容效果。

2. 按摩的美容效果

(1) 养颜驻颜：所谓养颜是指通过按摩，能使面部皮肤细腻红润、光泽悦目。驻颜是指留驻容颜，使其不出现或延缓其衰老。大家知道，面部是脏腑经络气血所汇集的地方，面部的按摩刺激，可以显著的改善面部皮肤的血液循环，增强局部的氧供和其他营养物质的供应。长此以往，面部皮肤可保持红润光泽、色如美玉般美丽动人。同时，经常进行面部按摩，也可以预防和减少面部皱纹，使青春活力常驻。另一方面，由于眼是心灵的窗口，眼的健康状况直接影响到眼的容润灵活和眼的神采，眼部周围经常按摩可以使两眼保持健康，使“心灵的窗口”投射出青春神韵。

(2) 防治疾病：对人体而言，健康是美的重要内涵。不难理解，美只有依附在健康的机体上，才会具有生命力，也才具有审美价值。过去，人们对林妹妹之美扼腕，多少也表达了对那种缺少健康“病态美”的遗憾。皮肤按摩具有维持人体健康，保持人的形体美的双重功效。皮肤与经络是密切相连的。人的经脉有十二条，皮肤也随之分为“十二皮部”。由于人是一个内外相通，表里相应，彼此协调，相互影响的有机整体。当身体某个部位发生变化时，会引起相应的全身性反映。皮肤通常暴露在外，对人体起着抗外安内的作用。因此，经常进行皮肤美容按摩，可对经络穴位产生良性刺激，起到排毒养颜，舒缓皱纹，活血除疮，行气消斑，保健美肤的功效。

(3) 延缓衰老：生长壮老已是自然的规律，也是生命的规律。虽然如此，渴望长寿是大多数人的共同心愿。然而世上人与人之间在寿命长短以及寿终的原因等方面相距甚远，令人抱恨。古时虽也有“度百岁乃去”的长寿者，但毕竟是凤毛麟角，更多的是由于不同原因所导致的疾病缠身，使美好如花的年华过早凋谢，往往不足半百即逝。对那些长寿者研究后发现，生活中他们往往能够“法于阴阳，和于术数”，顺应自然，养护有度。在众多延年益寿的方法中，面部按摩是备受推崇的方法之一。正如《孙真人卫生歌》所说：“汝欲不死修昆仑，双手揩摩常在面”，昆仑是指头部，主要包括人的面部，人的面部在身体的最高处，故名昆仑。这就是说，要想长生不老，必须经常在面上揩摩。

3. 美容按摩的作用机理

(1) 按摩具有平衡阴阳，调整脏腑气血功能：在中医经络理论中，经络是运行全身气血，联络脏腑肢节，沟通上下内外的通道。由于人体内脏外应于身体体表的一定部位，皮肤的健康状况与内脏功能有较为密切的联系；如内脏有疾病，会反映在皮肤上，而皮肤的疾患，也会对内脏功能产生一定影响；因此按摩可借助不同的手法，刺激身体特殊部位和经穴，通过气血经络影响到内脏及其他部位，调整阴阳、脏腑、气血，并使皮肤的健康状况得到改善和保持。

(2) 疏通经络、活血祛瘀：中医学认为，人体的经络、气血以通为顺，"不通则痛"。按摩具有疏通经络，活血祛瘀的功效，能使经脉畅达，气血通畅，经气周流，从而瘀祛新生，使机体保持健康状态。

现代医学研究证实，按摩的美容作用主要有以下几个方面：①按摩手法可促进皮肤组织的分泌，周围血管舒张，血液循环加速，有利于促进营养的输送和新陈代谢，使皮肤各层组织有充足的水分和营养。按摩同样可以促进淋巴系统的循环，有效减轻组织水肿，消除肿胀和皮肤松弛现象。②皮肤的摩擦类手法可以清除衰亡的上皮细胞，加速新生细胞的替代，使皮肤保持弹性和光泽；同时皮肤新陈代谢的加速，将促进皮脂腺、汗腺的分泌，增强皮肤的保护功能，减少阻塞和感染的机会，使皮肤"生活"在正常的生理环境中。③增加局部组织的耗氧量，减少油脂在皮肤的积累，具有减肥的作用。④刺激骨胶原蛋白恢复活力，从而对皱纹的软化和消除有很大功效。⑤按摩对皮下神经有良性刺激作用，能减轻神经张力，缓解肌肉疼痛或紧张，可缓解疲劳和精神困乏。

4. 美容按摩的注意事项及禁忌

(1) 注意事项

① 按摩者与被按摩者双方都要集中精力。

② 按摩的手法要求持久、有力、均匀、柔和。"持久"是指手法操作要有一定时间；"有力"是指手法须有一定力量，力量大小应根据病人体质、病证、部位等情况不同而灵活掌握，一般已达到酸胀、串麻等"得气"感为度；"均匀"是指手法动作要有节奏，速度和压力要平稳；"柔和"是指手法要轻而不浮，重而不滞，用力不生硬或用蛮力，动作变换要自然。

③ 要熟悉人体正常解剖和经络的走向，了解按摩部位的组织结构和生理功能。在做运动按摩时的活动幅度应由大到小，由低到高，由慢到快，循序渐进。

④ 在按摩手法操作时，为了减少对局部皮肤的摩擦，或借助某些药物进入人体的辅助作用而提高疗效，可在按摩局部皮肤上涂按摩介质。

⑤ 施术者的双手要保持清洁和温暖，要经常修剪指甲。按摩之前要洗手，注意手的清洁，以防引起感染。

⑥ 施术中，如受治者出现头晕、心慌、晕厥等异常表现时，应迅速使其平卧。头晕者按风池、百会穴；心慌者按内关；晕厥者取头低脚高位，掐人中穴；牙关紧闭者可按合谷穴。

⑦ 美容按摩一次按摩时间以 20 ~ 30 分钟为宜。自我保健美容按摩，可隔日

一次；而治疗性按摩可每日或隔日1次，5~10次为1疗程。

（2）禁忌证

① 严重心、脑、肺疾患的患者或极度衰弱者，不适宜全身性推拿按摩。

② 急、慢性出血性疾病者禁止按摩，由于手法刺激可能会导致局部组织充血，不宜使用按摩手法。

③局部有严重皮肤损伤及皮肤病的患者，如局部感染性或化脓性病灶、湿疹、癣、脓肿、皮肤冻伤、烫伤等，不宜施术。

④ 妊娠3个月以上的孕妇，其腹部、腰部及肩井、合谷、三阴交等穴不宜施以手法，以防引起流产。

⑤ 急、慢性传染病患者不宜按摩。

⑥ 精神病患者禁止按摩。

⑦饥、饱、疲劳时及激烈运动之后，慎用按摩。

（五）音乐美容

1. 音乐美容的概念

音乐美容是指在医学理论和音乐理论的指导下，以音乐作为调养治疗手段，根据个体的不同体质、情志变化，分别选用不同音调、节奏、旋律、强度的乐曲，激发情感、陶冶情操，调节脏腑功能，以达到防病治病、健美身心的目的的一种美容方法。

音乐美容是运用医学理论研究音乐对于人体心理、生理的作用及其实际运用规律的一种美容方法。它针对不同个体，利用不同风格的音乐所具有的物理特性及情感色彩，一方面作用于人体，通过影响人体生理节奏，消除精神障碍，治疗某些损容性疾病；另一方面使人气血调和，精神平稳和谐，保持美好的形容姿态，并提高人体自身的抗病能力，以达到防病、益寿、驻颜的目的。

音乐与人体密切相关。音乐对于人体的生理、心理甚至行为举止等方面都可以产生影响。声音是声波的振动，是一种物理能量；而音乐则是一定频率的声波振动，它作用于人体内各个振动系统使之产生有益的共振，使各个组织器官协调一致，提高兴奋性，并起到刺激内分泌及自主神经系统、调节血液流量、促进血液循环、增加胃肠蠕动、加强新陈代谢等作用，从而使人精力旺盛，保持健美体魄。

音乐是一种情感色彩丰富、强烈的艺术形式。它以独特的方式推动着人的情绪发展，并对人的道德行为举止进行潜移默化的影响。在科学技术飞速发展的今天，市场上的化妆品日新月异，以满足人们对美的追求，同时，美容外科技术的不断提高，以及电脑技术、人工仿真器官等高科技产品的介入，不但使重新塑造人体形象成为可能，而且能以“假”乱真，使人们对外形美的追求能得到最大限度的满足。但是，随着对美的认识不断深入，单一的外表形体美已不能满足要求，人们开始追求从形体到精神气质的双重的健康之美。要达到这样一种完美状态，仅仅依靠化妆品和美容手术等方法是不够的。音乐美容以其独特的“以声表情，声情并茂”的艺术形式，作用于人体身心，进而影响人体内在器官的功能活动，以达到平秘阴阳、纠偏除弊的目的，不仅可以辅助损容性疾病的治疗，而且在陶冶性情、美化气质方面的优势日益明显，必将在美容领域大有作为。

2. 音乐美容的作用

（1）养生延年，益寿驻颜；

（2）防病治病，美化身形；

（3）陶冶情操，美化心灵。

3. 音乐美容原理

将音乐引入医学领域，在我国已有2000年的历史。从《内经》开始就有许多记载探讨了音乐对人的生理、心理作用，将音乐运用于养生驻颜、防病治病中。人们对音乐的研究不断深入，已经认识到音乐对人的情绪及人的某些生理功能具有一定程度的调节作用。音乐美容正是利用音乐的这一特性，以达到美气质、驻容颜的目的。

（1）阴阳学说与音乐：从春秋战国时期人们就将阴阳学说用于音乐。指出音律生于阴阳，因此音律本身也可以分为阴阳，即“六律”为阳，“六吕”为阴。而当阴阳发生更替变化之时，音律也会随之具有不同的特点。自然界阴阳之气的盛衰，使不同的季节的风有不同的特点，古人用模仿风声制作的音乐来协调风之阴阳，使之和，以保证农事的顺达。对于人体阴阳之气的偏盛偏衰导致的或紧张或焦虑、激动亢奋，或情志郁结、消沉厌世，则可利用阴类乐曲清悠深沉的特性来平和心绪，利用欢快悠扬的阳类音乐来振奋精神，使人体处于协调平衡状态，达到防病治病、养生延寿的目的。

（2）五行学说与五音理论

①五音的概念及五行属性：五音是宫、商、角、徵、羽五个音级的合称。在我国民族音乐中，这五个音级分别相当于近代简谱中的1、2、3、5、6五个音。

古代医论中把五音与五行理论相联系，根据五音的不同特点分别归属于五行，认为宫音浑厚沉浊，在五行属土；商音清肃悠扬，在五行属金；角音和缓调达，在五行属木；徵音活泼嘹亮，在五行属火；羽音柔细尖利，在五行属水。

②五音与五脏：古代医家认为五音六律与人体五脏六腑是紧密相连的，即“宫”音与脾相通，“商”音与肺相通，“角”音与肝相通，“徵”音与心相通，“羽”音与肾相通。五音与五脏对应则激发不同的情感德行，即“宫动脾而和正

圣，商动肺而和正义，角动肝而和正仁，徵动心而和正礼，羽动肾而和正智”古代医家虽然将五音分别落实在五脏上，并确立了对应于五脏调养的种种关系，但是临床不能过于拘泥在这种配属关系中。

（3）中和之声：据《左传·昭公元年》中记载，春秋时医和就提出了“中声”这一观念。所谓“中声”是相对于大声、少声而言的，指五声既不过高，也不过低，而是中正平和，相互谐调，即“中和之声”。声音过清就会使人心志高扬，声音过浊就会使人心志低下。因此，只有“中和之声”才是合乎正常状态和规律的音乐，才能使人保持正常的生理和心理状态，这样的音乐才是美的，才能促进身心的健康。

（4）情形于声：我国古代已经认识到，所有的音都是从人的心中产生出来的。人心的活动是由外界事物引起的。人心受到外界事物的刺激而引起波动，便表现为“声”（乐音）；各种“声”相互应和，就发生变化，变化而形成一定的组织，称之为“音”（曲调）；用乐器把音演奏出来，配合上舞蹈，就成为“乐”。乐是由音发展而来的，他的根源在于人心对外界事物的感受。由于人们所收到外物激发不同，所创作的乐声也不同。音乐美容正是利用这种音乐于情志之间的相互作用，选择中正的、积极向上的音乐，摒弃使人烦躁消沉的“淫声”，达到美化气质的目的。

（5）现代医学研究：人为万物之灵，在人的生活中，音乐已不是一种单纯的具有物理能量的声波振动。它是人类智慧的波动，也是人们情感的波动。音乐是具有一定频率的声波振动，而人体各器官的活动同样也具有一定的振动频率。人体的生物节律，如呼吸交替，脉搏跳动，胃肠蠕动，以及行走迈步，左右相机，日出而作，日没而息，工作休息等等，生物节律都有稳定的周期，这些生物节律之间构成一种相对稳定的同步或协调关系。大自然有四季交替，昼夜更迭，潮起潮落，月圆月缺，以及温度、湿度、气压、磁场变化等等自然节律。人体的生物节律与自然节律相互协调，保持同步，以达到“与天地如一”的状态，这是维持人体健康的一个重要条件。人在生病时，器官的振动频率（即生物节律）就会发生改变，而产生于自然、能反映自然规律或节律的音乐能够通过自身的声波振动来调节生物节律，使之调和，以达到防病治病、养生驻颜的目的。另一方面，音乐通过其优美的乐音声波对大脑及脑干的网状结构能产生直接影响，改善大脑及整个神经系统的功能，从而协调各个器官系统的正常功能活动，促使人体分泌一些有益于健康的激素、酶、乙酰胆碱等生物性物质，调节血液流量，促进血液循环，增加消化液的分泌，促进胃肠蠕动，提高神经兴奋性，加强新陈代谢，使人保持青春健美的体魄。

4. 音乐美容实施原则

音乐美容师利用乐曲的不同调式、节拍、强度等来作用于人体，激发感情，陶冶情操，提高人类内在素养，美化气质。同时，隐约可以使人体产生生理上的共鸣，影响脏腑功能，补偏救弊，平秘阴阳，从而可以辅助损容性疾病的治疗，并提高人体防衰驻颜的能力。在临床上，通常根据中医阴阳相胜、五行生克、补虚泻实、顺势利导、三因制宜等原则辨证施乐。

5. 音乐美容方法

音乐美容以音乐作为手段，应在中医辨证施治理论的指导下，根据患者的具体要求，选择适宜的乐曲，施以正确的治疗方法，达到扶正祛邪、延年益寿、美容驻颜的目的。音乐美容方法多种多样，根据音乐对人体产生作用的途径，可以将它分为被动疗法、主动疗法、音乐电疗法三种形式。

（1）被动疗法：被动疗法是通过听音乐达到调治目的的一种疗法。所谓“听”音乐，不仅是依靠耳朵，而是要在听的过程中，使颅腔、胸腔、腹腔以及内脏、皮肤全方位的感受音乐节奏和声波所产生的能量，并以之影响生理功能。同时，通过欣赏音乐后所产生的情感变化来调节心理状态，使人体的生理、心理都处于良好的状态下而健美身心。

①喜乐疗法：这种疗法通常选用轻松欢快的乐曲来消除悲哀忧思等不良情绪。

②悲哀疗法：这种疗法通常采用旋律低沉、悲凉的乐曲来抑制过于兴奋的情绪。

③开郁疗法：这种疗法通常采用洒脱豪放的乐曲来开畅郁结。

④镇静疗法：这种疗法通常采用旋律缓慢、曲调轻柔的乐曲来宁心安神，消除紧张情绪。

⑤激励疗法：这种疗法通常采用高亢激昂或悲壮的乐曲激发人的斗志，以发泄郁闷，排遣忧思。

⑥五音疗法：五音疗法是根据五音与人体关系，按照五行生克的关系实施调治的方法。这里的“五音”并不是五个单独的音，而是指具有不同特色的五种调式。中医五音理论认为：天有五运六气，人有五脏六腑，乐有五音六律，它们之间是紧密相连的。天运有太过不及，气血有盛有虚，同样音乐也有正、太、少之分。因此，在临床应用时就要根据不同的病症类型，按照五行生克关系，选择不同的调式，在中医辨证施治原则的指导下，决定是用正类音乐进行调理，太类音乐进行泻实，还是少类音乐进行补虚。

（2）主动疗法：主动疗法是通过音乐教育、学习、排练、表演等方式，最终达到调治目的的。它是一种音乐美容方法，也是一种特殊的音乐活动。它要求患者亲自参与学习、表演活动，在进行的过程中，医生可以随时观察他们的心理变化和生理状况，对音乐及时进行调整，或即兴作一些特殊的乐曲，必要时可以编入一些简单的动作，甚至配合跑、跳等运动，来提高患者的兴趣，强化治疗作用。

（3）音乐电疗法：音乐电疗是以音乐电信号转换成电流，令电流随着音乐的变化而变化，使音乐与电流通过电极同步作用于人体，这一过程是通过音乐电疗法来完成的，它是音乐疗法与电疗法相结合的形式。音乐电疗法能够通过电疗与欣赏音乐两个途径同时产生作用。一方面通过音乐调整人的心理状态，陶冶情操，美化气质；另一方面通过音乐控制的电刺激直接作用于局部或经络腧穴，疏通经脉，调畅气血，美化容颜。

6. 音乐美容注意事项

（1）实施音乐美容法时务必因人而异，不能不顾患者的具体需要而盲目施乐，否则不但不能达到调节身心、养颜养生的目的，反而会使人产生厌恶之感。

（2）实施音乐美容法时要注意听曲、演奏或唱歌的时间都不宜过长，否则就会引起疲劳，对身体不利。

（3）实施音乐美容法时要注意声音不宜过大，否则音乐就会变成害人的噪音，使人烦躁不安。

（4）实施音乐美容顺势利导法时应注意适度，人惊恐之后，不宜听具有紧迫危险特点的音乐以免惊恐加剧而致气机逆乱。

（六）气功美容

气功是一种通过调身、调息、调心三结合的，以内练为主的自我身心锻炼功法。通过气功锻炼，可以培育、增强元气，充实脏腑之气，活跃经络之气，并提高它们的调节功能，从而改善身体素质，发挥人体机能潜力，故气功有防病治病，保健康复，益智延年等功效。由于气功全面地调整人的身心，所以它能使人无论在生理还是心理上都保持一种青春的活力，在外貌上的表现即是容光焕发，发不白，眼不花，耳不聋，牙不松。这就是气功的美容功效。

气功美容是通过气功锻炼的方式，达到治疗或保健美容目的的一种方法。气功中的各种强身回春术，都可以用于美容。由于气功能全面地调整人的身心，故它能带给人较深层次的美，达到外形和气质俱佳。气功美容与普通气功一样通过调身、调息和调心三种方法来达到锻炼的目的。

调身：是指姿势或动作的锻炼。练功的姿势很多，各具形态，但对它们有一个总的要求，就是要利于身体内部的气血运行，五脏安和。摆好姿势以后，要注意五官的调整，做到含眼光（即垂帘内视），凝耳韵（即忘声返听），调鼻息

（即调柔入细），缄舌气（即息舌宁心），轻合齿（即牙齿轻咬）。由于五官与五脏之气相连，五脏又与五神相连，所以，上述姿势摆好后，即可以做到五官、五脏、五神相合。动作，是指练动功时的动作。动功因与体操相似，所以除具有疏通经脉，运行气血的作用，还能锻炼形体，使人身轻矫健，形体健美。

调息：是指呼吸与纳气的锻炼，是练功的主要环节，亦是气功美容重要的一环。人的呼吸活动是自主的，但通过锻炼，能人为地进行控制，更好地发挥它的作用。人的呼吸由肺所主，肺又主气，所以，人从自然界吸进的清气不但充实了真气，还进一步推动气血在全身的运行，使全身气血流畅，五脏六腑、四肢百骸都得到充养，这是健美的基础。气血充盛，人才不易患病，人才能容颜光悦，毛发润泽。气在人的容貌美中起着重要的作用。面部的光泽和气的盛衰密切相关，不论何种面色，只要气盛，就会光泽有神，这样即使是偏黑、偏黄的肤色，也能给人美感。而气功的调息，正是调气、充气，所以气功锻炼能使面部色泽正常，达到美容效果。

调心：是指意念锻炼。人的意念活动，即是心神作用，所以调心。

三、其他美容手段和方法

（一）文饰美容

文饰美容术又称文刺美容术，是以人体美学理论为指导，人体解剖生理学为基础，运用文刺器械将颜料刺入人体眉、眼、唇等部位的皮肤组织内，使其着色而形成永久性的皮肤纹理和色彩，以增添其动态美感的医学美容技术。它具有高度的科学性、艺术性、医学性和严肃性，实际上是一种创伤性的皮肤着色术或称之为人工染色术。文饰美容术的应用范围，主要是文眉、文眼线和文唇三项基本文饰美容术。

1. 文眉术

（1）文眉术的适应证：各种原因导致的眉毛脱落者；先天性眉毛稀疏、散乱、细小、色浅者；眉毛残缺不全者；眉形缺陷者；外伤性眉毛缺损、眉毛中有瘢痕者；眉毛不对称者；白癜风、白化病等所至白眉毛者；职业需要及美容需要者。

（2）文眉术的禁忌证：眉部有炎症、外伤者；过敏及瘢痕体质者；有各种传染病者；患有严重心脑、肾、糖尿病患者；精神病患者；对文眉犹豫不决、期望值过高或精神病患者。

2. 文眼线美容术

眼线是化妆时沿睑缘于睫毛根部所描绘出的曲线。它利用浓重的色彩在睑缘形成一条美丽的风景线，犹如一条蜿蜒的小溪，让生命之韵潺潺流淌。文饰出的眼线，可以扩大眼裂，使眼睛变得更大更明亮；改变眼型而使人具有生命活力；沉重的色彩能使睫毛显得更加浓密、眼睛轮廓更加清晰、眼睑的色度更加明快，使之与巩膜形成强烈的对比度，增加眼睛的光彩与亮度；从而更能显示出整个人的神韵、更能流淌出心灵的呼唤、更能表达出丰富的情感，使人张扬出生命的原动力。因此，修饰眼线的美学意义就在于更美地展示出心灵的窗户——眼睛。

（1）文眼线美容术的适应证：重睑者，重睑术后者；睫毛稀少，眼神暗淡无光者；睑缘术后或睑缘有缺陷者；眼型不佳者；职业需要及美容的需要者。

（2）文眼线美容术的禁忌证：眼部疾患及睑缘炎患者；瘢痕体质，过敏体质者；患有皮肤病、传染病者；精神异常或精神病患者；单睑且上眼睑松弛、下垂或眼袋者；眼睑内外翻，眼球突出，眼裂过大者；其它不能耐受手术的全身性疾病患者。

3. 文唇美容术

口唇分为皮肤部、唇红部和黏膜部。是面部活动度最大的器官，它不仅具有说话、进食、咀嚼、呼吸、吞咽等生理功能，更具有表情、亲吻、色彩美等高度特殊化的审美功能及性功能。口唇的唇红部极薄且透明，颜色红润光亮，娇艳柔美，是容颜美学中的“魅力点”。优美、清晰的唇红缘，更能增添女性的魅力，是古今中外女性化妆不可缺少的内容与程序。因此，文刺唇能使唇形变得更富有立体感及动态美感，蕴藏着无限诱人的魅力。文唇术分为文唇线术和文全唇术两种。单纯文唇轮廓线的称为文唇线术，文出唇周围轮廓线后又将整个红唇着色的称为文全唇术。

（1）文唇美容术的适应证：唇红缘线条不明显、不清晰、不规则或唇红部颜色不佳者；唇形有缺陷者，唇厚、唇大、唇小、唇形不健全者；唇部外伤后或唇部术后影响唇形者；唇部术后瘢痕者。

（2）文唇美容术的禁忌证：厚唇、突唇、文唇线会夸大缺陷；唇部有炎症者；瘢痕体质、过敏体质者；皮肤病、传染病、精神病患者；要求过高不切合实际、亲属反对者。

（二）健身美容

健身美容学即研究通过体育锻炼的方法达到美容目的的一门医学学科。

当代美容学认为健康是美的前提，周身生病则谈不上美容，现代审美观不接受病态美。体育锻炼本身是为了强健体魄，应该说强健体魄本身就含有美的意识，美容医学的健身美容学则不仅仅停留在身体健康上，而是苛求在达到健康的同时，必须达到形体的美化，不论从事何种锻炼最终达到形体美。原美则更美，原有美感不足甚至有缺陷之处，也要通过针对性的锻炼予以弥补克服，最大限度地达到形体的美化。欧洲著名的心理学家曾说过，人的形体不美会带来心理上的自卑，而自卑的心理必然影响生活的质量和工作的热情，影响人们的生存质量。美好的形象会带来美好的心灵，而心灵美必然带来行为美，从而在机体健康的前提下达到心理和社会适应上的健康，这才符合现代健康概念的要求，也正是健身美容学的终极目标。

在健身训练过程中，不能总按照固定不变的训练模式去练习，应该根据每个人的个体情况选用不同的训练方法，使健美训练更实用、更有效。同时，这样也能减少健美训练中的枯燥和乏味感，达到强化健美训练的目的。训练方式按照适用人群的不同，可分为三种训练方法。

1. 适合初练人群的训练方法

对于初次参加健美训练的人群，应立足于逐步适应，并使之产生兴趣。

（1）重量递减训练法：重量递减训练方法是指每组练习的重量不断地减轻，动作练习重复次数相应减少，而且每组练习之间没有间歇时间。特点是训练的密度较大，主要提高肌肉的耐力和经受时间训练的能力，是促使肌肉达到饱和度的有效方法。

（2）动作多变训练法：动作多变训练法是指为了促使肌肉不断地发展，去旧立新，经常变换动作、运动量和训练程序的训练法。特点是在平时的训练周期中，肌肉因习惯于某种固定的动作方式、角度、重量、次数以及某程序的排列，感受不到强烈的、新颖的刺激，不能引起良好的反应。动作多变训练法可使肌肉感到新的刺激，增加训练者的兴奋性，避免枯燥乏味感提高肌肉发达健美的程度，从而取得自我健美训练的最佳效果。

2. 适合有训练基础人群的训练方法

对于参加过健美训练有一定基础的人群，应立足于逐步增加训练量，并对不同部位做有针对性的训练。

（1）重量固定训练法：重量固定训练法是指在每次训练时先选定一个固定的重量，然后按约定的项目依次进行练习，每个项目练习若干组，练习完全部项目为止。每个项目练习完后不再重复。特点是练习比较枯燥，肌肉局部负担较重，要求局部肌肉群具有一定的耐力，对于发展肌肉力量，提高肌肉耐力和增长肌肉体积均有特效。

（2）重量递增训练法：重量递增训练方法也称锥形加重法和斜线负荷训练法，是指练习某一动作时，随着练习一组组进行，器械重量也随着增加，而动作练习重复次数相应减少。特点是训练的密度和强度较大，对肌肉的刺激也很大，是快速提高肌肉力量和耐力、使肌肉发达的有效方法。

(3) 组合训练法：组合训练方法是指选择一项器械，根据其特点，采用2～3个训练作用相近似或方法相近似的不同动作，组成一个循环练习，训练相同部位或不同部位的肌肉群。特点是可以根据人体的生理、解剖特点选择动作。在较短的时间内，促使被训练的肌肉群快速发展，达到最大的生理负荷，因而对发达肌肉、提高肌肉的耐力具有极佳的效果，并且可根据不同的体质、体形及场地、器械等条件，灵活地组织各种练习，合理安排运动量。

(4) 金字塔训练法：金字塔训练方法是指训练某一动作时，逐渐增加每组的重量，相应减少每组的重复次数，直到重量加到预先安排的最大重量，次数减少到预先安排的最低次数为止，这样练习的重量就形成一个上小下大的塔式。特点是对增加肌肉的力量有较好的效果，但对局部肌肉群负担较重。

3. 适合各类型人群的训练方法

(1) 助力训练法：助力训练方法是指练习某一动作在筋疲力尽时，借身体其他部位力量或动作姿势稍有改变，或借同伴的助力多完成1～2次重复练习，使肌肉受到最大强度的刺激的练习方法。特点是通过自我助力和他人助力，可以增强练习者的自信心，排除畏惧心理；可以使练习达到有效的次数范围，促使肌肉受到最大强度的刺激，从而提高肌肉的力量和耐力，增长肌肉的体积；同时，助力还可以起安全作用。

(2) 循环训练法：循环训练法是指在每次训练中，把训练身体不同部位的多个动作及训练器械按一定程序编排好，训练者按编排好的内容、程序，逐项依次练习完成所有动作。特点是能全面地影响身体各器官、系统，提高身体素质，增长肌肉力量和耐力，并能提高练习者的兴趣，无枯燥感。肌肉的局部负担不重，不易疲劳，有利于调动训练者的积极性，激发训练的兴趣；在人多器械少的情况下，可随时调整练习项目，调节运动量；另外，负重练习、有氧练习和其他活动组成的循环训练，对于发展肌肉力量、肌肉线条以及改善心、肺功能和减肥祛脂都有显著的作用。

第三节　按临床学科分类

一、美容外科学

美容外科学既是外科学的一个分支，又是现代美容医学的重要组成部分。其定义目前尚无明确统一的认识，近年来我国学者先后提出以下两种定义：一种认为美容外科学是以人体形式美理论为基础，应用医学审美和外科技术，对人体解剖、生理范围的正常缺陷加以修复和塑造，以增进人体形态美感，以解除人们的压抑和病态的心理为目的的医学学科；另一种认为美容外科学是以医学美学为基础、以审美技能为指导、以外科技术为手段，以达到塑造求术者的面型美和体型美为目的的医学学科。

美容外科的范畴依其定义应该有其明确的界线。凡是利用外科手段对先天或后天因素所致的人体某部分的缺陷进行塑造（生理性的），以增进美感的均是它的范畴。其中包括了皮肤科的毛发种植、文刺，眼科的重睑术、眼袋修复术，外科的乳房整形术、除皱术、腹壁整形术，以及五官科的招风耳、鞍鼻、钩鼻、长鼻、驼鼻矫正术等。整形外科和美容外科两个学科是有区别的，当然随着医学与其他相关学科的发展，从广义的角度说，凡是利用外科手段来增强美感的都称为美容外科。如近年来施行的脂肪抽吸术、除皱术、隆鼻术等均通过外科手段进行组织移植，以达到美的塑造。可以预见，美容外科将随着科技的发展以及人们审美情趣的丰富而不断发展与开拓。

（一）面颊部美容外科手术

1. 面颊部疤痕切除术

面颊部各种类型外伤性疤痕（外伤、刺伤、抓伤等），多因早期清创处理或缝合时处理不当所引起。其中主要的原因是缝合时用大的缝针和粗的缝线，以及缝合时未注意或未按面颊部的解剖组织特点和皮纹方向缝合，以致造成面颊部粗大或呈直线的疤痕，有碍美容。对此应视情况进行疤痕切除整修术。应用于：①各种外伤处理不当所形成的粗大而明显的条状疤痕。②因水痘继发感染遗留的疤痕。③皮肤痤疮或脓皮病后，遗留的点状或高低不平的萎缩性疤痕。

2. 酒窝成形术

酒窝是指位于面颊部或唇周、颏部的小窝。这种小窝在面部处于静态时并不出现，当微笑或面部有愉快表情时即出现，而且明显。酒窝多系先天自然形成，可分为双侧或单侧，双侧最常见。酒窝不论单侧或双侧，在俊丽微笑的脸上确实具有一种魅力。目前我国不少俊男少女，尤其是妇女们对面颊部出现一对微笑时的酒窝非常珍爱和羡慕，但这种天赋的酒窝并非所有人都有，但可以用人工形成。因此，我国女性要求施行这种美容手术者日渐增多。酒窝成形术的术式也愈加完善。其机理是通过手术创伤使颊肌和真皮连接起来的悬吊手术，虽然手术方法多种多样，归纳起来主要有以下三种：即皮下埋线结扎法（简称埋线法），口内切开法（简称切开法）和皮下缝线牵拉法。

（1）皮下埋线结扎法：皮下埋线结扎法，简称埋线法，是通过口内切口，用针线作皮下真皮层与黏膜下结扎固定，缝线永久存留于皮下。其术式有两种，一种是切开口的黏膜（口内法），另一种是不切开黏膜，由口外进针，在皮下与黏膜下单纯缝合。后者不如前一种方法优越。埋线缝合结扎的方法，是目前多数人乐于采用，且效果比较明显的一种酒窝成形术。主要应用于面颊组织较薄的患者，颊部脂肪组织较厚者不宜采用。

（2）口内切开法：口内切开法，又称切开法，是通过口内切口，切除部分颊肌或过厚的脂肪组织。使颊肌缺损处真皮之间产生瘢痕，形成酒窝，此法组织内不留缝线。主要应用于面颊脂肪较厚的患者。

（3）皮下缝线牵拉法：皮下缝线牵拉法是采用缝线通过面颊皮下真皮内至口内颊黏膜穿出，然后拉紧结扎固定于橡皮管上。此法组织内不存留缝线，口内黏膜也不作切开，方法简便易行。面颊组织较薄或较厚的病例均可进行，前者应为首选。

3. 面部皮肤除皱术

面部皮肤老化的主要表现是在面部特定的部位发生皱纹，如在前额部（横皱纹）、两侧眼眶外眦部（鱼尾纹）、鼻唇沟（皱纹加深）、颊部、唇部和颏部皱纹等。上述皱纹的出现可以随着一个人的增龄变化而逐日加深，一旦出现皮肤皱纹，即说明开始衰老。面部皮肤老化是生长发育的自然趋势，是生物学的一种必然规律，这一客观规律任何人无法抗拒。增强体质锻炼，加强皮肤保养和护理，只能延缓或推迟皱纹的发生，但不能阻止其发生和出现。皮肤出现皱纹，特别是对女性来说，意味着失去青春光彩和女性魅力，要想消除皱纹，青春常在，目前最好而且有效的方法，是将面部松弛、多余的皮肤切除，即面部皮肤除皱术或称面部皮肤提紧术。为了叙述方便，下面按面部分区手术和面部一次手术，依次加以介绍。

（1）面部分区手术

①眼眶外侧部（鱼尾纹）除皱术：主要应用于两侧眼眶外侧皱纹明显，即鱼尾纹特别明显的患者。

②额颞部除皱术：主要应用于眉弓下垂和上睑皮肤松弛下垂，遮盖睑缘睫毛，且双侧外眦部鱼尾纹明显者；前额部水平皱纹；眉间皱纹；鼻根部横形皱纹。

③额部除皱术：主要应用于额部横纹明显和眉间皱纹明显的病人。

（2）面部一次手术：面部一次手术可分两种。一种是面部除皱术，指在腮腺嚼肌筋膜的浅层和颈浅筋膜浅层进行分离。另一种是面部骨膜下剥离除皱术，指在骨膜下剥离眉间、鼻根部、面颧、颊部，使面部全层软组织上提。

①面部除皱术：主要应用于面颊部皮肤松弛下垂，鼻唇沟加深，颌颈角消失。

②面部骨膜下除皱术：主要应用于30～40岁的年轻病人，面部老化以软组织松垂为主，皮肤皱纹细而浅，且需去除的组织量不太多者；年龄在60岁以上，面部皮肤皱纹明显，深而且长，软组织松垂严重，需要切除的皮肤量较多者，不宜采用此法。

4. 颧骨美容术

颧骨位于面部的外上部，左右各一，和面部其他骨骼构成颜面部的骨性支架，决定一个人面部的轮廓和面容。如遇发育性、外伤性或疾病性等原因均可造成颧骨过高、塌陷或缺损。轻者影响面部外貌，重度畸形可造成不协调性毁容、先天性发育畸形，如眼睑—颧骨—下颌骨发育不全综合征，一般多为双侧，如为外伤性或疾病性多为单侧。外伤引起的颧面部畸形，最常见者为颧骨或颧弓骨折，常由于未能得到及时正确复位所造成，如果一旦发生，治疗后可造成一侧颧面部不同程度的塌陷畸形。随着修复技术的进步，美容外科的发展，为了满足受术者的需要，对于颧骨过高或过低的患者，均可采用外科美容整形手术进行矫治。

（1）颧骨过高削低术：主要应用于先天发育性颧骨过高，一侧颧面部或双侧明显不对称畸形者；骨性错位愈合的陈旧性颧骨和颧弓骨折。

（2）颧骨过低增高术：主要应用于：①先天性发育性颧骨低平或过小症；②陈旧性颧骨塌陷性骨折错位愈合；③骨肿瘤术后颧骨缺损。

（二）鼻部美容外科手术

鼻部美容整形手术是最早开展的一种外科手术，在整形外科的发展史中占有很重要的地位，可以说鼻部整形手术的发展史几乎是一部整形外科的发展史。鼻部美容整形手术的方法很多。概括起来大约有以下几种。第一种是隆鼻手术（鼻梁增高），也是鼻部美容手术最常见的一种，主要适用于鼻梁各类凹陷畸形；第二种是削低手术，适用于驼峰鼻等鼻部畸形；第三种是改建手术，适用于鼻部软组织或骨组织的重新调整或改建，如歪鼻、鼻尖和鼻翼畸形；第四种是鼻组织缺损修复，如鼻部分或全鼻软、硬组织缺损畸形，需根据缺损情况采用不同的整复方法进行修复。

1. 鞍鼻手术

鞍鼻美容整形手术，即一般所指的增高鼻梁的手术方法——隆鼻术。目前在我国施行该类手术者较多，可根据鼻梁凹陷的部位和程度，选用自体材料（软骨或骨）、医用硅橡胶类制品（人工商品鼻或硅胶块自行雕削成型）、人工骨（羟基磷灰石）等。由于医用硅橡胶类制品生物相容性能较好，长期埋植无不良反应，高压灭菌不变质，取材充分，且不变形，特别是可以免去自身取材的痛苦，因此，目前多数医生乐于采用，病人也容易接受。

（1）固体硅橡胶隆鼻术：适用于：①鼻背塌陷，鼻尖过低或鼻中柱过短，而无皮肤组织缺损者；②年龄应在18岁以上，鼻腔及鼻旁窦无急慢性炎症者；③鼻部瘢痕较厚，与皮下组织有明显粘连者或有过敏体质的人禁止施行此种手术。

（2）软骨移植隆鼻术：适用于：①鼻背轻度凹陷，鼻尖过低或鼻中柱过低，而皮肤组织正常者；②曾行硅橡胶体植入术，伤口感染植入体取出，术后3个月以上；③鼻背部瘢痕较厚，且与皮下组织明显粘连者，不宜施行。

（3）骨移植隆鼻术：适用于鼻背部塌陷明显，鼻尖或鼻中柱过低，而鼻部皮肤正常者。鼻背部瘢痕较厚，且与皮下组织明显粘连者不易施行。

2. 驼峰鼻手术

驼峰鼻表现为鼻背部较宽，其中有向前呈棘状突出的成角突起。根据病因可分先天性和后天性两类，先天性系指局部组织生长过度，如中隔软骨和侧鼻软骨发育过长，可使鼻下端肥大和鼻尖下垂，形成鹰鼻。驼峰鼻可单独出现，但常伴有鼻长径过长，鼻尖下垂；后天性系因鼻骨外伤后错位愈合或后期骨痂增生所造成。主要应用于：①先天性鼻背组织生长过度，有明显角状突起者；②后天引起的鼻骨外伤性错位愈合或骨痂增生明显者；③适用于同时伴有鼻下端肥大和鼻尖下垂者。

3. 鹰钩鼻手术

鹰钩鼻畸形不仅鼻背部有驼峰形角状隆起，而且鼻中柱过长和鼻尖下垂。主要是在发育过程中，鼻翼软骨内侧脚过长，降鼻肌肥大。因此，鹰钩鼻美容整形手术比较复杂，应包括驼峰鼻截除，鼻侧软骨下端切除，鼻翼软骨外侧脚的上部和外部切除，鼻中隔前端切除和降鼻肌的肌纤维切断等。主要应用于：①鼻背部驼峰状隆起，先天或后天性引起者均可施行；②鼻侧软骨、鼻中隔软骨发育过长者；③鼻翼软骨过长和鼻尖下垂者。

4. 巨鼻缩小手术

巨鼻缩小手术包括驼峰截除，鼻背缩短和鼻下部的改造等三个部分，手术所涉及的范围较广，故亦称全鼻整形术。手术进路有两种，一种为鼻孔内进路，因系通过鼻内切口在盲视下进行，很大程度上依靠术者的经验，对年轻医生，以及经验不多者，施术有一定困难。另一种为鼻孔外进路，其优点：①手术在直视下进行，操作可做到准确无误；②鼻腔黏膜未切开，术后不需缝合黏膜和填塞鼻腔。不足之处为在鼻中柱中1/3与下1/3交界处有一横切口，但临床观察并不明显，但遇有疤痕体质时应慎用。主要应用与鹰钩鼻手术相同。

5. 鼻尖手术

鼻尖手术包括鼻尖过高、鼻尖狭小、鼻尖肥大等。

（1）鼻尖过高整形术：适用于鼻翼软骨增生过长，鼻尖过高者。

（2）鼻尖肥大整形术：适用于鼻翼软骨增生，皮下脂肪组织过多的鼻尖肥大患者。

（3）鼻尖狭小整形术：适用于鼻尖狭小，且伴有鼻中柱较低和鼻长度较短的畸形。

6. 鼻翼手术

（1）鼻翼过宽整形术：适用于鼻翼过宽、过厚病人。

（2）鼻翼塌陷整形术：主要适应于：①先天性完全唇裂鼻翼塌陷畸形；②唇裂修复后继发鼻翼塌陷畸形；③鼻孔下缘单纯下垂或鼻翼基部低陷时。

7. 歪鼻手术

歪鼻指鼻梁不正，系鼻软骨或骨质外伤，或发育异常所造成的畸形。属于先天性者，较为少见。根据歪曲形态上特点，一般分“C”型，“S”型和侧斜型三种类型。歪鼻主要临床表现是在鼻骨与侧鼻软骨交界处以下的鼻梁，严重者鼻尖可偏移到一侧鼻孔的上方，但鼻骨则无偏斜；其次，是两侧鼻软骨的宽度不等，鼻梁中线向窄的一侧偏斜；第三，鼻中隔的下缘犁骨沟脱位，滑向一侧的鼻腔内，在该侧鼻孔内可窥见中隔软骨的游离前缘，严重者如柱状耸立于一侧鼻孔的中央；第四，多数先天性歪鼻伴有轻、中度驼峰鼻畸形，少数病例两侧鼻翼软骨也不对称。按照骨质类别分骨性歪鼻和软骨性歪鼻两种。前者手术时需将鼻骨完全松动后方可矫正；后者只需行中隔软骨切除即可。如骨性和软骨性畸形同时存在，则需两者同时手术。主要应用于鼻软骨或骨部各种类型的歪鼻畸形。

（三）耳廓美容外科手术

1. 耳赘与耳前瘘管手术

（1）耳赘（副耳）切除术：适用于耳屏前方的先天性赘生组织，影响美观者。

（2）耳前瘘管切除术：耳前瘘管是一种较常见的耳部先天性疾病，由第1和第2鳃弓的小丘状结节融合不全或第1鳃裂封闭不全所致。此病常有家族史，可一侧或双侧存在，以耳屏前方或接近耳轮脚的部位最为常见，但耳后内侧面不会发生。瘘管可经皮下向内下迂曲伸展，多属盲管，但其间可有长短不等的分支，止于耳廓或外耳道软骨，有时可深及腮腺筋膜，甚至与鼓室或咽腔相通。瘘管较小，管壁内被覆鳞状上皮，很易感染，时有分泌物溢出。适用于耳前部有瘘管并影响外观，常有分泌物溢出。术前局部应无炎症。

2. 招风耳矫正术

招风耳为一种常见的先天性耳廓畸形，是由于胚胎期对耳轮形成不全或耳甲软骨发育过度。主要是耳甲与耳舟间角度消失或大于150度角以上（正常为90度角）。较严重者，耳甲与耳舟间的角度完全消失，而成180度角。极严重者，耳轮缘不卷曲，且很薄，形似贝壳边缘，故称贝壳耳。学龄前儿童均适于进行手术，因10岁以后耳廓的宽度几乎停止生长。双侧者应一次手术完成。

3. 杯状耳矫正术

杯状耳也称为卷曲耳或垂耳。其特点为耳轮自身折叠，耳舟与三角窝窄小。严重者整个耳廓上部下垂，软骨支架和皮肤减少。杯状耳介于招风耳与小耳之间的一种先天性畸形双侧性者多见，但左右不一定对称。严重影响外貌，还影响戴眼镜。

（1）耳软骨放射状切开移植术：耳廓下垂遮盖外耳道口者，为了避免影响听力，宜早期手术。一般6岁后可以手术，双侧者可同期手术一次完成。

（2）V－Y成形术：对于轻度的杯状耳畸形，可采用简易的V－Y成形术原则加以矫正。即在耳轮脚作“V”形切口，组织瓣充分分离后，将三角瓣向上后推进，呈“Y”形缝后，矫正向前卷曲的耳轮。

4. 隐耳矫正术

隐耳又称埋设耳、袋耳，为耳廓一种先天性发育畸形。主要特点为耳廓上半部埋于颞部头皮的皮下，无明显耳后沟。轻度隐耳畸形，仅耳廓上部皮肤短缺，耳软骨的发育基本正常。重度畸形，不仅皮肤严重短缺，耳廓上部的软骨也明显发育不良，对耳轮常屈曲变形。隐耳畸形中国人较为常见。主要适用于耳廓上部埋入皮下，无颅耳沟，无法戴眼镜，影响容貌者。手术年龄1岁以后即可手术，成人均可进行。

5. 菜花耳矫正术

菜花耳是由于创伤或感染后耳软骨坏死。结缔组织增生和收缩，使耳廓逐渐增厚而皱缩，呈现不规则形的突起和皱褶，形似菜花，因此称为菜花耳畸形。炎症得到控制3个月后可进行手术。

6. 大耳畸形矫正术

大耳畸形是指耳廓过度发育，较正常人为大。通常采用的方法是切除耳廓上部全厚组织后再行缝合。先天性大耳畸形多为双侧，少数也可为单侧。凡大耳畸形，不论单侧或双侧均适于手术矫正。

7. 耳垂畸形矫正术

耳垂畸形多为先天性发育畸形，主要为耳垂裂或耳垂粘连，其发生部位和类型并不相同。后天性发生的耳垂畸形，耳垂裂可见于戴耳环不当引起，耳垂缺损偶见于外伤。

(1) 大耳垂矫正术：凡一侧或双侧大耳垂畸形要求治疗者均可进行。

(2) 耳垂粘连矫正术：在耳垂与面部粘着处切除一块三角形皮肤与脂肪组织，后直接缝合即可。

(3) 耳垂缺损矫正术：在耳后乳突区设计双叶瓣，皮瓣要稍大些。皮瓣切开分离后，将双叶瓣折叠形成耳垂。切除耳廓下部缺损缘处的疤痕组织，将创缘与新形成的耳垂上缘缝合。皮瓣供区遗留的创面可以直接拉拢缝合，如缝合张力过大或有困难时可用全厚皮片覆盖。

(4) 耳垂裂矫正术：耳垂裂如为先天性，局部组织松软，常可在耳垂后上缘多出皮赘样突起。遇此应尽量利用该处组织进行耳垂裂修复。修复时应与健侧外形基本一致。如为戴耳环造成耳垂裂，应待感染控制后 3～6 个月局部疤痕松软后再行修复术。

8. 耳廓缺损修复与再造术

耳廓部分或全部缺损可由先天性或后天性原因所引起。小耳畸形或耳廓缺损以先天性为主，其次为创伤性撕脱、切割伤、烧伤或咬伤等。先天性小耳畸形主要因胚胎发育过程中第 1、2 鳃弓发育障碍而出现畸形，严重者耳廓软骨可全部缺如，仅残留部分肉赘样组织，并可伴有一侧面畸形，上下颌骨发育不良，有的甚至可无外耳道。耳廓缺损修复或再造术是美容整形外科手术中难度最大的一种手术，因耳部形态特点极为复杂，要再造一个与正常耳廓相似的耳廓外形是一件十分不易之事。主要应用于各种类型的先天性小耳畸形，创伤所致的各类耳廓缺损均可修复，年龄为 12 岁以上者。

(四) 眼部美容外科手术

1. 重睑美容术

双重睑系指有明显的上睑皱襞者，俗称双眼皮。我国人上睑皱襞高度通常为 4～5mm，低的为 2～3mm，高的可达 7～8mm。单眼皮是由于上睑皮下缺乏上睑提肌纤维的附着或上睑皮肤较厚，上眶区脂肪较多，而致上睑皱襞消失。重睑并不是决定一个人美的标志，有些人施行了重睑术后，并不增加面部美感。所以，术前应对术者全面检查，制定合理方案，方能达到预期目的。手术方法适应证选择：

(1) 凡眼睑、眶脂肪丰富伴有内眦赘皮或睑皮松弛者，宜选用皮肤切开法。

(2) 凡眼睑皮肤薄，脂肪少，无内眦赘皮，无眼睑皮肤松弛者，尤其是一眼为单眼皮者应选择缝线法。年轻人可用埋线法。

2. 眦角美容手术

眦角的形态，内外眦高度的变异，可直接影响眼的外形和美观。通常内眦钝圆，外眦呈锐角，而略比内眦高 1~2mm。影响内眦角外形最常遇到的是内眦赘皮。外眦角形态外形异常者是外眦角钝圆，均可视情采用美容手术，矫正畸形，增加眼裂的外形美。

(1) 内眦赘皮矫正手术：大多数内眦赘皮随着年龄的增长，鼻梁的发育增高，眼球突出度的增加，内眦赘皮可逐渐减轻或者消失，一般不需手术治疗。只有在青春期后仍有明显赘皮者，方需手术治疗。对合并有上睑下垂、小睑裂者，尤其是倒向型内眦赘皮者可提早于幼儿期手术。

(2) 外眦角钝圆矫正手术：外眦角钝圆，以单侧多见，可因外伤等原因引起。对外眦角钝圆影响眼外形者，可采用“Y-V”成形术的手术原则，在外眦部切除部分皮肤和肌肉，进行整形性缝合，以达到矫正外眦畸形的目的。

3. 眼袋美容术

眼袋指中年以上，由于眶隔松弛，位于眶下缘的上方形成假性眶隔脂肪疝，眼睑臃肿，向下荡挂，形如囊袋状，故名眼袋。眼袋主要发生在下眼睑，多见于中年以上，如发生于年轻人，多半与家族遗传有关。眼袋是老年的标志之一，如皮肤过度松弛，有时可使下睑内翻，产生倒睫，此时需行治疗，故眼袋整复术除矫正下睑倒睫外，可以改变下眼睑外形，恢复其青春面容。

(1) 眼睑外皮肤入路的手术方法：适用于各类下眼袋手术，适应证范围较广。

(2) 眼内结膜入路的手术方法：主要适应于单纯脂肪膨出，无皮肤松弛或伴有轻度皮肤松弛的青、中年患者。亦可用于虽然皮肤松弛，但因顾虑切口疤痕或不愿让他人知道手术的患者。

4. 眼睑与外眦部皮肤松弛美容术

(1) 眼睑皮肤松弛美容术：人类进入中老年阶段以后，机体的器官无论在形态上或功能上都将发生一定的老化改变，全身皮肤松弛，皱纹增加，上眼睑皮肤松弛更加明显。上睑皮肤薄，皮下组织松弛，随着年龄老化，皮肤弹性张力降低，加以受重力的影响而下垂，使老年人更显得苍老疲惫，老年相更加明显。为了视物清楚，需要用力向上抬起上眼睑，年纪越大，上眼睑皮肤松弛下垂越加严重。睑裂缩小，外呈“三角眼”，用眼稍久，即出现眼睑沉重，视力疲劳，有时可压迫睫毛而造成倒睫，使本来已很费力的眼睛，又出现异物感、流泪和结膜炎等病症，因此，对中老年人施行眼睑皮肤松弛症的手术治疗，从美容上和功能上来看，甚至较年轻人更加有积极意义。

①睑皮肤松弛症矫正术：老年人睑皮松弛症，俗称“三角眼”。眼睑皮肤的

变化，可随着增龄变化和上眼睑出现“三角形眼袋形成”，下眼睑形成“眼袋”。睑皮松弛症的手术治疗，一般可采用两种术式：一种术式为上睑松弛皮肤切除直接缝合法（非重睑矫正术），适用于轻症，即仅切除松弛多余的皮肤，不形成重睑。此法的优点是术后恢复快，适应老年人的心理状态，因老年人自我形象定势较为稳定，术后眼形突然变化，容易引起心理不平衡。另外，老年人组织修复能力较差，新的血液、淋巴循环的建立需时较长，切除皮肤行重睑术，眼睑肿胀明显，术后反应较大。一种术式为切除上睑松弛的皮肤行重睑术（重睑矫正术），该术式适用于重度睑皮松弛症。

②睑松弛症矫正术：睑松弛症是一种原因不明的眼睑疾患，应与睑皮松弛症相鉴别。此症多见于上睑，以女性多见，中青年发病率高。睑松弛症矫正术主要适用于：眼睑皮肤变薄、弹性丧失，皱纹增多；皮肤呈紫红色、下垂，甚至可遮盖视轴；眶隔菲薄，常伴眶脂肪与泪腺脱垂；外上眶缘皮下可触及滑动有肿块，外上穹隆部可见结膜下脱垂的泪腺。

（2）外眦部皮肤松弛美容术：两侧外眦部皮肤松弛，出现皱纹（鱼尾纹）是一个人皮肤老化最早的一种表现，也是眼轮匝肌收缩的结果。当微笑、眯眼时会变得更加明显，少数人可在30岁左右开始出现，多数是在40或50岁以后，本节主要介绍外眦部皮肤出现轻度皱纹的除皱法。

①皮肤箭头形切除术：适用于外眦部皮肤有皱纹而不明显，范围在外眦部约2cm以上者。

②皮肤双菱形切除术：适用于40岁以上，皱纹比较明显，兼有轻度上睑组织松垂和下睑袋者。

③外眦角手术与颞部头皮菱形切除术：本法适用于眼外眦角鱼尾纹明显，皱纹多而深，范围较大时。可结合上述两种外眦角除皱术的同时，在颞部发际内切除一梭形头皮组织。

5. 上睑下垂矫正术

上睑下垂是由于上睑提肌及动眼神经先天性发育障碍或继发性损伤造成的功能不全而引起。正常人平视时，上睑遮盖上方角膜2mm左右。为了摆脱下垂上睑对视轴的干扰，上睑下垂病人往往利用额肌的过度收缩提拉上睑或昂首姿势视物。久之，便形成额部皱纹增加，眉毛上抬等畸形外观。

（1）上睑提肌缩短术：上睑提肌缩短术大体可分为内切口（经结膜）和外切口（经皮肤）法。内切口法手术视野暴露较差，上睑提肌难以充分分离，较易发生矫正不足。外切口法暴露良好，解剖标志清楚，缩短量易于调整，且可以控制上睑沟的位置及睫毛角度，但分离结膜较为困难。现多采用内、外切口结合的方法。上睑提肌肌力在4mm或以上的先天性、老年性、外伤性或其他类型的上睑下垂的病例均适用。

（2）睑板－结膜－Muller氏肌切除术：是从结膜面切除睑板、结膜及Muller氏肌，又名Fasanella－Servat氏手术。适用于肌力在通常情况下8mm以上，下垂量在1.5～2mm的轻度上睑下垂。

（3）额肌筋膜瓣悬吊术：该手术是在眉区设计一个以蒂在上方的眉部额肌筋膜瓣，向下方推进与上睑板固定，以达到直接上提上睑矫正上睑下垂。对于先天性或后天性上睑下垂而上睑提肌肌力在4mm以下者，可采用本法矫正，其优点是不需另作切口取阔筋膜。

（五）唇部美容外科手术

1. 唇部美容手术

对唇部组织结构基本正常，但在外形上存有某些缺陷者，均适于施行美容手术使唇部外形更加秀美。如上唇或下唇过厚或过薄、上唇过长或过短、上唇过紧或过松，以及口唇两侧不对称等。主要包括厚唇美容术、薄唇美容术、重唇美容术、上唇过长美容术、上唇过短美容术、口唇两侧不对称美容术、下唇偏斜美容术。

2. 唇裂术后继发畸形美容手术

唇裂修复术的目的，在于恢复唇部正常的解剖形态和位置，以利唇部正常发育和巩固修复后的效果。如果选择修复方法适当，设计定点正确，操作技术熟练，一般可以达到手术预期的目的。唇裂修复术看来很简单，但因唇裂畸形各异，某种方法难以适用各类畸形，有时难以达到完美的效果，甚至可出现不同程度外形上的缺陷。因此，唇裂首次完美的手术整复显得非常重要。不论发生任何术后畸形或缺陷，统称为唇裂术后继发畸形。唇裂继发畸形的类型，可依修复手术所造成的失误而有所不同，但多数可同时有数个部位同时伴发畸形，手术时应同时予以矫正。单侧唇裂继发畸形，即上唇过紧或过松、红唇不显、红唇凹陷、唇红缘不齐、唇弓不明显、上唇两侧长度与厚度不等、鼻孔过大、鼻孔过小、鼻翼塌陷、鼻中柱畸形等。双侧唇裂继发畸形，即前唇凹陷、前唇突出、白唇过长、上唇过紧和鼻尖过低等。根据单侧唇裂与双侧唇裂常遇到的继发畸形，手术方法分为唇红缘不齐美容术、唇弓不明显美容术、唇红切迹状凹陷畸形美容术、上唇过紧与过松美容术、唇裂术后继发鼻翼畸形美容术、双侧唇裂术后继发唇鼻畸形美容术、鼻中柱畸形美容术、唇珠不明显或缺失美容术。

3. 上唇人中嵴再造手术

上唇人中嵴畸形多见于单侧唇裂整复术后，发生于先天性者极为少见。健康的成人一般不出现，有时人中嵴较为平坦，不太明显，但并不需要处理。在单侧唇裂与唇裂术后继发畸形修复时，为使上唇外形接近正常，手术时应同时注意人中嵴的恢复或重建，即人中嵴再造术。适于唇裂修复，尤以单侧唇裂修复后继发畸形的患者。

4. 上唇人中沟再造术

上唇人中沟不明显或较浅，多属于先天性，较为少见。如人中沟较平，则显示上唇外形不美。从上唇人中形成的解剖学基础来看，人中的全层组织排列紧而致密，人中较人中嵴缺少肌纤维。人中沟形成主要是有几束肌纤维起自人中中下1/3处的皮肤，行向下后，止于口轮匝肌深层边缘部分的上面，该肌束可使人中加深和红唇外翘。上唇人中沟不明显，如为先天性可能系起于人中中下1/3皮肤的肌纤维缺乏，或者发生变异。为此可以进行手术设计再造人中沟外形，加深人中沟，来改善人中沟不明显的缺陷。可采用人中沟皮内埋线牵引法和人中沟轮匝肌部分切除加压法。人中沟皮内埋线牵引法适用于人中沟不明显或轻度平坦的患者；人中沟轮匝肌部分切除加压法适用于人中沟明显平坦的病例。

5. 小口、大口畸形修复术

（1）小口一般指口裂比正常者较小，一般无功能障碍；小口畸形一般指因先天性或后天性原因所造成的口裂过小，除唇部畸形外，还有不同程度的功能障碍。前者属于美容手术，后者为整形手术。根据口裂宽度测量，正常成人当上下唇轻闭时，理想的口裂宽度应为口角间距和眼内眦间距之比，应以3∶2为宜，大约相当于两眼平视时两眼瞳孔向下的延伸线上，其平均值为36～45mm，即中等型。小于上述标准者为窄型，大者则为宽型。小口畸形修复的方法较多，主要可依口裂畸形发生的原因、程度轻重和口角周围瘢痕等情况，采用不同的方法修复。该类畸形手术效果，一般均较满意，但应防止手术后口裂变短或缩小。其适应证如下：①唇红滑行瓣适用于一侧口角唇红部发生粘连，而粘连性瘢痕切除后缺损创面不超过1～1.5cm者；②颊黏膜瓣转移适应于唇红组织丧失较多者；③唇红组织瓣适用于一侧口角开大，而黏膜瓣法适用于双侧口角畸形需口开大的病例，后者其适应证范围更为广泛。

（2）一般性口裂稍大，如行口裂缩小，修复方法基本上与大口畸形修复方法相同。一种方法为直接缝合法，此法的优点是可以形成一个较为理想的口角，缝合后的口内黏膜切口和口外的皮肤切口，不在同一个平面上。另一种方法为Z成形术，一侧大口畸形可以选用。此法优点是可避免形成直线瘢痕挛缩牵拉口角，且术后瘢痕不太明显。

6. 唇红缺损重建手术

唇红组织因黏膜白斑等疾病被切除后造成的缺损需行修复时，因唇红组织的颜色、质地和结构特点，无法用其它部位的组织所代替，故均应以唇、颊黏膜和舌等部位的组织进行修复。适应证选择：①唇红部小范围缺损——可按Z形手术原则，用Z成形术修复；② 唇红正中小范围缺损——可按唇交叉皮瓣原则，用下唇带蒂黏膜瓣修复；③ 近口角部位的唇红缺损——可按滑行瓣原则用前庭沟或颊黏膜推进瓣修复，亦可用同侧带蒂的舌瓣修复；④若唇红组织缺损量广泛，可在上唇或下唇内侧黏膜处切取双侧黏膜瓣转移修复，或口轮匝肌肌黏膜瓣修复。

（六）乳房美容外科手术

女性乳房是哺乳器官，分泌的乳汁对于婴儿生存、生长和发育起着十分重要的作用。女性乳房又是性征器官，丰满柔软而富有弹性的乳房，显示着女性性感的特有魅力。女性乳房又是重要的审美器官，丰满匀称，大小适中，突出于前胸的对称性乳房，不仅是女性美的必备条件，而且充分显示女性特有的形体美和曲线美。女性乳房其外形、大小及形态，可随着年龄、妊娠和哺乳而发生变化，乳房对成年女性来说构成特有的一种形体美。在正常人群中，部分女性其乳腺呈超常发育，体积过大；有的则发育不良或腺体萎缩；也有的本属于正常发育，但因妊娠哺乳后出现乳房的松垂；另外有的双侧乳房大小明显不对称；亦有少数乳头内陷或呈分枝状畸形。凡此种种非正常现象，可在生理上、心理上、生活上和工作上造成一个人不同程度精神上的压力和心理上影响，但上述非正常现象，可以通过乳房美容整形手术得到适当纠正并加以改善。

1. 隆乳术

小乳症病因多见于先天发育不全或哺乳后腺体萎缩，少数系由于外伤、感染性炎症，以及肿瘤摘除或腺体切除所致。隆乳术适用于乳腺发育不良或腺体萎缩，双侧乳房不对称，轻度的乳房松垂等。

2. 巨乳症的乳房缩小成形术

女性乳房发育超常与整体比例明显失调称为乳房肥大或巨乳症。其病因多为青春期内分泌紊乱或哺乳后导管扩张病理变化。主要表现在腺体增生，间质增生，脂肪组织堆积，乳腺导管扩张，可以是以某种改变为主，亦可以为综合性改变。部分巨乳有一定遗传因素。乳房缩小成形术，有数十种手术方法，归纳起来主要有垂直双蒂法、横行水平双蒂法、下蒂法、上蒂法及内外侧单蒂法等。适用于成年女性，各种因素所致巨乳，而不伴有明显其他系统疾病者。亦有少女型的巨乳亦属治疗之列。

3. 乳房下垂美容术

乳房下垂多见于哺乳后发生，以体形消瘦者居多。部分患者可与巨乳并存。单纯乳房下垂有轻重不同程度之分。轻度下垂一般乳头向下移位在3～5cm之内；中度者乳头向下移位，在5～10cm之间；严重者乳头向下移位，超过10cm以上。手术方法可根据其下垂的程度而定。轻度松垂者，只需行隆乳术或缩小手术即可。对严重下垂者，则需将过度松垂的皮肤腺体组织全部切除，将乳头乳晕切下后移植于新的乳头乳晕区，或进行乳头乳晕的移位转移。手术方法分为乳腺悬吊固定术、乳房下垂整形术、乳房真皮固定术。

4. 乳头内陷整形术

女性乳头低于乳晕平面以下，呈凹陷者称乳头内陷。多为双侧对称性，偶有单侧发生。其发病机理多为原发性乳头乳晕平滑肌发育不良，乳腺管间纤维组织短缩所致，继发性乳头内陷多为感染或腺体手术后所致。适用于乳头明显内陷，经长期提拉牵引或负压吸引无效，影响哺乳或经常发生乳头感染者。术前12周内无炎症发生者方可手术。

5. 乳房再造术

乳房再造术是指由于肿瘤根治、外伤、先天性畸形等所致的乳房缺损，而采用修复或再造的手术方法，使其得到形态上的重建。乳房再造的手术方法，目前有背阔肌、腹直肌、或下腹部真皮组织瓣移植等方法。适用于成年女性一侧乳腺缺损、发育畸形、恶性肿瘤根治术后或完成放疗和化疗6周以上者。

6. 腹壁与臀部脂肪堆积美容整复术

腹壁与臀部脂肪堆积可由于某些生理性和病理性因素所造成，腹壁皮肤松垂和其下脂肪堆积过多，可给患者生活和工作上带来不便，而且失去人体正常的形体美。腹壁与臀部脂肪堆积整复属于美容手术，通过整复手术可以矫正腹壁皮肤松弛，皮下组织增生以及腹肌和腱膜的畸形。腹壁脂肪堆积美容整复术适用于腹部脂肪堆积，伴有腹壁皮肤松垂，且感牵坠不适，行动不便者；剖宫产或下腹部术后，腹部脂肪肥厚或伴有手术瘢痕增生者；臀、大腿部脂肪堆积美容整复术适用于大转子部位脂肪异常堆积，大腿前侧及内侧皮肤松弛，臀部脂肪肥厚并下垂。心肺肝肾功能良好，本人要求迫切者。

7. 脂肪抽吸术

适用于：

（1）由遗传、内分泌及其它原因不明的局限性肥胖，如腹部、臀部，尽管体重正常或接近正常，但局部脂肪堆积明显，这些是本术式的最佳适应证。

（2）以局部脂肪堆积为特征的轻、中度肥胖，也是本术式的良好适应证。

（3）周身弥漫性单纯性肥胖者，常伴有负重感及诸多行动不便。该类病人如一期手术不能达到目的，可分期进行。

（4）伴有皮肤松垂的肥胖病人，吸脂术后皮肤与脂肪切除联合进行效果更佳。

(5) 某些部位的局限性脂肪瘤。

二、美容牙科学

牙齿是直接行使咀嚼功能的器官，对颌骨发育、语言和保持颜面正常形态都有着极密切的关系。正常情况下，颜面的和谐一致给人以美的感受，然而由于某些疾病可能导致牙齿的缺损、畸形或者色泽异常，因而影响美观。牙齿的任何部位发生畸形或缺陷，都会造成整个面部的失调，破坏了人体美的自然和谐。牙齿在发育过程中，由于某些全身疾病或营养障碍，以及局部感染等，可使釉质发育障碍，留下永久性缺损或变色。某些原因可致牙体缺损或缺失，牙齿排列不齐，𬌗关系错乱可导致错𬌗畸形。这些疾病所造成的牙、𬌗缺损和畸形，都直接影响颜面的美容，干扰美感的建立。牙齿美容的主要内容是牙齿美容修复术和牙齿漂白术。

（一）牙齿美容修复术

牙齿美容修复是牙齿形态美的再造，在治疗和修复中应遵循科学加艺术的原则，两者统筹兼顾，才能使治疗或修复达到高质量的要求。当牙颌畸形、牙体缺陷或缺损，以及牙齿缺失，无论采用正畸治疗或修复措施，其主要标准：首先，要求颌面和牙齿要符合个别患者的正常形态和功能恢复。其次，在色、形、质方面要尽量接近患者正常的形态与功能。即要求功能和形态的统一，技巧和美感的统一。如前牙缺损或缺失修复时，则以恢复外形美为主；而后牙缺损或缺失修复，则以恢复功能为主。在修复缺牙时，除了恢复功能外，还要依患者的心理、职业、爱好、皮肤色泽和脸型来选择修复方法，从而达到预想的修复效果。

1. 牙骨段移位术

（1）前牙拥挤畸形修复术：前牙拥挤畸形手术主要是将牙排齐。如果为个别前牙较轻拥挤而且舌向错位者，常可简单地将牙骨段外推，即能将牙排齐。如果外推时邻牙稍有阻力，将错位牙和邻牙调磨减径，即可将牙排齐。

（2）多数前牙反𬌗畸形修复术：多数前牙反𬌗畸形手术主要是将上前牙前移或将下前牙后移恢复正常𬌗关系，同时可改正上唇后缩（或下唇前突）畸形。

（3）多数前牙开𬌗畸形修复术：多数前牙开𬌗畸形手术主要是消除开𬌗。严重开𬌗者需同时改善面貌和其他畸形（例如异常露齿、牙槽前凸、闭唇困难、不良吐舌习惯等）。

（4）前牙多生牙畸形修复术：多生牙畸形手术主要是拔除多生牙后将牙排齐：多生牙常位于两个上中切牙之间，牙冠常呈锥形，均应拔除。埋伏的多生牙拔除容易者可先行拔除（为减少创伤，不宜与外科正牙术同时进行），如果埋伏牙不压迫邻牙牙根而又拔除困难者，可不拔除，即使手术断骨将埋伏牙断开，亦不会影响伤口愈合。

（5）前牙过大牙间隙畸形修复术：前牙过大牙间隙畸形手术主要是消除牙间隙后将牙排齐。较小的牙间隙如果不影响美观不必处理，如果影响美观，除手术方法外，亦可用光固化树脂或烤瓷冠修复。

（6）上牙槽前突畸形修复术：牙槽前突畸形手术主要是消除上前牙和牙槽前凸𬌗，使其能自然闭口，并使上、下唇关系正常。

（7）上下牙槽前凸畸形修复术：上下牙槽前突畸形手术主要是矫正上下前牙和牙槽前突，使唇前点向后移至审美平面（鼻尖、唇前点、颏前点在一条线上）附近，还应同时矫正异常开唇露齿，使闭唇自然。由于术后面形改善明显，已消失的颏唇沟能显现，患者较容易满意。

（8）其他牙列错𬌗畸形修复术：其他牙列错𬌗畸形常见者有多数前牙闭锁𬌗修复术、中线明显偏位修复术、前牙明显侧方斜轴修复术、多数前牙对刃𬌗修复术等。

2. 上前牙钳转再植术

由于目前我国常规牙正畸方法尚未普及，如果缺少常规牙正畸条件而患者又迫切要求正牙，少数上切牙严重扭转者，在严格限制适应证情况下，亦可用钳转再植法矫正。如果患者为儿童，应限于个别上前牙扭转严重和牙根未形成者，钳转后牙根可以继续发育完成，一般应为活髓牙。如果患者为成年人，钳转后多数为死髓牙，但经远期追踪观察证明，多数牙根无继续性吸收，牙齿可以长期存在。手术方法较简单：用牙钳将牙冠夹住转正，固定 1～3 个月即可，术后应长期追踪观察。牙根已形成者如果根尖弯曲，钳转时牙齿常脱出，可将弯曲根尖钻除或将牙槽窝底部扩大后迅速再植入，当时不做根管充填。如果钳转后牙齿仍不在牙弓内（常为唇向错位），再用前述之单牙骨段移位手术方法将牙齿完全复位。

3. 前牙自体移植术

前牙自体移植术最多见于上尖牙。牙根未完全形成者效果最好，牙根已完全形成者术后常为死髓牙，但牙能长期存在，成功率亦较高（但低于钳转再植牙）。要求移植牙之牙体大小应正常，移植处应有适当牙间隙，制备的牙槽窝应有一定高度的唇、舌侧牙槽骨板存在。牙根未形成者其发育程度应不少于根长之 2/3。手术需用外科涡轮钻完成，应保护牙根、牙周膜、根尖牙胚不受损伤。牙根已形成者为保护根面上的牙周膜，手术当时不宜做根管充填治疗，术后应长期追踪观察。

（二）牙齿漂白术

牙齿美在人类容貌美中起着至关重要的作用，一副健康洁白的牙齿是人类文明的一种体现。随着社会的进步，人们对牙齿美容的要求也越发强烈，对于各种原因所致的牙齿变色和着色，要求治疗的患者渐多。为使外科正牙术美容效果更好或偶尔发生的术后死髓牙外观正常，有时亦需做牙漂白或预防性漂白处理。牙齿着色或变色因其造成原因不同，漂白方法也不尽相同。而每种漂白方法，又各有利弊，可根据患牙不同情况和患者的要求，分别选择漂白方法，可概括为二种：即外漂白法、内漂白法。

1. 外漂白法

即从牙齿的外表面入手，去除色素或改变牙釉质的透明度，以遮盖牙本质里沉积的色素。此种做法一般不损伤牙髓。

（1）洁治、喷砂法：应用于：①口腔卫生情况欠佳，有软垢和牙石沉积者；②长期饮用浓茶或咖啡、长期吸烟或食用其他食物、饮料中的色素，以及长期使用某些药物等，可致色素在牙齿表面沉积。

（2）磨除法：应用于轻、中度氟斑牙，无釉质缺损。此法简便，快捷，可一次完成，效果好，常被采用。

（3）酸蚀法：应用于轻、中度氟斑牙，釉质表面无缺损。

（4）氧化法：应用于轻、中度氟斑牙；轻、中度四环素牙。

（5）家庭漂白法：20 世纪 80 年代末 Haywood 报道，用过氧化脲漂白活髓牙。其特点是患者在医生指导下，可将药物带回家中自己操作，故称家庭漂白。使用的药物为 Opalescence，中文名为好白净，呈凝胶状，又称好白净凝胶。好白净的主要成分是10%的过氧化脲，其活性成分是过氧化氢。10%的过氧化脲相当于3.3%的过氧化氢，在漂白过程中，氧化剂与色素中某些基团结合、反应，将其变成无色物质而起漂白作用。应用于烟渍、茶渍等外源性着色，轻、中度氟斑牙、四环素牙。

2. 内漂白法

内漂白法即从牙髓腔入手进行漂白治疗，漂白机制为除去髓腔内的有色物质，将强氧化剂放入牙髓腔内，即可渗入牙本质小管，与有色物质结合、反应，使之成为无色物质，达到漂白目的。主要应用于：①放入牙髓腔内的有色药物、充填材料如碘仿、银汞合金等，使牙冠变色。②各种原因所致的牙髓血管破裂后，血液进入牙本质小管所致的冠的变色。③重度四环素变色牙。

三、美容皮肤科学

（一）美容皮肤科学的定义

美容皮肤科学兴起于20世纪80年代。关于美容皮肤科学的定义，目前国内外尚无明确的认识。我们认为：美容皮肤科学是一门以医学美学理论为指导，采取内科、外科或理化治疗技术等手段，来维护和增进人体皮肤的健美，以调整人体皮肤的功能，提高人的生命活力美感和生命质量为目的的新兴医学分支学科。随着美容皮肤科学的发展和经验的积累，这一定义有了新的认识：美容皮肤科学是一门以医学美学为指导，皮肤科学为基础，运用医学诊疗技术和美容手段，研究皮肤的结构与生理机能和实施维护、改善、修复和塑造人体皮肤的健与美及其规律性的美容医学科。它是美学、美容学、皮肤科学三者有机结合的产物，目的是为提高人的生命活力美感，提高人的生命质量、生存质量和生活质量。

这里的生命活力，是指人的生理、心理的最佳状态所体现出的能量在人体结构有规律地分布，并推进结构发展的一种力量；而皮肤的健美，则是活跃而旺盛的生命活力体现的重要因素。所谓生命的质量、生存的质量、生活的质量，是指生命体所特有的结构、形态、功能及其存在、发展的能力和优劣的程度。那么，从某种角度来讲，皮肤健美的程度，也就是生命质量、生存质量和生活质量优劣程度的体现。充满生命活力以及优质生命的展示，是人类追求美的崇高目标，而美容皮肤科学则是帮助人类通往这个崇高目标的一种医学手段。

（二）美容皮肤科学的性质

美容皮肤科学的性质非常明确，它既是美容医学（aesthetic medicine）和医学美容学（medical cosmetology）的一个分支学科和重要的组成部分，也是皮肤科学的一个新的分支学科。如前所述，美容皮肤科学的指导思想是医学美学，它的基础理论来源于医学与美学理论，它的临床基础是皮肤科学。因此，美容皮肤科学以医学美学和人体皮肤美学为指导，采用皮肤内科、外科或理化治疗技术等医学手段，结合医学美容的方式来维护和增进人体皮肤的健与美的一门新的医学分支学科。

（三）美容皮肤科学研究的对象

美容皮肤科学的研究对象首先应是人体皮肤的结构、形态、生理功能及人体皮肤的美学，其次是研究维护和增进人体皮肤健美的医学技能、方法、设施及其有关的基础理论和各种有关制剂的优选与应用。这里所论及的皮肤健美，自然是人体整体皮肤之健美。

（四）美容皮肤科学的实施范围

在临床实施方面，大致可分为七个要点：一是机体各部位特别是颜面部或其他暴露部位的皮肤组织所发生的疾病，如痤疮、扁平疣、血管瘤、接触性皮炎、甲真菌病等的治疗；二是对一些非病理性表征，如皮肤粗糙、皮肤老化、少年白发、重金属沉着病等的修复；三是对解剖结构和生理功能正常范围内的人体皮肤的某些形态方面不尽完美的瑕疵，如单睑、鞍鼻、巨乳、单纯性肥胖等的重塑；四是对某些无明显功能障碍而仅为外观欠佳的先天性皮肤疾患，如鱼鳞病、毛囊角化症等的处置；五是对一些疾病经过治疗后，虽然功能得以恢复，但外观形态仍未完全恢复的皮肤缺陷，如外伤后的瘢痕、炎症后色素沉着或色素脱失等的再处置；六是对正常皮肤黏膜、毛发、指（趾）甲结构与功能的维护，使其保持完美状态，延缓衰老进程；七是对皮肤的心理美容与心理咨询。

美容皮肤科学的实施范围还应包括心理因素及社会适应能力这两个方面的实施。人类已从自然的人上升到社会的人，并升华为审美的人，在此进化过程中，不同的人群也由于心理与文化方面差异，而表现出不同层次的社会适应能力。例如，具有青春期独特魅力的少女，皮肤光滑细腻而富有弹性、乳房高耸而坚挺，体态婀娜、亭亭玉立。然而面对生命状态的深刻变化，生理特征魅力的逐渐逝去，她又开始自觉地认识到自己性别的深层意义，进而折射出一种恐惧心理：肌肤的松弛与老化。但人们往往可以从许多中年女性身上看到，人的成熟与衰老不是一个消极的过程，而是在新的层次上的展开与回归，并展示出特有的风度：通过她们的言行举止、服饰搭配、美容修饰、情趣爱好等多方面微妙地自然地流露出来的雍容华贵、可亲可敬、才华横溢的非凡气度，从她们身上透视出少女们所不及的魅力，这正是自我人格建设而实现生理特征魅力的转化与升华。因此，在皮肤美容治疗的同时，应对求医求美者或心理美容患者进行心理美容咨询和治疗，引导其树立正确的皮肤审美观，加强自我人格建设的能力，提高认知水平、改善情感状态、增强行为质量、不断完善自我，以适应社会并得到美的升华。

（五）美容皮肤内科学

美容皮肤内科学是美容皮肤科学的一个重要组成部分，它包含了中医药学中的中医美容的丰富内容。美容皮肤内科学侧重研究人体皮肤的形态结构、生理功能及病理改变对人体健美的影响，使用传统的皮肤科治疗手段、各种内科治疗手段及中医美容治疗手段，来治疗各种影响人体健美的常见皮肤疾病，以维护和修复人体皮肤之健美，增进人的心身健康。

1. 中医皮肤美容

中医皮肤美容是美容皮肤内科学的一个重要组成部分，它以中医阴阳五行学说，天人相应思想及表达人体形式美的形、神、气理论为指导，运用针灸、按摩、气功及养颜、驻颜技艺的实施，来改善各种有损于人体皮肤美感的皮肤疾患和皮肤衰老等状态。中医皮肤美容的理论充分体现了辨证施治、标本同治等整体观念，具有悠久历史和博大精深的内容。

中医皮肤美容疗法大致可分为：养颜与驻颜术、消斑术、有碍美容的皮肤损伤、损容性皮肤病和皮肤附属器疾病治疗等五大类。

（1）养颜与驻颜术：以悦泽、悦颜、白嫩皮肤、去皱、保持皮肤弹性、丰满皮肤而达到“老者复少，少者益美”之目的。

（2）消斑术：以去除面部或显露部位的色素障碍，消除、净化诸如雀斑、黄褐斑、黑色斑痣等。

（3）有碍美容的皮肤损伤治疗：以消除在面部或显露部位的丘疹、结节、脓疱、囊肿等及外伤引起的凹凸不平的瘢痕，使其部分恢复平滑、细腻和弹性之目的。

（4）损容性皮肤病治疗：对损容性皮肤病，如银屑病、白癜风、带状疱疹等的治疗。

（5）皮肤附属器疾病治疗：医治直接影响人体美容的皮肤附属器疾病，如酒齄鼻、脱发、斑秃等。

2. 美容皮肤内科疾病分类

美容皮肤内科疾病大致可分为色素障碍性皮肤病、皮肤附属器疾病、变态反应性皮肤病、微生物及节肢动物性皮肤病、代谢障碍性皮肤病、遗传性皮肤病、结缔组织病等几类。

（1）色素障碍性皮肤病：有雀斑、黄褐斑、瑞尔黑变病、Givatte 皮肤异色病、重金属沉着病、颞颥部点状色素斑、白癜风等。

（2）皮肤附属器疾病：有脂溢性皮炎、寻常性痤疮、酒齄鼻、脱发等。

（3）变态反应性疾病：有湿疹、接触性皮炎、季节性皮炎、药疹、化妆品皮炎等。

（4）微生物及节肢动物性皮肤病：有扁平疣、寻常疣、单纯疱疹、带状疱疹、甲真菌病、体癣、手足癣、脓疱疮、毛囊炎及毛囊虫病等。

（5）代谢障碍性皮肤病：睑黄疣、皮肤淀粉样变等。

（6）遗传性皮肤病：鱼鳞病、遗传过敏性皮炎等。

（7）结缔组织病：红斑狼疮、皮肌炎、硬皮病等。

（六）美容皮肤外科学

1. 美容皮肤外科学的概念

美容皮肤外科学是在皮肤病学的基础上，研究影响人体皮肤美感的皮肤损害、感染、缺陷、畸形、肿瘤及老化等的发生、发展，采用现代美容外科技术手段，从而达到维护和修复人体皮肤的健美状态，增进人的身心健康的一门科学。它既是美容皮肤科学的一个分支，又是现代美容外科学的组成部分。

2. 美容皮肤外科的应用范围和常用方法

（1）美容皮肤外科常见疾病：各种原因所致的大小瘢痕，如皮肤烧伤、外伤、手术、感染后的瘢痕、瘢痕性的秃发秃眉；各种皮肤良恶性肿瘤、毛细血管瘤、各种色素斑痣等；粉尘染色、文身和腋臭、多毛症以及单睑、鞍鼻、皮肤老化等；随着审美观念的转变、审美能力的提高而要求外科手术处理的情况。

（2）常用的皮肤外科手术：切除缝合术、皮肤和毛发移植术、激光手术、皮肤磨削术、皮肤切割术、化学剥脱术、电解术、冷冻术。

（七）皮肤护理美容

1. 皮肤护理美容的基本概念

皮肤护理美容是在护理美学、美容保健学、美容皮肤科学等相关学科的基础上发展起来的一种医学美容技术。皮肤护理美容技术是在医学美学理论指导下运用药物、治疗性护肤品、美容仪器以及按摩等手段，来研究和维护人体皮肤之健美、对人体皮肤进行整体护理，使之达到皮肤光滑、细腻、滋润、柔嫩、富有弹性、延缓衰老而充满生命活力的人体美感，是美容皮肤科学及美容医学整体学科中不可分割的重要组成部分。

2. 皮肤护理美容的应用范围

皮肤护理美容，既然属于现代美容皮肤科学及现代美容医学领域的重要组成部分之一，那么应从医学与美学的角度来界定它的应用范围。皮肤护理美容包括以下范围：

（1）皮肤护理技术与方法：蒸气美容术、面膜美容术、按摩美容术、文饰美容术等。

（2）皮肤保健技术与方法：清洁皮肤、美容化妆、化妆品的选择与使用等。

（3）损容性皮肤病的护理和保健。

（4）皮肤的心理美容。

四、美容中医学

（一）美容中医概念

美容中医学是一门以人体健美为对象，由多种基础、临床学科相互交叉而形成的新兴的中医学科。它的任务是在中医基本理论和人体美学理论的指导下，研究损容性疾病的防治和损容性生理缺陷的掩饰或矫正，以达到防病健身、延衰驻颜，维护人体的形态美和体魄美为基本目的的专门学科。

美容有狭义和广义之分。狭义的美容仅指颜面五官的美化与修饰。而广义的美容，则包括颜面、须发、躯体、四肢以及心灵等全身心的美化，美容中医学中的美容即为广义的美容。广义的美容等同于健美。健美，即在健康基础上的美，它是根据健康标准、美学标准、年龄、性别等特征，对人的颜面五官、须发爪甲、肌质肤色、体形姿态、动作风度等进行综合评价。

健康包括心、身两方面的健康。身体的健康是人体外形美的基础。身体健康表明人体各组织器官的发育良好及功能正常。只有具备这个前提，人体才能有红润光泽的皮肤，富有弹性的肌肉，挺直的身躯，敏捷的动作，从而给人一种外形上的美感。而心理的健康，是人体外形美的添加剂。只有心理健康和社会适应上的健康，才能精神愉快，思维敏捷，豁达大度，从而给人增添一种气质上的美。同时，良好的心理，能延缓人体的衰老，从而达到延长寿命的目的。健康与美丽，不一定在一个人身上同时出现。一般来说，美丽的人应该同时是健康的，而健康的人，不一定有美的外表。医学美容的主要任务之一就是给人创造外形美的条件，采用医学的手段来修复，达到塑造人体的外形美。

（二）美容中医的分类

1. 按美容性质分类

按美容性质，美容中医可分为美容治疗和美容保健两类。

（1）美容治疗：是指以中医的手段或方法治疗人体的损容性疾病，消除疾病所致的美容缺陷，达到维护人体美的目的。完全属于医学美容的范畴。

（2）美容保健：是指在美容中医学理论的指导之下，采用医学或非医学的手段或方法预防疾病，增进健康，延缓衰老，使人的面容、形体、皮肤、毛发等保持自然健美；或用妆饰的方法掩盖人的生理缺陷，给颜面五官、须发爪甲增添光彩，以达到外形美的目的。

2. 按手段和方法分类

按美容手段和方法，美容中医可分为中药美容、食膳美容、针灸美容、推拿美容、气功美容、音乐美容、心理美容等7大类。

(1) 中药美容：是通过中药的内服、外用来治疗损容性疾病或养护机体的一种美容方法。这是美容中医中最主要、最常用、经验最丰富的一种方法。中药美容又可分为内服法和外用法。内服法通过对全身的调理来达到局部治疗或补益身体的目的，以全身心的健康来保证局部的美，是治本除根、健身延衰、驻颜美容的必要手段。内服药的剂型和一般内服中药的剂型相同，主要有丸、散、膏、汤、饮、酒、露等。外用法运用药物直接作用于体表局部以达到治疗或保健美容的目的。它利用药物的性能直达病所，奏效迅速；在操作上一般有熏洗、湿敷、扑撒、涂擦、浸浴、贴敷、喷雾、电离子导入、超声导入等不同方法。根据不同的操作方法采用相应的药物剂型。如采用熏洗、浸浴、湿敷、喷雾法时应选用水剂，采用扑撒法时应选用散剂，采用涂擦及超声导入法时可选用软膏剂，采用贴敷法时可选用糊剂或涂膜剂等。

(2) 膳食美容：是指在中医药基础理论指导下，运用食物或具有食药两用的天然动植物，或以食物为主的药膳来美容的方法。美容饮食的品类很多，主要有菜肴、饮、鲜汁、汤、羹、酒、粥、蜜膏等。此法与中药美容一样，必须采用辨证用膳的方法才能取得较好的美容效果。

(3) 针灸美容：是指通过针灸的方法刺激经络、腧穴而调动机体内在抗病因素，调整脏腑组织功能，促进气血运行来达到治疗或保健目的的一种美容方法。针灸美容分针刺法、灸法、拔罐法，每种方法又有诸多具体操作办法，如针刺法又分毫针刺法、三棱针刺血法、火针、水针、电针法等；灸法又分艾炷灸、艾条灸、温针灸等；拔罐法又分火罐法、闪罐法、走罐法、刺络拔罐法等。

(4) 推拿美容：又称为按摩美容，是指采用各种推拿手法刺激身体的某一穴位或部位，一方面通过经络系统调动机体内在因素，一方面通过体表局部的物理效应来调整脏腑紊乱气机，使阴阳气血平衡，以达到治疗或保健美容目的的一种方法。中医推拿美容法主要有经穴按摩，即循着经络的走向或定位于具体腧穴，采用推、点、拿、掐等手法进行人体按摩。国外也有按摩术，广泛用于保健和美容，然而经穴按摩却是我国所独有的。

(5) 气功美容：是指通过气功锻炼的方式达到美容治疗或保健目的的一种方法。气功中的各种强身回春术都可以用于美容。由于气功能全面的调整人的身心，故它能带给人较深层次的美，达到外形和气质俱佳的境界。

(6) 音乐美容：是指在中医基础理论和传统音乐理论的指导下，以音乐作为调养治疗手段，根据个体的不同体质、情志变化，分别选用不同音调、节奏、旋律、强度的乐曲，激发情感、陶冶情操，调节脏腑功能，以达到防病治病，健美身心的目的的一种美容方法。

（7）心理美容：是指在中医基础理论和中医心理学说指导下，通过心理治疗或心理调养，调节情绪，改善心理状态，消除或减轻不良情绪对人体的影响，以达到防治疾病，健美神形的一种美容方法。

3. 按临床学科分类

按临床学科，美容中医可分为美容皮肤科、美容眼科、美容耳鼻咽喉科、美容内科等。

（1）美容皮肤科　通过对皮肤科疾病的治疗或保健，达到美化皮肤的目的。皮肤美容是美容中医学中极其重要的一部分，绝大部分损容性疾病都是皮肤病，而各种美容保健的目的又大多是针对皮肤美的，故美容中医以皮肤美容为主。

（2）美容眼科　通过对眼部疾病的治疗或保健，达到美目的目的，包括眼外障的治疗和视力的保持、改善、提高，使双眼既保持美的外形，炯炯有神，又恢复视力，提高眼的生理功能。

（3）美容耳鼻咽喉科　主要通过对鼻部和咽喉部疾病的治疗，防止鼻部疾患带给容貌的损害以及声音嘶哑不扬对人整体形象的影响。

（4）美容内科　通过内治的方法治疗损容性疾病或保健，达到人体外形的美。美容中医内科和皮肤科、眼科、耳鼻咽喉科是相互联系的。在整体观的指导下，必须把中医内科的脏腑、经络等辨证与各科局部辨证有机地结合起来，全面分析，才能确立准确、安全、有效的美容方法。此外，减肥、增重等体形美的内容都归属于美容内科。

五、美容保健

（一）美容保健的概念

美容保健是指以医学的手段或方法，或在医学理论、人体美学理论的指导下，采用非医学的手段、方法如运动、饮食、养生等，预防疾病，增进健康，延缓机体的衰老，使人体保持自然健美；或用妆饰的方法，掩盖人的损容性缺陷，给颜面五官、须发爪甲增添光彩，以达到外形美的目的。

概念中所提的掩盖人的损容性缺陷，即遮掩皮肤上的瑕疵、不健康的肤色和毛色，以及掩盖人的不正常体气等。这些内容实属于妆饰美容。在美容中医保健中，妆饰美容是很重要的一部分。美容中医的妆饰法大多同时具有保健、养护人体的作用。

（二）美容保健的范围和分类

根据美化部位的不同，美容保健可分为颜面五官美容保健、须发爪甲美容保健、躯体四肢美容保健三大类，每类又分列有不同的美容项目。

1. 颜面五官美容保健 项目有净面、驻颜、防皱去皱、润面泽面、增白、明目、洁齿白牙、固齿牢牙、润唇艳唇、香口除臭10项。

（1）净面：指对面部的清洁。主要采用保健妆饰法。

（2）驻颜：指对面部肌肤的保健，使颜面肌肤保持红润、细腻、光滑、富有弹性。

（3）防皱去皱：指防止和消除面、颈部的皱纹。

（4）润面泽面：指改善面部肌肤不正常的质地和色泽。如粗糙、晦暗、萎黄等。

（5）增白：指改变面颈部及其他暴露于外部皮肤的色黑状况。

（6）明目：指对视力和眼睛明亮程度的加强。

（7）洁齿白牙：指对牙齿的清洁，保持牙齿的洁白或改善牙齿黄黑等不正常颜色。

（8）固齿牢牙：指稳固牙齿，使牙不易动摇、脱落，或使已松动的牙齿重新稳固。

（9）润唇艳唇：指对嘴唇的滋润和美化，保护嘴唇不干裂或改善已干裂的状况，或者增添唇红，增加美感。

（10）香口除臭：指消除口中的臭秽之气或使口气芳香。

2. 须发爪甲美容保健

其美容项目分为洁发、润发泽毛、乌须发、生须发固发、去头屑、美爪甲等6项。

（1）洁发：指对头发和胡须的清洁。

（2）润发泽毛：指改善须发的干枯状况，使之润泽、柔软、有弹性。

（3）乌须发：指改善须发黄、白的状况，使之黑亮。

（4）生须发固发：指增加或稳固须发，使须发茂密且牢固不易脱落。

（5）去头屑：指祛除头皮屑。

（6）美爪甲：指对手的美化以及改善爪甲的不正常状态。

3. 躯体四肢美容保健

其美容项目分为洁身润肤、香身除臭、轻身减肥、增重肥白、丰乳隆胸等5项

（1）洁身润肤：指对全身皮肤的清洁和滋润。

（2）香身除臭：指消除身体的不正常气味，或使身体散发芳香。

（3）轻身减肥：指降脂以减轻体重，使人保持苗条的体形和矫健的身姿。

（4）增重肥白：指增加人的体重，改善人的瘦黑之不正常状态。

（5）丰乳隆胸：指丰满妇女的乳房及增加胸部肌肉的健美。

（三）美容中医保健的发展前景

1. 美容保健符合2000年人人享有卫生保健的目标

1977年，世界卫生组织提出“2000年人人享有卫生保健”，预示着21世纪将会出现卫生保健热。在未来的时代，医学的主要目标将不再是疾病的治疗，而是疾病的预防以及人身心健康的维护，而美容保健的目的正与此一致。

2. 美容中医保健手段有待深入挖掘

中医在长期的发展过程中，积累了丰富的预防疾病、保护健康的养生方法，这些方法被美容中医吸收，从而使美容中医保健手段多样化，形成了自己的特色。但各种手段或方法还有待于深入挖掘，需美容中医工作者进一步展开研究。

3. 化妆品的发展趋势

我国化妆品生产增长迅速，传统的中医药和现代科学技术的结合，将使我国在天然中草药化妆品方面有所突破。美容中医内容最多、经验最丰富的一部分就是药物美容。历代医书中保存着大量保健美容药方，实际就是当今的药物化妆品，如深入挖掘整理，必将发现极有价值的内容。

综上所述，可知21世纪将出现卫生保健热，美容保健将会成为人们的迫切需求，而美容中医保健有取之不尽的丰富的源泉，所以美容中医保健必将在本世纪初有较大的发展。

第五章 医学美容的基本操作规范及相关法规

第一节　美容外科基本操作规范

一、病史与检查

1. 病史　内容包括现病史、既往史、家族史等，有药物过敏史时应特别记录。女性还应记录月经史及生育史。

2. 检查

（1）全身检查：美容外科手术多数以局麻手术为主，但应按常规进行全面检查。尤其是对于先天畸形者，更应注意是否合并有内脏和其他部位的畸形。对于一些年长的美容就医者，则应通过全身检查以判断其对该手术的适应能力，以避免美容手术诱发潜在性疾病。

（2）专科检查：是对拟实施美容外科手术的部位进行的视诊、触诊及其功能方面的客观检查，并照相记录。如需行组织移植，还要对供区的组织进行检查，并做好详细记录，必要时做美学参数测量并以线条图表示。

（3）化验检查：包括血、尿、便常规，出、凝血时间、凝血酶原时间及肝肾功能检查。

（4）特殊检查：必要时需行 X 线、心电图、脑血流图、B 超以及病理检查等。

二、实施指导原则

（一）医学审美原则

在美容外科技术操作中，医学审美作为一种指导性原则，必须贯穿于实践的全过程。

1. 医学审美是一种对人体美的直觉　它与人的心理因素息息相关，其中包括人格特点、社会心理背景、个人审美习惯等方面。因此，在美容医学的操作过程中，一定要顾及就医者的心理因素，把握审美技能、心理技能与临床技能三者的综合实施这一重要原则。在这三者中，医学是基础，心理是条件，审美是核心。这是成为美容医师的必备条件。

2. 不断提高医学审美技能的水准　美容医师的医学审美技能水准，是建立在其对医学人体美学要则的深刻理解和长期临床实践的基础上的，是反映其医疗水平高低的尺度之一。医学人体美的要则主要有对称、比例（如黄金定律等）、对比、协调、和谐、整体性和多样统一等形式美规律，以及对色彩、亮度、层次和角度的掌握。医疗美容专业技术人员，应将上述理论与规律运用于美容医学临床审美的始终，并不断总结提高，才能使自己的医学审美技能日臻完善。

3. 在临床审美实施中贯彻整体性原则　即在对人体健康状态和审美评价整个过程中都应遵循整体与局部并重的原则，既重视局部美化，也不可忽视整体的审美和健康。

4. 审美具有极强的社会特性　作为社会的医疗美容专业人员，应了解人体审美的社会流行性，如体形、眼形、脸形、眉形、鼻形等的造型变化，不同职业、不同年龄的差异。但绝不允许任何损害人体功能而一味追求时尚性，甚至追求改变人种的面型等错误做法。

（二）美容医学心理诊断和辅导的原则

人们的美容就医行为在实质上是一种美容医学心理的需求，美容外科技术实施的心理学目标就是力求最大限度地满足美容就医者的审美心理需求。因此，在美容外科技术操作的全过程中，美容医学心理诊断和心理辅导必不可少。

美容外科技术操作中进行心理诊断的目的，是切实把握每一位美容就医者的美容医学心理适应证和禁忌证，选择适当的医疗美容技术操作，以预防美容医疗纠纷的发生。

美容外科技术操作中进行心理辅导的基本原则是：舒缓美容就医者的焦虑情绪，纠正其异常审美心理，在充分沟通的基础上，给予积极的心理指导。美容医师必须在实施技术操作之前，对就医者进行耐心的、仔细的心理判断和辅导。

（三）美容医学伦理学原则

医疗美容技术操作的主要目的在于满足美容就医者的审美心理的需要。因此，在医疗美容技术操作的全过程中应遵循以下伦理学原则：

1. 知情同意原则 美容就医者对所实施的医疗美容技术操作方法的优缺点、局限性、并发症等有知情权。美容医师与美容就医者应就此达成共识，并且双方签订知情同意书一式两份。

2. 局部微创原则 在实施医疗美容技术操作的过程中，应尽量达到创伤最小、美学效果最佳的目的。

3. 整体不伤害原则 任何医疗美容技术操作都不能伤害美容就医者的器官功能和整体健康，更不能危及其生命安全。

4. 尊重和保密原则 医疗美容技术操作者应尊重美容就医者的隐私权和肖像权。例如，在未经美容就医者同意情况下，不得在非学术性刊物上公布其术前、术后照片等。

三、操作原则

1. 无菌 严格掌握无菌技术，包括手术前准备、术后护理、器械的灭菌和最大限度防止手术野的污染。应在思想和习惯上养成高度的无菌观念，且有规章制度保证并严格执行。

2. 无痛 无痛性手术是应遵守的基本原则，完善麻醉有利于手术操作、术后恢复及获得良好的美容效果。

3. 微创 培养爱护组织的良好观念，要求每一手术步骤要尽量避免造成不必要的创伤，要使每一操作都具有目的性。手法要轻柔、准确、熟练和迅速。

4. 无血 手术中必须确切止血，尽量防止术后形成血肿、创口出血或渗血。

5. 无死腔 手术中必须彻底消除死腔，防止术后形成血肿及感染。

6. 无张力缝合 创口缝合时应力求达到无张力的缝合。

四、基本操作技术

1. 皮肤切口设计原则 ①隐蔽；②尽量平行皮纹方向或按轮廓线做切口；③避开重要的血管神经；④避开功能活动部位。

2. 皮肤切开的方法 做切口时应使用锋利的刀片，一次性切开皮肤全层，切忌拉锯式切开，造成不整齐的切口线，同时刀片应与皮肤垂直或呈45°～60°角。要求切口缘对合紧密、无张力、轻度外翻。

3. 剥离与止血

（1）剥离：剥离组织时要求层次清楚，动作轻柔。剥离以锐性剥离为主，或找准剥离间隙，尽量减少出血、减轻创伤。

（2）止血：手术中应迅速彻底止血，减少失血量，保持手术视野清晰，避免术后出血。常用止血方法有：①压迫止血法；②电凝止血法；③结扎止血法；

④其他止血法：药物止血法、血管阻断法、头皮血管夹止血法等。

4. 缝合技术　美容外科对缝合的要求：创口对合整齐、无张力、无死腔残留、轻度外翻、缝线不宜过粗、针距不宜过宽。常用缝合方法如下：

（1）间断缝合法：每缝一针即打结，缝线互不相连。缝合时进针角度应与皮面垂直，带或不带皮下组织，使创缘平整并稍外翻。面部切口可采用5－0、6－0尼龙线或丝线，针距4mm，边距2mm。

（2）双重间断缝合法：适用于深的伤口的缝合。为消除死腔和减少皮肤缝合张力，增加皮下缝合。

（3）Straith缝合法：此法是先从深层进针，浅层出针，再由对侧伤缘皮下浅层进针，深层出针，打结在深层，然后间断缝合皮肤。

（4）Pick间断缝合法：此种缝合方法是在间断缝合时，缝线通过深层组织，从而可消除死腔。但缝合后有时在缝合处有凹陷或酒窝样改变，影响术后形态效果。

（5）梯形间断缝合法：或称皮下组织重叠间断缝合。对凹陷性有张力的伤口，可进行梯形缝合，以矫正凹陷。

（6）褥式缝合法：褥式缝合有水平褥式缝合和垂直褥式缝合两种。水平褥式缝合有助于对抗张力，使创缘接触面增大；垂直褥式缝合对创缘的血运影响较小。两者均可以使创缘略为外翻，并消除皮下死腔。多用于阴囊等处易内翻的伤口。

（7）连续皮内缝合法：将针从一侧真皮深层向浅层穿出，再从对侧真皮浅层向深层穿出打结。也可以自一侧皮内顺切口方向穿出，再从另一侧皮内穿出，以同样的方法两侧交替缝合，直到切口端收紧缝线打结。皮内缝合后表皮对合无张力，表皮不必缝合，可减少缝线反应引起的增生瘢痕。皮内缝合可以用金属线，拆线时将金属线抽出。

（8）连续锁边缝合法：从一侧皮缘进针，另一侧皮缘穿出，针线从绕的线圈内穿出，拉紧缝合线再缝合下一处连续锁边缝合数针，不必打结，因此缝合速度较快，常用于皮片移植的缝合。其缺点是如一处断裂，可使较长一段缝线松脱，因此有张力伤口缝合时不用。

（9）枕式缝合法：缝合方法与褥式缝合相似，并在两侧皮肤进、出针处衬垫小纱布枕，以增大缝线与皮肤表面的接触面积，避免缝线局部张力过大。枕式缝合主要用于鼻尖、鼻翼及耳廓等立体器官结构修复时的两面压迫固定与塑形。

（10）双重连续缝合法：双重连续缝合是由浅层单纯连续缝合和深层单纯连续缝合叠加而成。

（11）环状缝合法：环状缝合是由一侧创缘以较大针距穿入，另一侧以较小针距穿出，再从一侧创缘小针距穿入，从另一侧大针距穿出，打结。

（12）连续双重锁边缝合法：此法与连续锁边缝合相似，只是缝线从线圈内穿出后再从线圈内穿出一次，形成双重锁紧。双重连续锁边缝合可以防止因一处缝线断裂而引起的较长一段缝线松脱。

（13）连续褥式缝合法：连续褥式缝合也可以有连续水平褥式缝合和连续垂直褥式缝合两种，这两种缝合由于易产生皮肤不平整，较少应用。

5. 包扎与固定 敷料包扎要求达到3.33～4.0kPa的压力，良好的包扎应能保持7～14d。常用的包扎材料有消毒纱布、纱布绷带、各种胶布、通气胶纸、弹性绷带及弹力网套等；固定用材料有石膏夹板、牙科打样膏、热塑夹板、木夹板等，均可按需选用。

（1）一般包扎：创口覆以平整纱布，以疏松纱布压紧或填平凹陷，具有适当压力。也可用多条通气胶带减张粘贴，使切口处皮肤松弛，必要时外加绷带包扎，或以石膏固定。

（2）颜面部包扎：上面部包扎、单眼包扎、双眼包扎、单耳包扎、双耳包扎，还有半颜面、全颜面包扎，鼻部上唇、颌部包扎等。若把耳包扎在内，则耳前后需用纱布垫平后包扎。若把眼包扎在内，则眼部需涂眼药膏并覆盖油纱布，垫敷料后包扎。只用纱布绷带包扎时，应在外露耳、外露眼的上方，以及纵向放一纱布条，再做包扎。包扎完毕后，纱布条打结，使敷料压紧，再加胶布固定。全颜面包扎时，纱布条放于额正中打结。

6. 拆线 一般情况下重睑手术、除皱手术在术后1周左右拆线；下睑袋矫正术、面部瘢痕切除手术在术后5～7d拆线；乳房手术在术后8～10d拆线；关节部位及复合组织游离移植术等，在术后10～14d拆线。对老年人、营养不良者、切口张力较大等特殊情况，应考虑适当延期拆线。特殊情况可于术后5～7d先间断拆线，待2～3d后再全部拆除缝线。

五、术前准备与术后处理

（一）术前准备

术前准备包括以下内容：

1. 确定适应证及禁忌证

2. 术前社会美容心理状态的判定

3. 病历采集

4. 签署手术知情同意书（一式两份）

5. 除外体内潜在性疾病 若为大、中型手术，术前应进行系统检查，判断是否有手术禁忌证。若为老年人，则必须预测其手术承受能力如何。局部专科检查需力求详尽、认真、仔细，充分了解局部畸形、缺陷及瑕疵的形成原因、部位、程度、范围和性质，周围组织的健全状况，化验及其他辅助检查结果。小型手术一般只需检验凝血机制及血常规，大、中型手术则须进行系统的血液及有关肝、肾、心和肺功能的化验和辅助检查。

6. 备血 对于较大手术中需输血者，术前应做血型鉴定及交叉配血试验，配好适量血液备用，也可采用自体血回输。

7. 术式选择与手术设计 美容外科医师必须具备良好的医疗道德作风，具有全心全意为美容就医者服务的思想，从实际出发，制定出一整套的治疗计划，为美容就医者解除痛苦。手术实施者要向美容就医者说明各种术式的优缺点和可能产生的术后并发症及其预防处理的原则，取得美容就医者术后积极主动的配合，以使使术后并发症发生率降低到最低程度，这也是审美能力的实施过程。手术设计应简便、安全、可靠，且能满足美容就医者的要求。医师的每个治疗计划及设计都必须征求就医者的意见，得到就医者的理解及配合。

8. 手术区域准备

（1）发际内切口的手术：术前3天，每天用1/1 000苯扎溴铵（新洁尔灭）溶液洗头部，并于术前1天剃去切口两侧2～3cm宽的头发，其余头发扎小辫。

（2）眼部手术：术前2～3天，每天用生理盐水冲洗结膜腔，或滴氯霉素眼药水，每天3次。但无需剃去眉毛和剪除睫毛。

（3）鼻部手术：术前2～3天用抗生素滴鼻液滴鼻，术前1天剃须，必要时剪除鼻毛。

（4）口腔手术：术前2～3天，用复方硼砂溶液漱口，术前应漱口刷牙。

（5）乳房手术：术前1d应洗澡，并于立位设计切口线。

9. 术区消毒范围

（1）头面部

除皱术：全部头发，包括前额、两鬓及颈后皮肤。

鼻部：全面部皮肤及鼻前庭。

口唇部：面部、唇部、口内及上胸部。

其他：按相关专业技术操作规程施行。

（2）颈部：由下唇至乳房乳头部，两侧至斜方肌前缘，或全颈部和胸背上部。

（3）胸部：胸部两侧过腋中线或腋后线，上过肩，下过脐，包括两侧腋窝。

（4）腹部

上腹部：由乳头至耻骨联合，两侧至腋后线。

下腹部：上至肋缘，下至外阴部、大腿上 1/3 的前面与内侧。

（5）会阴部：耻骨联合部、外阴部、肛门周围、臀部及大腿上 1/3 内侧。

（6）四肢：以手术部位为中心，包括上、下、前、后四个邻区或受术的整个肢体，范围应较大。

10. 铺无菌巾、单注意事项

（1）无菌巾、单不可与周围的人或物品接触。巾、单的下界要遮至手术者的腰平面以下，如污染即需更换。

（2）先定好切口部位再铺单。先铺相对有菌区，后对侧；先铺外侧后铺内侧。之后，只允许将单子自手术区向周围稍移动，不允许自周围向手术区移动，以免污染手术区。

（3）尽量应用稍大的单子，减少铺单数目。小单子要重叠盖好，以免散开，导致污染。

（4）切口四周至少有四层巾、单遮盖。术中一经浸湿，即失去无菌隔离作用，应重新加盖无菌巾、单。

11. 不同部位手术铺无菌巾的要求

（1）头面部手术（额、颞、顶部）：需剖腹单 1、大单 2、中单 1、小无菌巾 5。

铺单步骤：①中单双折，置于美容就医者头下。②小无菌巾 4 块，遮盖切口的四周。③横置大单 1 条，双折盖于面部器械盘上。④大单 1 条，双折铺于头部。⑤铺剖腹单。无菌巾 1 块，盖住器械盘。

（2）眼部、口腔手术：需中单 2，小无菌巾 4（或洞巾 1 条）。

铺单步骤：①同头面部手术①、②，并用无菌巾包裹头部，以巾钳固定。②用小无菌巾 2 块，于面部左、右各交叉铺无菌巾 1 块，露出眼部（将鼻部另用纱布盖住）。③额部（齐眉处）铺无菌巾 1 块，盖住头以上部分，于无菌巾交叉点处，用 2 把巾钳固定。④横置中单 1 条，盖住鼻以下部分，固定中单。

（3）鼻部手术：需大单 1，中单 1，小无菌巾 4。

铺单步骤：①同眼部手术①、②，但需盖住双眼。②用无菌巾 2 块，于面、颈部左、右各交叉铺巾 1 块，以显露手术部位。无菌巾交叉点处，用巾钳固定。③大单 1 条，铺盖全身。④无菌巾 1 块，盖于器械盘上。⑤口腔外手术，铺单法同上，但需另加大单 2 条，铺盖全身。

（4）腹部手术：需小无菌巾 5，中单 2 及剖腹单 1。其铺单步骤依具体手术而定。

（5）颈部手术：需领式单 1，小无菌巾 8，颈部手术单 1，中单 3。其铺单步骤依具体手术而定。

(6) 胸部手术：需小无菌巾8，剖腹单1，中单9。其铺单步骤依具体手术而定。

(7) 会阴部手术：需中单1，小无菌巾5，会阴手术单1。

铺单步骤：①将中单双折置于美容就医者臀部下。②用4块无菌巾固定于手术区四周。③医生及护士共同铺置会阴手术单。

(8) 上肢手术：需大单3，小无菌巾6～8，无菌绷带1，中单2。其铺单步骤依具体手术而定。

(9) 下肢手术：需大单2、中单3、小无菌巾3～5、剖腹单1、无菌绷带1。其铺单步骤依具体手术而定。

(二) 术后处理

1. 全麻术后，清醒前应有专人监护，并在床旁备急救设备及器械。

2. 术后应注意敷料包扎情况，有无渗血、出血、感染等并发症迹象。对在门诊美容就医者，要详细交代有关注意事项，以便发生并发症时及时就诊，及时处理。

3. 术后是否需要卧床休息，休息的时间和卧床的体位视手术而定，以减轻水肿和不影响伤口愈合为原则。

4. 术后酌情给予镇静止痛药物，以消除美容就医者的恐惧紧张心理。

5. 手术野暴露时间较长、解剖范围广泛、有感染可能者，可适当地应用3～5d抗生素。

6. 敷料的更换应视具体手术而定，小手术后可不必更换敷料直至拆线，但伤口渗血者应及时查视，并清除血痂。更换敷料时，须动作轻柔，以减少操作中给患者带来的痛苦。

7. 为减轻手术切口瘢痕增生，拆线后局部可继续应用透气胶带或弹力带减张2～3个月，并进行软化瘢痕的综合治疗。

六、疗效评价

(一) 疗效评价的基本原则和要求

与传统医学的临床与护理实施相比较，美容医学的临床与护理技术实施更具有社会心理效应。其治疗目的是在保证人体健康与正常功能的前提下，努力使所治疗部位的缺陷得以修复和美化，更符合人体形式美的法则和美学参数的近似值，并产生积极的社会心理效应。在临床上，一般可据此目的来明确疗效评价的基本要求和主要内容，遵循循证医学的基本原则，并明确主次，使之具有可操作性。

1. 疗效评价应以健康、功能与美学效果为依据，社会心理效果仅作参考。在临床实施中，前者的客观性和操作性较强；后者影响因素复杂，难以把握，不可作为美容医学实施效果评价的主要依据。

2. 根据健康、功能、美学三个方面进行评价。一般可将美容外科技术操作的效果分显效、有效、无效三个定性等级，若有争议，以专家评价为准。

3. 在心理、社会两方面，若美容就医者具有人格、审美和社会目标等情况异常者，不能受其周围人群异议和新闻媒体宣传的干扰，而应以美容心理医生的临证判断为依据。

4. 凡美容外科技术实施后仍处于恢复期者，暂不进行疗效评价。对置入填充材料效果有异议者，应根据国家主管部门有关文件的原则和要求加以评价。

（二）疗效评价的主要内容

1. 保证健康 鉴于美容医学的临床与护理技术操作是一类具有创伤性或侵入性的医学技术，是为了人体审美的目的而导致的一种对人体不可避免的局部伤害，这种伤害有可能诱发人体的某些潜在性疾病的发作。因此，保证人体健康是医疗美容技术操作的基本点。

2. 功能正常 美容医学实施中的任何技术操作，都不能以牺牲人体的生理功能为代价而片面地求得美容的效果。

3. 美学效果 美容外科技术操作应使缺陷得到一定修复，外貌得到不同程度的美化。

4. 心理效果 心理效果与美学效果相辅相成。一般来说，良好的美学效果可带来积极的社会心理效果。凡经美容医学的临床与护理技术实施后获得了满足感，增强了自信心，增进了身心健康，就是一次成功的医疗美容技术操作。

5. 社会效果 凡得到周围人群的认可与赞许，美容就医者的社会适应能力得到一定程度的提高，就意味着达到了美容外科技术实施的社会效果。但是，有时可能由于美容就医者的人格异常、审美观异常或其他原因，而导致社会、婚姻或其他人际关系的紧张等后果；有时尽管医疗美容技术操作达到了良好的美学效果，也难以达到积极的社会效果。这种情况在临床上是常见的，也应尽量避免。

七、适应证与禁忌证

（一）适应证

1. 容貌、体形有畸形、缺陷、老化及瑕疵者，并有强烈的修复、改善及美化愿望者。

2. 解剖生理功能正常条件下的求美状态者，通过美容外科手术，能达到改善、美化要求并能最大限度地接近人体理想的美学参数。

3. 美容就医者精神心理状态正常。

4. 美容就医者无全身器质性疾病，受术区无感染灶。

（二）禁忌证

1. 有严重糖尿病或心、肺疾病及严重高血压者。

2. 血液疾病或凝血机制异常者。

3. 月经期或妊娠期的妇女。

4. 精神病患者或各种心理障碍者。

5. 要求手术部位不明者或要求过高者。

6. 经手术难以达到美容目的者。

八、知情同意书

知情同意是一条医学伦理学的基本原则。目的是保证美容外科手术的顺利实施并取得预期效果，使美容就医者慎重严肃，正确对待美容外科手术，并理解手术后可能出现的种种并发症、不良反应及不可预测的情况发生，避免造成不必要的麻烦和纠纷。尤其新术式的不确定因素较多，长期效果难以预测，要加以说明。故术前应常规签订“知情手术同意书”，一式两份。

1. 基本内容　美容外科知情手术同意书基本内容除美容就医者真实姓名、性别、年龄、工作单位、家庭住址、电话、术前诊断、手术名称、手术日期、病历号、手术编号及美容就医者或家属签字外，还应包括以下几方面内容。

（1）对于美容手术，医生虽尽最大努力，但由于个人审美观不同和受目前医疗水平所限，不一定能完全满足美容就医者的要求，可能效果不尽如人意或出现并发症等。

（2）术后应严格遵从医嘱，若发现异常，应及时就诊，医生尽快医治，美容就医者应予以配合。

（3）术后手术部位恢复自然有一定时间（轻者1～3个月，重者可达6个月以上），并因年龄、体质、手术不同有所差异，美容就医者应予以理解。

（4）美容就医者有精神病史或其他特殊病史，术前应如实详告医生，若隐瞒病情而出现不良后果，由美容就医者本人及家属负责。

（5）告知各种术式的优缺点和可能发生的并发症。

（6）美容外科手术更多需要定量修复，然而就目前的技术水平难以达到精确定量修复，美容就医者应予以理解。

（7）生物材料即组织代用品，尤其是新材料若长期植入体内，其远期效果是否终身安全有效，仍难以预估，这一点美容就医者应了解。

（8）患者签字（包括“我已经读了全部内容并与我的医生讨论了这些内容及条款。我感觉对手术过程和可能出现的不良反应有了清楚的了解”或类似内容）。

2. 专科内容

（1）手术可能达到什么样的结果。

（2）手术是一次完成还是分期进行，假如需要分期手术，则分期次数是多少，间隔期的长短如何。

（3）手术有无危险性，疼痛程度如何，采用什么麻醉方式。

（4）手术是否失血，程度如何，需不需要输血或住院治疗。

（5）手术是否有并发症，如何处理。

（6）手术愈合需要多长时间。

（7）手术效果可维持多久。

（8）手术前后的注意事项及护理。

（9）手术有何禁忌证。

第二节　美容牙科基本操作规范

美容牙科技术的目的是增进和改善牙齿的外形和外观。手术实施对象是牙齿及其周围组织。手术所有步骤都是为了矫正患者的畸形，所有治疗都必须考虑美观因素，很多情况下，美观是惟一目标。像口腔医学其他专业一样，在行美容牙科手术前，必须有完整的病历、检查、诊断和治疗计划。美学手术的效果有赖于选择、手术质量和患者的期望。

美学畸形或对美的需求是非常主观的。许多手术是不可逆的，如果不能满足患者的初始美学要求，患者有权知晓有无其他替代性手术方法。医师也有义务和在追求美学目标时不超越患者的生理极限。医患的充分沟通有助于手术的主客观评价和手术的选择，同时也会降低风险/利益比率。

一、病史与检查

（一）病史

1. 一般病史

（1）药物治疗史。

（2）药物过敏史。

（3）正常生理改变。

（4）系统性疾病史。

（5）体检情况。

2. 口腔病史

（1）现有牙齿及其周围组织疾病治疗史。

（2）牙齿及其周围组织疾病史。

（3）牙齿及其周围组织功能的改变。

（4）牙齿及其周围组织的检查情况。

3. 牙齿美容史　牙齿美容史对于医生制定下一步的治疗方案和最后达到预期的效果至关重要。首次就诊，医生可以初步判断病人的“牙齿美容智商”。以前感受到畸形但未求医者，需要知道其未求医的原因。再次就诊，需要了解上次手术失败的原因。如反复美容反复失败，需要考虑患者是否适合美容。患者抱怨所有的美容牙科医师，医师应考虑拒绝患者。

4. 心理社会状况　患者的社会心理状况涉及患者最终对医师工作的评价。医生应能理解患者的欲求，知道患者的求美动机。每个患者都是一个个体，有不同的个性。不同的个性需要不同的对待。医生要知道患者对畸形的态度，态度反映了患者的自我形象，而自我形象是患者外表与个性、社会层次和人际关系的总和。医师应能发现将情感或情绪问题引起的焦虑归因于口腔颌面部细微畸形的患者。

（二）主诉

主诉是患者感受到的牙及其周围结构的主要畸形，也是就诊的主要原因。但有时候患者并不能清楚描述自己的主要需求。有时，畸形并不是患者自己感受，因此自初诊开始医患就应建立良好的关系，医生取得患者的信任。良好的关系对治疗效果的评判也非常重要。而好的言语和非言语的沟通及沟通环境是良好关系的一个保证。医生需要花较多的时间倾听患者的问题和需求。初诊，除听取患者的主诉外，还要清楚了解患者为什么向您求医，而不是向其他医生。可以得到非常珍贵的信息，如患者的主要担心、需要和期望。

（三）检查

1. 口外检查

（1）皮肤。

（2）颞下颌关节检查。

（3）咀嚼肌和表情肌检查。

（4）颌面区缺损检查。

（5）骨骼分析。

（6）软组织检查。

2. 口内检查

（1）牙周筛选检查。

（2）口腔缺损检查。

（3）分析。

（4）牙检查。

（5）软组织检查。

3. 辅助检查

（1）X线检查

①根尖片；②曲面断层片；③头影测量片：头影测量片是牙齿美容中一项非常重要的检查和诊断分析。

（2）诊断模型：模型除有助于诊断外，还可进行术后效果模拟。

（3）影像诊断

①光学照相。②幻灯片。③数码照相：分普通数码影像和口内数码影像。电脑影像系统有助于美容牙科诊断、医患沟通、治疗计划的制定和方案陈述。④数码录像。

二、美学评价

1. 一般评价

（1）年龄特征。

（2）性别特征。

（3）个性特征。

（4）种族特征。

（5）体形和体型。

（6）头发。

2. 面部评价

（1）面形和面型。

（2）面中线及垂直参考线。

（3）对称与比例。

（4）侧影分析。

（5）前额。

（6）眼、瞳孔连线和口角连线。

（7）鼻。

（8）颏。

3. 微笑分析

微笑分析包括病人自我分析和医生分析两方面

（1）唇形、唇线、上唇曲度与鼻唇沟。

（2）微笑线。

（3）牙形与牙型。

（4）牙排列。

（5）牙中线。

（6）切平面、㳄平面与龈平面。

（7）前牙视觉对称与平衡。

（8）前牙转位视觉比例。

（9）牙色。

（10）暗间隙。

4. 语音评价

三、疗效评估准则

1. 有利结果

（1）外观改善。

（2）面部高度得到恢复。

（3）积极的心理社会反应。

（4）患者良好的适应性。

（5）牙齿及其周围组织的功能得到改善。

2. 已知风险和并发症

（1）患者有适应不良的反应。

（2）语音的变化。

（3）外观无法接受。

（4）患者期望过高。

（5）材料的失败。
（6）功能受到限制。
（7）颞下颌关节和（或）口面肌肉功能异常。
（8）过敏反应。
（9）牙疼痛及牙髓的并发症。
（10）正畸牙松动度异常。
（11）牙周并发症。
（12）正畸牙根吸收。
（13）正畸牙釉质脱矿。
（14）口腔黏膜溃疡或损伤。
（15）手术的不可逆性。
（16）材料寿命的不可知性。
（17）需要定期的专业护理。

四、知情同意书

1. 签署知情同意书 所有不可逆美容手术均应得到患者的同意。在签署手术同意书之前，应告之患者手术的适应证和禁忌证、治疗目标、影响已知风险和并发症的因素、多种手术方法的优缺点、积极自我护理的重要性和将来需要重新替换等。

2. 患者教育

（1）技术优点。
（2）技术缺点。
（3）生理的局限性。
（4）影响手术的风险因素。
（5）术后并发症。
（6）术后患者自我护理的重要性。

第三节　美容中医科基本操作规范

一、病案与资料采集

（一）病案主要内容

1. 一般情况 主要为姓名、性别、年龄、婚否、职业、工作单位、家庭住址、身份证号、就诊时间。

2. 四诊资料　参考“（三）中医美容四诊资料要点”所要求内容。

3. 辨证　阐明病因、病机、病位、病性、发展转归等。

4. 诊断　写出中医证候、病证名称和西医病名，简要写明审美评价和心理分析。

5. 治则　应使用中医术语写明治则。

6. 治疗方法　写明治疗方法及治疗计划，按本章“三（二）处方准确”的要求附处方。

7. 知情同意　根据本章第七节的内容，简要写明医者的交代与就医者的意见。若签署有知情同意书，附于病案后。

8. 医嘱　参考本章“三（三）医嘱详尽”部分简明扼要书写。

（二）病案书写要求

1. 病案完成及时，住院病案在入院后24h内完成，门诊病案当时完成。

2. 症状描写详细，一般要求用中医名词术语，体现中医理论。损容性缺陷和审美评价的描写要体现人体美学理论。

3. 字迹工整清洁，页面干净，不能涂改、剪贴、挖补。

4. 病案结尾要签署医师全名。

5. 可附必要的西医检查及诊断资料，并按日期顺序附于病案后。

（三）中医美容四诊资料要点

1. 望诊

按中医望诊的常规要求进行，要特别注意望神、望形体、望面色、望皮肤、望五官、望毛发、望四肢。注意观察损容性病理改变及损容性生理缺陷在体外的表现。

（1）望神：根据就医者的目光、表情、语言、动态判断其得神、失神、神气不足或神志异常。

（2）望形体：观察就医者的体质强弱、胖瘦、体形、姿态。

（3）望面色：观察就医者面部的颜色与光泽，异常颜色的部位。

（4）望皮肤：观察就医者全身皮肤的色泽、润枯、粗细、厚薄、弹性；有无水肿，水肿部位及程度；有无皮损，皮损的属性、颜色、大小、多少；有无皱纹、皱襞，皱纹、皱襞的部位、多少、深浅。皮肤类型（中性、干性、油性、缺水性油性、混合性）。

（5）望五官：观察美容就医者的眼、口唇、齿龈、鼻、耳各自的形态及搭配是否协调。①眼睛是否黑白分明、神光充沛；眼形，单睑重睑，眼睑肿否，有无眼袋、上睑松垂、睑黡黯、针眼、睑黄瘤及其他眼部疾病或缺陷；睫毛长短、疏密、形态，有无倒睫，有无文眼线；眉毛有无脱落，眉形，有无文眉。②唇形，口唇颜色、润枯，有无干裂、脱屑、肿胀及其他唇部疾病或缺陷；有无文唇。③牙齿颜色、润枯、光泽，有无楔形缺损或缺齿，排列整齐否，有无齿龈疾病。④鼻形，鼻梁高低，鼻头有无红赤、粉刺、鼻赘。⑤耳的大小、颜色、软硬，有无旋耳疮（耳部湿疹）等耳外部疾病；是否穿耳孔，耳孔有无感染、瘢痕、皮炎、湿疹等并发症；耳穴部位有无异常。⑥五官排列是否符合“三停五眼”或其他人体美学比例参数。

（6）望毛发：头发的疏密、颜色、光泽；体毛是否明显；有无毛发疾病。

（7）望四肢：四肢长短及与身高的比例是否符合人体美学比例参数；四肢有无畸形，关节有无肿胀、变形；手形，甲形，甲色，甲质；有无手、足、甲部疾病。

2. 闻诊

按中医闻诊的常规要求进行，重点是耳闻语音正常与否，有无太息、叹息，有无嘶哑和语颤，辨音量、音色、音调、音频，语言是否清晰、流利并能正确表达思想；鼻闻有无口臭、体气。

3. 问诊

按中医问诊的常规要求进行，要特别注意询问以下内容。

（1）问美容诉求，了解就医者的美容烦恼和美容目的。

（2）问人品起居、嗜欲苦乐、性情喜恶、寤寐梦境、情绪波动、人事变化、环境更易，了解就医者的情志状态、人格气质、社会状况，分析其美容心理。

（3）围绕主诉、主病问家族史、既往史和起病、病程。既往史注意问药物或化妆品过敏史、美容史；注意问起病和病程、情志因素、化妆品使用情况以及是否在非医疗美容院进行过处理。

（4）根据主诉、舌苔、脉象、局部症状、年龄、性别问现在症状。与美容密切相关的饮食、二便、睡眠、女性经带必问。

4. 切诊

（1）脉诊：按中医脉诊的常规要求进行。

（2）按诊：按中医按诊的常规要求进行，要特别注意以下内容：

①按肌肤以辨别肌表的润燥、滑涩、粗细、软硬、厚薄、松紧、肿胀、弹性。

②按皮损局部，以辨别皮损的肿、硬、热、压痛、波动的情况。

③按手足探温寒，以辨别身体阳气之盛衰。

④按腧穴探异常，以辨别内脏的病变。

⑤在按诊异性的敏感部位时应有陪护人在场，或事先向就医者说明，取得对方的理解与配合。拒绝者不强行施术。

（四）中医美容诊断要点

1. 四诊合参　要综合四诊资料进行诊断。

2. 辨证与辨病结合　对损容性疾病均须辨证、辨病结合。辨证写中医证候名，辨病写中医病名或西医病名。凡国家标准《中医病证诊断疗效标准》（以下简称《标准》）收入的损容性疾病，其病名和证候名均要采用《标准》所载的名称。对损容性生理缺陷只需辨证，写证候名。

3. 辨证与审美评价结合　根据就医者的美容诉求对其进行审美评价后，要对疾病或生理性的损容性缺陷进行美学描述，在此基础上辨证，写出证候名。

4. 辨证须遵循“治病美化兼顾”或“先治病，后美化”的原则　在损容性疾病和损容性生理缺陷同时存在的情况下，尽量治病、美容兼顾，若不能兼顾，则以疾病的辨证治疗为先。

5. 主要辨证方法　中医美容临床以脏腑辨证、气血津液辨证、经络辨证和病因辨证为主，可根据具体病证和临床实际选用其中一种或二、三种结合。

6. 诊断与美容心理（情志）分析结合　情志障碍往往与损容性疾病或缺陷互为因果，审美心理又影响就医者对疗效的认同，要根据四诊资料对就医者当前的美容心理状况进行分析判断。

二、治疗原则

（一）治疗目的

1. 损容性疾病达到康复。
2. 损容性缺陷得到矫正。
3. 外表美更接近医学人体美标准。
4. 取得积极的心理效应；美容心理障碍得到改善。
5. 社会适应性得到加强。

（二）审美评价

中医美容临床的终极目标是达到人体健美，而不仅仅是矫正机体的病理性改变，故要通过四诊对就医者的人体形式美做出审美评价。

1. 审美评价的基本要求

（1）审美评价要贯穿诊断、治疗和疗效评价的全过程。

（2）审美评价要以健康为基础，不能迎合就医者或流行时尚的病态美要求。

（3）审美评价要以美学基本法则为前提，适当考虑个性美。

（4）审美评价要考虑年龄、性别、自身原有条件等个体差异因素。

（5）审美评价要适当考虑当前流行的时尚。

2. 审美评价的内容

（1）损容性疾病对人体型、体态、体味、皮肤、五官、声音之美的损害状况和程度。

（2）生理状态下的损容性缺陷对人体型、体态、体味、皮肤、五官、声音之美的损害状况和程度。

3. 临床审美评价操作要点

（1）临床审美评价的方法

①采用传统的望诊、闻诊、切诊方法进行定性化评价。重要望诊内容可采用照相、录像法留存影像档案。

②采用现代的活体或影像测量法与活体仪器测定法进行定量化评价。

（2）临床审美的步骤

①先整体后局部：按全身→局部（如头、颈、肩等部位）→局部细节（如头部的眼、鼻、口等）的顺序进行审美。

②先上后下：按头→颈→肩→胸背→腹腰→臀→上肢→下肢的顺序进行审美。

③先轮廓后形质：轮廓指全身或局部线条形成的三维轮廓；形质指皮肤、肌肉、脂肪等组织的状况。按全身轮廓→局部轮廓→皮肤→肌肉→脂肪→骨骼→毛发的顺序审美。

④先静态后动态：静态指站、坐、卧静止不动时的形态；动态指全身或局部活动时的状态，包括躯体、四肢、五官的动态美。

⑤先视觉后听觉、嗅觉、触觉：按中医望诊、闻诊、切诊的顺序进行审美。

以上审美步骤应在尊重美容就医者意愿的前提下进行。在未征得美容就医者意愿或美容就医者没有整体审美的意愿和要求时，一般仅在其美容主诉的部位进行审美评价。

（3）对损容性缺陷的认定

①医者通过审美评价指出美容就医者主诉的局部或全身各处的损容性缺陷，取得就医者的认同后方可确诊并记录在病案中。

②对损容性缺陷的认定需表明部位、性状、程度，并予以辨证。

（4）审美评价等级

①根据人体美基本原则，采用定性的方法或定性与定量结合的方法对各部位进行美学评价，应与疗效评价结合，可分为痊愈、显效、有效、无效4个等级。

②根据不同的部位和不同的美感，对以上4个等级自定标准，并在诊断、治疗和疗效评价中遵循同一标准。

（三）美容心理诊断（辨神）与心理辅导（调神）

1. 辨神与调神的必要性和目的

（1）实现中医美容对人体形神之美的追求。

（2）诊断和治疗情志异常导致的损容性疾病或缺陷。

（3）诊断和治疗损容性疾病或缺陷导致的情志障碍。

（4）排除有严重情志障碍的美容就医者，避免不必要的美容医患纠纷。

（5）利于医患双方美容心理的沟通，以达到最佳美容效果。

2. 辨神的步骤和要点

（1）根据本章“（三）中医美容四诊资料要点”收集美容就医者的情志资料。

（2）根据本章“（四）中医美容诊断要点”进行辨证。临床常见损容性情志证候为肝气郁结、肝火上炎、肝气犯脾、肝气犯胃、心肾不交、心血亏虚。

（3）注意美容情志障碍与损容性缺陷的因果关系，分辨谁先谁后，为治疗方案提供依据。

（4）医者须专志全神、满怀爱心地与美容就医者交流沟通，准确把握就医者的美容烦恼、美容欲求、美容动机、美容背景。

3. 调神的步骤和要点

（1）医者与就医者术前沟通审美评价，认同损容性缺陷。

（2）在辨神的基础上确立调神方法。常用情志调理方法有移情易性法、顺情从欲法、畅情解惑法、以情胜情法、护理摄情法。或用针、药调理法。

（3）术前不夸大美容预期效果；术中舒缓就医者紧张、焦虑情绪和打消其急于求成的念头，鼓励其坚持治疗；术后予以积极的心理暗示。

三、治疗方案

（一）立法适当

1. 立法包括确立治则、确定治疗手段（中药、针灸、推拿、外科手术等技术的一种或数种结合）和制定治疗计划。

2. 立法须针对辨证结论而设，不能与辨证互不相关甚至互相矛盾，或有所遗漏。

3. 立法须以美学理论为指导，避免医源性损容缺陷的发生。

4. 立法须遵循“知情同意”的原则，不能强行按医者意愿行术。

5. 立法须考虑情志治疗对策。

（二）处方准确

1. 根据立法所确定的治疗手段，处方内容可以是方剂、针灸、推拿、情志或其他疗法。

2. 方剂要写明药物剂量、用法、特殊煎煮法、剂数；中成药只写方名，不必写药方组成。

3. 针灸、推拿处方要写明经脉、腧穴名、施术方法和手法、施术时间。

4. 其他方法如物理疗法、手术疗法，均要按本规程其他学科相关章节的要求写明。

（三）医嘱详尽

1. 针对美容就医者的医嘱主要内容有饮食宜忌、起居宜忌、化妆品宜忌、日常养护方法、情志调摄法等。

2. 针对医嘱的内容列出护理与治疗的处理意见等。

四、疗效评价

1. 损容性疾病疗效评价标准以《中医病证诊断疗效标准》为依据，分为痊愈、有效、无效3级。该《标准》未收入的疾病，可参考全国专业学术会议制定的标准。或自定标准，以能表明疾病的康复程度为基本原则。

2. 损容性生理缺陷的疗效评价标准可自定，以能表明人体美改善的程度为基本原则，一般分为痊愈、显效、有效、无效4级。

3. 疗效评价须与审美评价相结合。

4. 疗效评价在必要时须结合情志状况分析。

5. 审美评价有争议者，以专家评议为准。

五、知情同意

1. 中医美容临床必须遵守知情同意原则，尊重就医者，文明行医，不允许有欺骗行为。

2. 知情同意范围和要求

（1）诊断方法：带有痛苦性或可能引起就医者反感的诊断手段须先向就医者说明并征得其同意方可执行。

（2）诊断结果：诊断结果原则上须如实告诉就医者，并做必要的解释。

（3）治疗方案：须将治疗方案向就医者说明，并征得就医者同意；所开处方字迹应清楚，使就医者对所用药物和所选腧穴等知情。

（4）预后：须将疾病的发展、转归或可能达到的美化程度及治疗中和治疗后可能出现的问题向就医者交代清楚。对疗效和疗程的预估要切合实际，不可无根据地、不负责任地向就医者作某种承诺。

第四节　美容皮肤科基本操作规范

一、病史与检查

（一）病史

在病史采集过程中，除须按皮肤病学的基本要求采集现病史、既往史、家族史、月经及婚育史、个人史之外，要注意询问记录以下内容。

1. 美容就医者来诊的目的及期望　美容就医者的皮损可能一目了然，但如何处理这种皮损，必须与就医者仔细协商，不能只治疗疾病，不考虑美容就医者的特殊要求。

2. 美容就医者的就医史　了解其既往美容就医情况，采用的治疗方式、效果以及美容就医者对既往美容治疗的评价，这对决定进一步诊治方案有重要价值。

3. 美容就医者的皮肤一般状况　如是否瘢痕体质，是否过敏性皮肤，是否易晒伤、晒黑等。

4. 美容就医者的职业特点及社会生活角色　以帮助其选择更适合的美容治疗方法，追求更佳、更个性化的美容效果。

5. 美容就医者的生活习惯　指导就医者避免对治疗有负面影响的生活习惯。

（二）体格检查

美容皮肤科医师不应只观察美容就医者要求治疗的皮损，而应全面检查，以全面了解疾病情况，选择最佳治疗方案。

除观察原发损害、继发损害外，还应注意观察损害的部位、大小、颜色以及就医者全身的皮肤状况，从整体上考虑不同治疗方案对就医者整体美的影响。尽量减少对皮肤整体美的破坏。根据对称、对比、黄金比例、和谐的原则选择治疗方案。同时，还应仔细观察就医者的皮肤类型，如中性皮肤、干性皮肤、油性皮肤、混合性皮肤、敏感皮肤、瘢痕皮肤等，以合理选择治疗方案。

（三）其他检查

不能仅根据“诊断”疾病的目的选择检查项目，还应考虑该项目对美容就医者美容方面的影响，如皮肤活检术切取皮损的部位应选择对诊断有利，又不影响就医者美容的遮盖部位。

二、治疗原则

由于皮肤疾病发生在皮肤，多数可能累及外露部位，如头部、面部、颈部、四肢等，大都不同程度地存在着“损容”问题。故称“损容性皮肤病”。损容性皮肤病患者几乎都不同程度地存在各种美容心理学问题。因此，美容皮肤科学工作者在美容皮肤科临床诊疗过程中，必须考虑人体皮肤的美与审美规律，注重损容性皮肤病所产生的社会心理问题，结合皮肤科学诊疗原则，运用心理美容技术，给美容就医者提供满意的服务，以达到展示生命美感的目的。

在美容皮肤科临床诊疗过程中必须考虑治疗的美学效果及社会心理效果。皮肤科学中有关皮肤病诊治过程中的基础原则在美容皮肤科学中仍然适用。但是在美容皮肤科学工作者的工作中，必须在正确诊治皮肤疾病的基础上，把医学美学、审美及社会美容心理等环节贯穿始终，充分运用医学美学知识、审美技能及美容心理技能优势给美容就医者提供满意服务。

治疗方案选择要遵循以下原则：

1. 必须采用手术或物理化学方法去除的皮损，如皮肤肿瘤，应在去除皮损的基础上，尽量保持皮肤美感。

2. 非必须采用手术或物理化学方法去除的皮损应在考虑美学及社会心理因素的基础上选择合适治疗方案。

3. 治疗效果应从皮肤颜色、质地、瘢痕大小等诸方面考虑，求得最佳治疗效果。

三、疗效评价

美容皮肤科学疗效评价，应在皮肤科学疗效评价的基础上，强调医学审美及社会心理因素。

美容皮肤科治疗方案的实施应该首先保证健康，治疗本身对健康及身体功能应无负面影响并有良好的美学效果。这种美学效果符合对称、黄金比例、协调、色彩适当、和谐、统一的要求。社会心理方面的评价由于受主观因素影响较大，出现争议时，应以专家评价为准。

四、知情同意

这一点在美容皮肤科学中更为重要，应将所选择的诊治方案的目的、方法、注意事项、并发症、不良反应、医疗花费等与美容就医者仔细交代，取得理解、合作，必要时签署知情同意书。

第五节　美容医疗应用技术基本操作规范

一、病史与检查

（一）病史采集

1. 现病史　详细、全面地了解病史，对确认诊断、选择治疗方法、减少并发症及避免医疗纠纷有重要意义。

2. 既往史　重点了解美容就医者的手术、外伤、容貌变化史和美容就医史，以排除瘢痕体质、病毒、细菌感染、慢性消耗性疾病、内分泌功能紊乱、免疫功能低下，如复发性单纯疱疹、多发性疖肿、糖尿病、结核病等。

3. 家族史　重点了解有无色素代谢紊乱疾病，如白癜风等。

4. 生活史　了解有无吸毒及麻醉药物使用情况。

5. 审美与心理状况　通过交谈了解美容就医者的爱美需求特点、审美心理及精神状况，以排除各种审美心理缺陷和严重的心理障碍和病症。

（二）体检及实验室检查

医者可根据病变具体情况（病变的大小、皮损数量、性质、部位）和所选择的治疗方法决定是否需要体检及实验室检查。

二、疗效评价

美容医疗应用技术实施过程中，应始终注意疗效的观察和评价。其目的是在身体健康与功能正常的前提下，使治疗部位的缺陷得以修复，较治疗前更接近形式美的要求，并产生积极的心理和社会效应。美容医疗应用技术实施中的疗效评价的主要内容和操作，可采用美容外科疗效评价的基本原则和要求，并针对本身的具体情况进行具体的疗效评价。采取治疗前、后照片的对比，由医患共同进行审美沟通和评价；对于特殊病例进行治疗前、后相关的特殊检查（如组织病理学检查）。美容医疗应用技术操作的疗效评价，一般根据健康、功能、美学和心理四大效果，分为差、无效、有效三个定性等级，若有争议，以专家评价为据。

三、知情同意

常规要求美容就医者签署知情同意书，也可根据具体情况和所选择的治疗方法决定是否需要。

第六节　医疗美容服务管理

我国于2002年5月1日起执行卫生部颁布的《医疗美容服务管理办法》。全文如下：

医疗美容服务管理办法

第一章　总　则

第一条　为规范医疗美容服务，促进医疗美容事业的健康发展，维护就医者合法权益，依据《执业医师法》、《医疗机构管理条例》和《护士管理法》，制定本办法。

第二条　本办法所称医疗美容，是指运用手术、药物、医疗器械以及其他具有创伤性或者侵入性的医学技术方法对人的容貌和人体各部位形态进行的修复与再塑。

本办法所称美容医疗机构，是指以开展医疗美容诊疗业务为主的医疗机构。

本办法所称主诊医师是指具备本办法第十一条规定条件，负责实施医疗美容项目的执业医师。

医疗美容科为一级诊疗科目，美容外科、美容牙科、美容皮肤科和美容中医科为二级诊疗科目。

医疗美容项目由卫生部委托中华医学会制定并发布。

第三条　凡开展医疗美容服务的机构和个人必须遵守本办法。

第四条　卫生部（含国家中医药管理局）主管全国医疗美容服务管理工作。县级以上地方人民政府卫生行政部门（含中医药行政管理部门，下同）负责本行政区域内医疗美容服务监督管理工作。

第二章　机构设置、登记

第五条　申办美容医疗机构或医疗机构设置医疗美容科室必须同时具备下列条件：

（一）具有承担民事责任的能力；

（二）有明确的医疗美容诊疗服务范围；

（三）符合《医疗机构基本标准（试行）》；

（四）省级以上人民政府卫生行政部门规定的其他条件。

第六条　申请举办美容医疗机构的单位或者个人，应按照本办法以及《医疗机构管理条例》和《医疗机构管理条例实施细则》的有关规定办理设置审批和登记注册手续。

卫生行政部门自收到合格申办材料之日起30日内作出批准或不予批准的决定，并书面答复申办者。

第七条　卫生行政部门应在核发美容医疗机构《设置医疗机构批准书》和《医疗机构执业许可证》的同时，向上一级卫生行政部门备案。

上级卫生行政部门对下级卫生行政部门违规作出的审批决定应自发现之日起30日内予以纠正或撤销。

第八条　美容医疗机构必须经卫生行政部门登记注册并获得《医疗机构执业许可证》后方可开展执业活动。

第九条　医疗机构增设医疗美容科目的，必须具备本办法规定的条件，按照《医疗机构管理条例》及其实施细则规定的程序，向登记注册机关申请变更登记。

第十条　美容医疗机构和医疗美容科室开展医疗美容项目应当由登记机关指定的专业学会核准，并向登记机关备案。

第二章　执业人员资格

第十一条　负责实施医疗美容项目的主诊医师必须同时具备下列条件：

（一）具有执业医师资格，经执业医师注册机关注册；

（二）具有从事相关临床学科工作经历。其中，负责实施美容外科项目的医师应具有6年以上从事美容外科或整形外科等相关专业临床工作经历；负责实施美容牙科项目的医师应具有5年以上从事美容牙科或口腔科专业临床工作经历；负责实施美容中医科和美容皮肤科项目的医师应分别具有3年以上从事中医专业和皮肤专业临床工作经历；

（三）经过医疗美容专业培训或进修并合格，或已从事医疗美容临床工作1年以上。

（四）省级人民政府卫生行政部门规定的其他条件。

第十二条　未取得主诊医师资格的执业医师，可在主诊医师的指导下从事医疗美容临床技术服务工作。

第十三条　从事医疗美容护理工作的人员，应同时具备下列条件：

（一）具有护士资格，并经护士注册机关注册；

（二）具有二年以上护理工作经历；

（三）经过医疗美容护理专业培训或进修并合格，或已从事医疗美容临床护理工作6个月以上。

第十四条　省级卫生行政部门可以委托中介组织对主诊医师资格进行认定。

第十五条　未经卫生行政部门核定并办理执业注册手续的人员不得从事医疗美容诊疗服务。

第四章　执业规则

第十六条　实施医疗美容服务项目必须在相应的美容医疗机构或开设医疗美容科室的医疗机构中进行。

第十七条　美容医疗机构和医疗美容科室应根据自身条件和能力在卫生行政部门核定的诊疗科目范围内开展医疗服务，未经批准不得擅自扩大诊疗范围。

美容医疗机构及开设医疗美容科室的医疗机构不得开展未向登记机关备案的医疗美容项目。

第十八条　美容医疗机构执业人员要严格执行有关法律、法规和规章，遵守医疗美容技术操作规程，美容医疗机构使用的医用材料须经有关部门批准。

第十九条　医疗美容服务实行主诊医师负责制。医疗美容项目必须由主诊医师负责或在其指导下实施。

第二十条　执业医师对就医者实施治疗前，必须向就医者本人或亲属书面告知治疗的适应证、禁忌证、医疗风险和注意事项等，并取得就医者本人或监护人的签字同意。未经监护人同意，不得为无行为能力或者限制行为能力人实施医疗美容项目。

第二十一条　美容医疗机构和医疗美容科室的从业人员要尊重就医者的隐私权，未经就医者本人或监护人同意，不得向第三方披露就医者病情及病历资料。

第二十二条　美容医疗机构和医疗美容科室发生重大医疗过失，要按规定及时报告当地人民政府卫生行政部门。

第二十三条　美容医疗机构和医疗美容科室应加强医疗质量管理，不断提高服务水平。

第五章　监督管理

第二十四条　任何单位和个人，未取得《医疗机构执业许可证》并经登记机关核准开展医疗美容诊疗科目，不得开展医疗美容服务。

第二十五条　医疗美容新技术临床研究必须经省级以上人民政府卫生行政部门组织有关专家论证并批准后方可开展。

第二十六条　各级地方人民政府卫生行政部门要加强对医疗美容项目备案的审核。发现美容医疗机构及开设医疗美容科的医疗机构不具备开展某医疗美容项目的条件和能力，应及时通知该机构停止开展该医疗美容项目。

第二十七条　各相关专业学会和行业协会要积极协助卫生行政部门规范医疗美容服务行为，加强行业自律工作。

第二十八条　美容医疗机构和医疗美容科室发生医疗纠纷或医疗事故，按照国家有关规定处理。

第二十九条　发布医疗美容广告必须按照国家有关广告管理的法律、法规的规定办理。

第三十条　对违反本办法规定的，依据《执业医师法》、《医疗机构管理条例》和《护士管理办法》有关规定予以处罚。

第六章　附　则

第三十一条　外科、口腔科、眼科、皮肤科、中医科等相关临床学科在疾病治疗过程中涉及的相关医疗美容活动不受本办法调整。

第三十二条　县级以上人民政府卫生行政部门应在本办法施行后一年内，按本办法规定对已开办的美容医疗机构和开设医疗美容科室的医疗机构进行审核并重新核发《医疗机构执业许可证》。

第三十三条　本办法自2002年5月1日起施行。

第六章 医学美容伦理

第一节 医学美容伦理概述

一、医学美容伦理的含义和学科性质

（一）医学美容伦理的含义

医学美容伦理由医学美学和伦理学相结合而形成，是属于医学交叉学科，它既是伦理学的重要分支，也是现代医学不可缺少的组成部分，是研究医学美容道德的科学。医学美容伦理就是研究关于医学美容医德产生、形成、发展和变化规律的学说，是运用伦理学的一般原理来调整处理医学美容实践和医学科学发展中人与人、医学与社会之间关系的科学。

“伦理”一词，在我国古代典籍中最初是作为两个概念分开使用的。“伦”即人伦，引申为人与人之间的不同辈分关系。孟子把“父子有亲，君臣有义，夫妇有别，长幼有序，朋友有信”称为五伦。因此“伦”就是“关系”的意思；“理”本意是治玉，从玉石花纹线条而引申出条理、道理、事理等涵义。把伦理两字连用，始见于战国至秦汉之际的《礼记·乐记篇》，其中有“乐者，通伦理者也”之说。在这里，伦理已表示道德理论的意思。

伦理一词英文为 ethics，源于希腊文 ethos，有风俗、风尚、性格之意。大约公元前 3 世纪，古希腊哲学家亚里士多德在雅典学院讲学，首先把他所讲授的一门关于道德品质性的学问称“伦理学”（Ethika），根据他的讲述整理而成的世界上第一部伦理学专著就叫《尼可马克伦理学》，Ethika 译成英文便是“Ethics”。近代日本学者借用汉语将其翻译为“伦理学”。清代末年，我国学者将其引入中国，沿用至今。

伦理学是关于道德的学问，亦称道德哲学。

道德作为一种社会意识形态是由经济基础决定的。道德的产生既不是上帝的旨意，也不是圣人先哲的心意灵感和人们的良心发现，而是人类社会生活客观规

律的反映。道德作为一种特殊的社会规范调解方式，主要依靠社会舆论、传统习俗、内心信念而发挥作用。道德作为一种实践理性，指导人们把握善与恶的价值尺度，选择合理“应当”的行为。道德作为人类社会特有的普遍现象，贯穿于人类历史发展的全过程，渗透到人们社会生活的方方面面，由此形成原始社会、奴隶社会、封建社会、资本主义社会、社会主义社会不同社会形态的道德，以及社会公德、家庭道德、职业道德等不同类型的道德。

社会道德也称公共道德，是指人们日常生活和交往中必须遵循的、起码的行为准则。如遵纪守法、文明礼貌、爱护公物、助人为乐、保护环境等。家庭道德包括恋爱婚姻道德，又称私德，是人们处理个人私生活领域的道德关系的行为规范。如尊老爱幼、夫妻和睦、勤俭持家、邻里团结。职业道德是指各行各业的人们在其特定的劳动和工作岗位上所应遵循的行为规范。它是社会道德的主体，包括爱岗敬业、诚实守信、办事公道、服务群众等。医学道德，简称医德，就是医务人员的职业道德。

医德是调整医务人员与病人之间、医务人员相互之间、医务人员和社会之间以及医务人员与人类生存环境之间的行为规范的总和。它贯穿于整个医疗实践、医学教育、医学研究、卫生管理活动的全过程，关系到每个医药卫生从业人员从思想、意识到态度、作风等一系列问题。由于医学服务的对象是人，“健康所系，性命相托”责任重大。因此，在诸多职业道德中医德历来引人注目，有比较完备和严格的道德标准。

（二）医学美容伦理是伦理学的分支，也是现代医学的分支

现代伦理学的分支学科，主要有：

1. 理论伦理学指研究伦理学的基本理论的伦理学分支学科，现代西方理论伦理学的主体是元伦理学。

2. 描述伦理学是根据历史材料，描述和研究各种社会、民族、阶级、社会集团实际存在道德关系、道德观念、道德规范等，是伦理学学科形态之一。

3. 规范伦理学是研究人的行为准则、研究道德原则和规范的本质、内容和评价标准，规定人们应该如何行动的理论。与理论伦理学、元伦理学等都是相对的一个学科形态。

4. 比较伦理学是研究不同地域、时代、民族和各种文化道德实践，着重研究各种道德异同及其物质文化背景，与描述伦理学近似。

5. 实践伦理学（Practical ethics）侧重研究道德活动，即道德实践的伦理学理论，其内容广泛，涉及犯罪与惩罚、非暴力反抗、自杀、流产、安乐死、环境治理以及经济领域的公正、国际关系中的道义等问题。

6. 应用伦理学是以伦理学原理为依据，着重研究现实生活中伦理道德问题，在实践中验证和发展规范伦理学的理论和原则。它与实践伦理学近似，体现在其许多分支学科领域，如：医学伦理学、生命伦理学、环境伦理学、科技伦理学、经济伦理学、医学美容伦理等学科之中。

随着医学科学与实践的发展，现代医学已形成庞大的体系。过去人们通常认为医学的大厦由基础医学、临床医学、预防医学三足鼎立支撑，而现在许多人都赞成把医学的构成分为四个部分：基础医学、技术医学、应用医学和理论医学。基础医学是研究人体正常的形态功能以及疾病的病因机理的学科群，如人体解剖学、组织胚胎学、生理学、病理学等。技术医学主要研究诊治疾病的手段、方式、途径，如生物医学工程、影像医学、检验医学等。应用医学作为医学实践的主体，为特定的人群提供防治服务，包括临床、预防、康复、护理等学科。理论医学则是研究医学科学自身发展的历史和规律、研究医学领域中人际关系的学科群。医学美容伦理与医学心理学、医学法学、医学社会学等都是理论医学的组成部分。它们又被称为医学软科学或医学人文学科。

医学美容伦理作为一门理论科学、规范科学、价值科学、实践科学，其特点：一是具有哲理性。它从哲学的高度，运用分析、综合、归纳、演绎、从具体到抽象等思维方式对医学美容医德进行全面深入的探讨；二是具有综合性。它与医学和伦理学等诸多人文社会学科、医学人文学科互相渗透、互相融合；三是实践性。它来源于医学实践，服务于医学实践，为医学美容医务工作者提供现实的思想行为指导。

二、医学美容伦理的研究对象和内容

（一）医学美容伦理的研究对象

医学美容伦理以医德为研究对象，主要研究医德的关系及其所反映出来的医德现象。医德关系主要包括医患关系、医际关系和医社关系。医德现象主要包括医德意识现象和医德活动现象。

医患关系通常指美容医务人员与求美者的关系。这是医学美容实践中最基本、最活跃的医疗人际关系，也是医学美容伦理研究最重要的、永恒的、常论常新的课题。医学美容伦理要研究医者与求美者关系的本质、特征和历史演变；探讨医者与求美者双方各自的权利、义务；阐明医者与求美者关系的模式；论证协调医者与求美者关系的伦理原则和行文规范。

医际关系，是指医务界同行之间的关系。在医学高度分化的今天，包含了医生、护士、医技人员、药剂人员、预防人员、行政后勤管理人员、医学教育、研究人员等相互之间错综复杂的关系。各级各类医务人员之间如何分配协调，建立正常有序的工作秩序，正确处理同行同事之间的关系，也是医学美容伦理需要研究和解决的问题。

医社关系，就是医务人员包括医疗卫生部门与社会的关系，也涉及医学科学发展与社会的关系。医务人员是医疗卫生工作的主体，医疗卫生事业是社会发展事业的重要组成部分。随着医学社会化进程的不断扩大，医学技术力量的不断增长，医学行为对于社会和整个人类影响的不断扩大，许多高薪医学技术在给人类带来福利的同时，也带来种种社会、伦理、法律问题，如基因技术、器官移植、人工生育、变性手术等。由此要求医学美容伦理提供正确的价值导向、合理的行为规范、善恶的评判标准，以保证医学美容造福于人类健康和美化形体。

医德的意识现象是对客观存在的医德关系的主观反映，主要指医德的思想、观念和理论体系。医德规范现象是人们根据医德关系的本质和规律制定的一系列行为规范、规则和要求。用于指导、约束、评价医务人员的思想行为。医德的活动现象是围绕主体行为品质养成而进行的实践活动，包括医德评价、医德修养和医德教育。

医德现象的三个基本方面是相互制约，相互影响的。医德意识对医德活动具有指导和制约作用。而医德活动是形成一定医德意识的基础，并能使已经形成的医德意识得以巩固、深化和提高。医德规范是人们在一定的医德活动和医德意识基础上概括总结而形成的，同时又制约人们的道德意识和道德活动，集中体现医德意识和医德活动的统一。

医学美容伦理旨在对医德关系和医德现象进行全面的、历史的、具体的考察和研究，从而揭示出医学美容医德形成和发展的规律，使医学更好地为人类健康和形体的美化而服务。

（二）医学美容伦理的研究内容

当代医学美容伦理的研究内容非常丰富和广泛，大致包括以下内容：

1. 医学美容伦理的一般问题

医学美容伦理主要阐明医学美容道德起源、本质、发展规律和医学美容医德的社会作用；研究医德与经济、政治、法律、宗教、科学之间的关系；描述中外医德的历史演变，继承弘扬优良的医德传统；探讨医学美容伦理的知识框架、学科范围、基本理论等。

2. 医学美容医德的规范体系

阐明医学美容医德的根本原则、基本规范和重要范畴，特别是要说明在具体的医疗美容卫生工作中医务人员所应遵循的行为准则。

3. 医学美容医德品质的培养

确定医学美容医德评价的标准，总结医学美容医德教育的经验，探讨医德修养和医德医风建设的途径、方法。

三、医学美容伦理与相关学科的关系

（一）医学美容伦理与医学

医学美容是一门新兴医学，它的产生顺应了生物医学模式向“生物－心理－社会医学”模式的转变，也顺应了从单一机体健康向“机体－心理－社会适应”这一新的健康概念的更新。它研究的范围不是纯生物医学概念上的“病”而是纯生物医学上“无病”的健康人，其最终目标是通过形体的美化来达到生活质量和生命质量的提高。医学美容伦理与医学是密不可分的，医学美容伦理与医学又是明显区别的。医学是属自然科学范畴，它是研究人类生命活动，特别是疾病的发生、发展、转归及防治的规律，为增进人类健康服务。而医学美容伦理则是研究医学美容道德的科学，通过调整医学美容活动中人与人以及人与社会的关系，提高医务人员的道德水平，为推动美容医疗卫生保健事业的发展服务。

（二）医学美容伦理和卫生法学

道德和法是社会两大基本规范。卫生法学是以医学卫生中的法为主要研究对象的科学，是一般法学原理在医学卫生中的应用，主要研究卫生立法问题。医学美容伦理和卫生法学是互相联系又互相区别的，它们都是社会主义社会上层建筑的组成部分，都以行为规范的形式调节医药卫生工作中人们的关系。

医学美容伦理与卫生法学的区别在于，前者重在教化，激发医德主体自律，侧重运用社会舆论、内心信念和传统习惯的手段调节人与人、人与社会、人与自然的关系；后者侧重于对卫生法人的主体行为实行外在强制，以各种各样的惩罚方式制止违背道德、法纪的行为。

卫生立法是培养和传播医学美容道德的有力武器，医学美容道德是维护和实施医学法律的有效基础。在医学美容实践中，把开展医学美容医德教育与进行卫生法规教育有机结合起来，就能取得互相促进，相得益彰的结果。

（三）医学美容伦理和医学心理学

医学美容的目的就是为引发自我及他人心中的美感，与其心理有着天然的联系。

医学美容伦理和医学心理学既有区别又紧密联系，两者常互相影响和配合。

医学美容伦理是研究美容医务人员应遵循的行为规范的总和，使医者与求美者之间的关系和谐协调。不断提高医务人员的道德修养，为心理治疗提供道德前提和保证。医学心理学研究疾病病理过程的影响，并应用心理学的理论和实验手段，为医学美容提供诊断、治疗和预防的方法，使医务人员提高对医学美容心理学的认识，为医学美容伦理的研究和医务人员选择美的语言、良好的行为、协调好医者与求美者关系。

众所周知，医学美容的复杂性来自于求美者复杂的心理状态和人格。求美者的心理状态对医学美容手术的满意度起着重要作用。因此，医学美容医务人员除了具有扎实的医学美容基础知识和熟练的诊疗技能外，还应懂得病人的心理，关爱病人，为医学美容医德寻找心理学基础，更好地为病人服务。

（四）医学美容伦理与医学社会学

医学美容伦理与医学社会学都以医学人际关系中的某些问题作为研究对象。两者的共同使命是旨在通过对医学人际关系的研究，建立医学领域的正常秩序及其与社会之间的和谐。

然而，两者又是有区别的。医学社会学是社会学的分支，运用社会学的一般原理，着重探讨医学人际间的社会关系，把医务人员和病人作为不同的社会角色，研究其与医疗卫生保健以及其社会现象之间的关系，从总体上把握医药卫生人员与社会的关系。它还研究与健康、疾病有关的社会环境的变迁，社会结构与功能，社会对策与措施，社会控制与评价等问题。医学美容伦理是伦理学的分支，注重研究协调各种医学美容医德关系的行为规范，对医学美容中的各种角色行为进行价值判断和分析。医学美容是继传统的预防医学、治疗医学和康复医学之后新兴的医学范畴，归属于生物、心理、社会三位一体的现代医学模式。目标是通过形体的美化来达到生活质量和生命质量的提高。

（五）医学美容伦理与医学美学

医学美容伦理与医学美学分别探讨医学职业生活中的善和美。由于“真”、“善”、“美”是些十分相近的品质，因此医德认为善的一般总是美的，医德认为恶的，一般总是丑的。反之，具有较高医学美容道德水准的职业行为，是一种高尚的、和谐的、善的行为，也必然获得美誉。

医学美容伦理与医学美学是相互影响、互相配合的，良好的医德医学美容医务人员心灵美和外在美的有机统一，可使病人得到美的享受。一个医学美容工作者高尚的审美情趣、良好的美学修养、精心的服务艺术，也有助于提高医学美容医疗质量，升华医德境界。

医学美容伦理还与生物医学、生命科学、哲学、经济学、管理学、行为科学等诸多学科有着内在的联系。探讨上述相关学科之间的关系，有利于界定医学美容伦理的独特地位。通过相关学科之间知识的交叉融合，可以延伸扩展医学美容伦理的研究范围。

四、学习医学美容伦理的方法和意义

（一）学习医学美容伦理的方法

1. 坚持理论联系实际的方法

理论和实际的统一，是马克思主义的一个基本原则，也是各门科学研究的基本方法。一方面，要认真学习。既要学习马克思主义、毛泽东思想、邓小平理论、“三个代表”重要思想和“与时俱进”思想，还要学习医学科学知识，了解美容医学科学发展状况，这是学习和研究医学美容伦理的重要前提；另一方面，要坚持从实际出发，即从医学职业生活的实际出发，密切联系我国的美容医学科学实际状况和实际水平，密切联系我国医药卫生事业改革的实际。如果在学习医学美容伦理的过程中热衷于背诵一些医学道德名言、概念，而不把重点放在需要解决的医德方面的实际问题上，不放在实践高尚的社会主义医德上，那么，就不可能提高识别善恶是非的能力，无法陶冶高尚的道德情操。

2. 历史与逻辑相统一的方法

历史与逻辑相统一的方法是把医德现象放在一定的历史条件下，特别是放在当时的经济条件、政治制度、文化形态、医学状况中加以研究考察。在此基础上运用归纳、演绎、推理、分析等逻辑思维方式得出正确医德知识、观念、理论。

研究医学美容伦理必须采取历史辩证的方法，医德的学习和研究，要注意批判地继承我国医德的丰富遗产和国外医学美容伦理的有益思想。既要避免否定一切的倾向，也要避免抄袭照搬的倾向。就是说，从病人、社会的利益和我国医疗实践的需要出发。在我国，学习和研究医学美容伦理，必须从我国社会主义初级阶段的经济关系、医学科学的实际出发，坚持马列主义、毛泽东思想和邓小平理论和“三个代表”重要思想为指导，才能认识社会主义医德的本质和发展规律，掌握社会主义医德的真谛对医德遗产以及表现与个人的医德思想和医德品质进行清理、检验，取其精华、剔其糟粕，在继承的基础上进一步发扬。这样医学美容伦理就会日益完善、不断丰富和发展 。

（二）学习医学美容伦理的意义

医学美容伦理的主要任务是探讨医学美容道德的起源、本质和发展规律，特别是研究医学美容在我国社会主义的发展规律，并自觉的运用医学美容道德的发展规律，正确处理医者与求美者之间、医务人员之间、医务工作与社会各方面之间的关系。解决好各方面的矛盾，调动广大美容工作者的积极性，团结一致，锐意进取、勇于创新，为建设医学美容事业而贡献出自己的智慧和力量。

1. 医学美容伦理有利于社会主义优越性的发挥

医学美容伦理作为上层建筑，决定于经济基础，但具有相对的独立性，对经济基础有反作用。在阶级社会中，一个国家要维持社会秩序安定，除了依靠经济、政治、法律手段外，还要靠道德来维持。法律是用强制的手段，道德则依靠舆论、信念、意志和习惯的力量发挥作用。道德对人们关系干预的范围远比法律广泛得多。道德的作用有两种：①进步的优良的道德对社会的安全、人类的进步、事业的发展与成功起到促进作用；②落后的、腐朽的道德对社会起着消极和阻碍的作用。

良好的医德不仅能调整医务人员和病人的关系，保证和促进医疗质量的提高，使有限的卫生资源发挥更高的效益，能使病人切身感受到社会主义社会的温暖，能充分体现社会主义的优越性，对社会起着积极的作用。而不良的医德则常常引起差错事故、医疗纠纷，产生不安定的因素，甚至影响社会主义制度的声誉。

2. 医学美容伦理有利于社会主义精神文明建设

社会主义既要有高度的物质文明，又要有高度的精神文明。医疗道德是社会道德文明的一个窗口。社会主义医德，就是在医务工作领域内具有社会主义觉悟的医务人员中应当建设的一种精神文明。一所社会主义医院，如果仅有先进的医疗技术设备而没有高尚的精神文明，那么，先进的医疗技术设备就发挥不了应有的作用，也得不到病人和社会的支持和欢迎。相反，有的医院技术设备虽然较差，而全院医护员工的道德风尚良好，能全心全意为病人服务，能做出设备好的医院所不能做出的贡献，得到病人和社会的支持和欢迎。所以社会主义医疗卫生机构既要重视物质技术，也要重视精神的作用。

医务人员对病人的治疗、生活上的照顾、精神上的慰藉等，不仅使病人治好了病，而且使病人受到鼓舞，陶冶高尚的情操，从而能促进整个社会的精神文明建设。

3. 医学美容伦理有利于医学美容人才的成长发展

医学美容是科学性、艺术性、道德性的统一。没有道德的医学，人类是不能接受的。没有医德的医学美容医务工作者必定是庸医。

医学领域内有的人对道德的作用缺乏应有的认识，以为道德是无用的。他们认为一切得靠技术，医德无足轻重。当医生只要学好业务，提高医术，自然会得到病人的欢迎。这种认识显然是片面的。高尚的医德能够促使医务人员认真刻苦地学习、钻研业务技术，积极努力地攻克医学科学一个又一个的难题，更好地为病人服务，推动医学科学事业的发展。同时，又能使医务人员的业务技术付诸于为人民服务的实践中去，充分发挥自己技术专长。因此，我们必须注意医德对医学、社会的影响和作用。而医学美容的最终目标是通过形体的美化来达到生活质量和生命质量的提高，要求精益求精，更注重培养医学美容人员的医德和技术。

把医德的作用无限夸大，认为只要抓好道德教育，提高道德水平，就什么问题都可以解决，即使业务技术水平差也无关紧要，这种观点同样是片面的。马克思主义充分肯定共产主义道德在社会生活中的作用，但也反对道德是万能的，我们既要讲医德又要讲医术，只有把这两者有机的统一起来，才能做好工作，有利于医学美容人才的发展。

4. 有力于提高医学美容质量和医院管理水平

医德是影响医学美容医疗质量的重要因素，良好的医德可以密切医者与求美者关系，保证医疗工作的顺利进行；可以发挥心理护理的作用，促进患者的康复；可以提高医务人员的责任心，防范杜绝医疗事故差错，从而提高医学美容的医疗质量。

医院管理的目标是要使医院保持高效、有序的工作秩序和良好的精神风貌。医德是医院管理的基础，也是医院管理的内容、手段和评价标准。医院管理医务人员的敬业精神和执行规章制度的自觉性、具备良好的医德，必然表现为优质的服务和高效的管理。

第二节　医学美容伦理的形成和发展

在人类文明的发展历史上，医学美容伦理总是伴随着人类医疗实践活动发展而发展。所以，它是医学的一个重要组成部分，回顾医学美容伦理的发展历史，弘扬优良的医德传统，对于提高美容医务工作者的道德素质具有积极意义。

一、中国医学美容伦理的历史发展

（一）中国古代的医学美容伦理思想

我国是一个历史悠久的文明古国，素有“礼仪之邦”之称。我们的祖先在漫长的医疗活动中，不仅积累了丰富的医疗经验，逐渐形成了在“阴阳”、“五行”学说的指导下的传统的医德规范，对保障中华民族的繁衍昌盛做出了重要的贡献。中国古代医学美容伦理思想的发展过程可以分为四个时期：

1. 萌芽时期

在我国古代传说中，有“神农……尝百草之滋味，水泉之甘苦，令民知所避就，……一日而遇七十毒”（《淮南子·修务训》）和“伏羲画八卦……百病之理得以类推，乃尝味百药而制九针，以拯夭亡”（《帝王世纪》）“未知药石，炎帝始味草木之滋，尝一日而遇七十毒，神而化之，遂作方书，以疗民疾，而医道立矣。”（《通鉴外纪》）的记载。这些虽然是传说，也反映了人类早期医疗保健活动的一些事实。这说明祖国医学开宗明义的目的，就是为拯救人命，为了了解药物对人的利弊。

2. 形成时期

奴隶社会末期至西汉，特别是春秋战国时期，在我国古代哲学思想和理论观念的影响下，医学人道思想已经有了相当的发展。我国进入了百家争鸣的时期。当时的思想家们侧重于人性、自然方面的探讨，为医学理论及医学伦理思想注入了活力，其中尤以儒家、道家、墨家的影响最大。

“医乃仁术”被普遍信奉为职业伦理原则，它更多的是强调医生自身的道德修养和自我规范的要求。在医德中体现儒家人文主义精神的，主要是孔子的仁学思想，“仁”是自我修养过程，医术是“仁术”，“济世活人”是行医的宗旨，“普救含灵之苦”是医学的目的。其总的观点是“爱人、行善、慎独”。儒家强调爱人是一种美德，而不主张建立严格的法律和规则。“医乃仁术”贯穿于全部医德的内容之中。既体现了人道主义精神，也反映了医学的社会职能和医学职业道德特点。成书于战国时期的我国第一部医学典籍《黄帝内经》分《素问》和《灵枢》两大部分，其中载有许多关于医德方面的论述。《内经》关于医德的论述，总结了西汉以前的医德实践，对后世产生了深远的影响。

3. 发展时期

我国进入封建社会后，“三纲五常”的思想长期影响着人们的伦理观念，新思想、新技术常常被反对和禁锢。医学被称为“方技”，“学而优则仕”的观念深入人心，医生在社会上的地位比较低下。即便如此，医学的发展仍取得了长足的进步，各个时期的医学家不论是从自身的实践，还是从理论上都说明了医学道德对医学的重要性，促进了我国传统医德思想的发展和完善。

东汉名医张仲景（150～219 年），著有《伤寒杂病论》一书，其序言就是一篇具有很高价值的医德文献。序言对医学的性质、宗旨、医学道德、医学的发展都作了精辟的论述，指出治病应不分贫富贵贱，“上以疗君臣之疾，下以救贫贱之厄，中可保身长全”。他以救人活命为己任，以仁爱救人为准则，指导自己的医疗实践活动。张仲景还指出：应当“勤求古训，博采众方”，并结合临床实践的方法，继承发扬前人的医学成就，以推动医学的发展。他以忧国忧民之心精究于医，他的学说，经历一千多年的临床反复锤炼和验证，至今仍保持着强大的生命力。

隋、唐是我国封建社会发展的繁荣时期，名医倍出，医德更加规范化，其中孙思邈（581～682年）堪称我国传统医德的集大成者。他既是一个具有丰富临床经验的医家，又是一个精通诸子百家知识的学者，隋、唐两代帝王曾多次请他出来做官，都遭到拒绝。他淡于名利，终身为民除疾治病。

孙思邈撰著的《备急千金要方》，就是以“人命至重，有贵千金，一方济之，德逾于此”的意义而命名的。开卷序例论的《大医习业》和《大医精诚》，主张医家必须具备“精”和“诚”的精神。所谓“精”就是要具有精湛的医术，所谓“诚”就是指医生应具备高尚的医德，明确指出学医的人首先要具有仁爱的“大慈恻隐之心”、“好生之德”，要廉洁正直，不得追求名利，对病人要“普同一等”、“一心赴救”，认真负责，不得浮夸自吹，诋毁别人等。只有具备“精”和“诚”的医家才是“大医”，即高尚而优秀的医家。总之，他全面论述了医生品德、专业学习、对病人的态度、与同道的关系等方面的医德准则。而且还紧密结合临床实际，使伦理渗透于医理之中，进行医德教育和评价。其巨著是中国医德史上的光辉文献，对后世医德发展产生了深远的影响。

4. 相对完善时期

宋元明清时期，中国的封建社会进入后期，随着医学科学的发展，一方面传统医德活动的内容日益丰富和规范化，另一方面传统的医德观念受到冲击，也有某些方面突破与更新。

明清时代，医药学家们对孙思邈提出的医德思想进行了补充和发展。《小儿卫生总微方论》中的“医工论”，认为医工应当“贫富用心皆一，贵贱使药无别”；明代陈实功（1555～1636年）在《外科正宗》中对我国古代医德作了系统总结，他概括的“医家五戒十要”篇中提出：首先应戒贫富不等；为妇女看病应有侍者在旁；不可诋毁同道；不可离家游玩；对娼妓等应视为良家子女，不可不尊等。“十要”中一要是“先知儒理，然后方知医理……”该篇被美国1978年出版的《生命伦理学百科全书》列为世界古典医药道德文献之一。清代喻昌（1585～1664年）在《医门法律》一书中丰富和完善了传统医德评价理论，确立了医德评价的客观标准。清代对医德的论述较多，张石顽在《张氏医通》中的“医门十戒”篇中强调端正对习俗风尚的态度，不要被坏的社会风气熏染，不可同流合污，不乘人之危索取非分之财等。

在宋元明清时期，还涌现出一大批受人爱戴、道德高尚的医学家。如被誉为“金元四大家”的李杲、刘完素、张从正、朱震亨和明代大医学家李时珍等人，他们不慕名利、精求方术、作风正派、忘我献身的崇高境界成为后人学习的道德楷模。

（二）中国近代医学美容伦理

中国近代的历史，是帝国主义列强和封建主义相勾结，把我国变成半殖民地半封建社会的历史。同时，也是中国人民反帝、反封建、反官僚资本主义的革命斗争史，最初是以爱国主义和革命人道主义为其特征。鸦片战争以后，西医连同西方文化一起进入中国。西医的涌入，使中医面临巨大的冲击。在中国既存在着中国传统医德，也存在着半殖民地半封建社会所特有的医德。近代传统医德呈现两个突出的特点：一是在国难当头时，一些中医从业者，弃医从政、弃医从军，或在革命斗争中使中医为政治斗争服务；二是在中医危难之时，一些老中医忠诚医业并认真探索“与古为新”之路。例如：王泰林、凌奂等老中医，对贫穷患者不收酬金，继续奉行并发扬中国传统医德；黄宪等人到欧洲学成西医，回国热心为病人治病等。

晚清时期，许多具有爱国主义思想和民族主义思想的医生，开始探索救国救民的道路，最杰出的代表人物有孙中山、鲁迅。孙中山（1866～1925 年）是怀着“医亦救人之术”的意愿去学医的。他的伦理思想是讲仁爱，他“救世为怀”，“粟金不受，礼物仍辞”，被人奉为“活菩萨”。鲁迅也是怀着“医学不仅可以给苦难的同胞解除病痛，但愿真的还可以成为我们民族进行社会改革的杠杆”的希望学医的。他们是从医家成为革命家，从医人转为医国，从重医德进而重政德的代表。与此同时，许多民主革命战士在参加革命的同时，还热情关注着医疗事业。

1926 年的《中国医学》刊有中华医学会制定的《医学伦理学法典》，其中涉及到对一般医疗行为的论述，并论及经验不足的中国医生和经验丰富的外国护士之间的关系，此法典还明确规定：医生的职责应是人道主义的，而非谋取经济利益。这表明中国近代医学伦理学已开始与国际上的近代医学伦理学接轨。

宋国宾（1893～1956 年），是我国现代知名的医学教育家和医学伦理学的先驱者，他曾在巴黎学医，获博士学位，回国后任复旦大学医学教授。1932 年 6 月上海出版了由宋国宾主编的《医业伦理学》，这是我国第一部较系统的医学伦理学专著。强调医生对社会、国家应尽的义务，在医学与其他学科的关系上，已开始注意安慰剂的作用和行为疗法等等。《医业伦理学》一书的出版，表明中国已由传统医德学进入现代医学伦理学阶段。

新民主主义革命时期，在中国共产党的领导下，继承我国古代医家的优良传统，发扬了救死扶伤的革命人道主义精神，把爱国主义和国际主义相结合，建立同志式的新型医患关系，使中国医学道德跨入一个新的历史阶段。

在红军时期，我们党就把“建立较好的红军医院”作为边区党组织巩固根据地应该做好的三件事之一。1929 年，毛泽东同志指出：“对于医生，应该注意督促他们看病仔细一点，不要马马虎虎”。1932 年在《对中央红色医院创立时的指示》中指出：要“全心全意为伤病员服务”，“要给老百姓看病”，“对疾病的预防和治疗要结合进行”。1933 年 3 月，中华苏维埃共和国临时中央政府颁布了《卫生运动纲要》、《暂行防疫条例》等文件。《卫生运动纲要》指出：“苏维埃政府是工农自己的政府，他要解决工农群众一切贴身的痛苦，污秽和疾病就是他们要解决的一个大问题”。1934 年 2 月，周恩来同志在全军政治工作会议上的讲话中明确指出，医院政治工作的首要任务就是怎样使伤病员很快地恢复健康。1939 年毛泽东同志在《对延安中国医科大学师生的讲话》中指出：“要像白求恩那样全心全意为抗日军民服务”。这些口号、条例、方针和政策都是在新民主主义革命时期，从无产阶级和人民群众的利益中引申和制订出的。

革命的医务人员在艰难困苦的战争年代，革命根据地的医务人员在党的领导下，发扬自力更生，艰苦奋斗的精神，上山采药，自筹医药用品，用缝衣针当缝合针，筷子当镊子，克服了医药用品严重缺乏的困难。这充分体现了医务人员艰苦奋斗，忠于革命卫生事业的高尚品德。1941 年毛泽东同志在给延安医大的题词中，对民主革命时期的医德作了精辟的概括：“救死扶伤，实行革命的人道主义”。反映了医务人员的优良医德，确立了医务人员应遵循的行为准则。

（三）社会主义医学美容伦理

中华人民共和国成立后，医学美容伦理发展经历了曲折前进的三个阶段。

第一阶段（1949～1966 年）：建国后，防病治病，救死扶伤、全心全意为人民群众服务的医学伦理思想和医学伦理原则，在更加广泛的范围内得到体现和发展。

第二阶段（1966～1976 年）：虽然我们绝大多数的医务人员仍然是忠于职守，抱着对人民的健康负责的态度，勤奋地工作，并且仍然保持着高尚的医德情操。但是，“文化大革命”的干扰，社会主义的医学人道主义精神受到了严重的破坏。医院内的一些行之有效的规章制度被斥之为“条条框框”，被“砸烂”废除了，医护人员之间取消了分工，混乱的工作秩序使医院的医疗质量受到严重影响，差错事故屡有发生，医疗纠纷不断增加，使社会主义医学人道主义精神，受到了玷污。

第三阶段（1976～至今）：20 世纪 70 年代末，特别是党的十一届三中全会以来，拨乱反正，恢复了实事求是的思想路线，使医学伦理学在中国复兴。随着社会主义精神文明建设不断加强，在高等医学院校，开始了医学伦理学教学，开设了课程，编写了教材，建国以来第一本医学伦理教材，由上海第二医科大学编写的《医德学概论》，于 1981 年 9 月出版。医学伦理学的研究日益得到卫生行政部门的重视，并逐步修订和完善。

2004 年 5 月 14 日，中华医学会医学美学与美容学分会与中华医学会医学伦理学分会在中国南京提出《美容医学伦理宣言（中英对照）》，指出美容医学是维护健康美与生命美的崇高事业，是医疗保健事业的重要组成部分。标志着医学美容伦理的形成，其具体内容如下：

1. 在医疗美容实践中，每一位美容医学工作者都有义务维护医学的纯洁性，自觉遵循医学伦理学原则和职业道德准则。

2. 以科学性、艺术性、道德性相统一为美容医学的基本原则；以健与美的高度和谐与统一为美容医学的终极目的。

3. 以仁爱之心，关怀美容就医者，尽力给予全身心的抚慰。

4. 在合法经营的同时，倡导经济援助和无偿技术服务等社会公益活动。

5. 严格掌握各项医疗美容技术的适应证和禁忌证，对所实施技术项目的优点、缺点、并发症等情况有说明的义务，在双方自愿的原则下签订知情同意书。切忌滥施美容治疗。

6. 遵守国家的各项法律法规，不使用未经国家有关部门批准的各种医疗器械和人体植入材料等。

7. 在美容医疗技术操作过程中，力求创伤最小，审美效果最佳。

8. 尊重美容就医者的隐私权和肖像权，未经美容就医者同意，不得在非学术刊物及各种媒体上使用术前和术后照片等资料。

9. 以诚信为本，不在论文、报告及广告中弄虚作假。

10. 尊重同行，团结协作，实事求是，发扬学术民主。鄙视抬高自己和贬低别人的不道德行为。

明确了医学美容工作者应以良知履行上述职业道德准则，并自觉接受社会各界的监督。

二、国外医学伦理学的历史演变

国外医德的形成有着悠久的历史，它和医学所处的社会制度、宗教信仰、经济、文化背景等有着密切的关系。

（一）国外古代医学伦理思想

国外医学道德大体以欧洲的文艺复兴为界，分为文艺复兴以前包括古代中世纪以传统医学为特点的医学道德和文艺复兴以后以实验医学为特点的近代医学伦理学。

1. 古希腊医学道德

古希腊是西方医学的发源地，约在公元前6世纪至公元前4世纪形成。著名医学家希波克拉底（公元前460～公元前377年），被尊称为西医之父，同时也是西方医德的奠基人。他不仅创立了医学体系，而且确立了医学道德规范体系。他提出的“体液学说”和“整体机能说”，把古希腊元素论思想应用到医学领域，并把机体的生理、病理过程作为统一的整体来认识，使医学逐渐摆脱迷信的束缚，为医学科学取信于民众创立了条件。他的代表作品是《希波克拉底全集》，在这部典籍中收入了《誓言》、《原则》、《操行论》等医学伦理学文献。

《希波克拉底誓言》是一部经典的医德文献，主要内容有：①阐明了行医的宗旨，“遵守为病家谋利益之信条”。②强调医生的品德修养，“无论至于何处，遇男遇女，贵人奴婢，我之唯一目的，为病家谋利益，并检点吾身，不做各种害人及恶劣行为，尤不做奸诱之事”。③强调尊重同道，“凡授我艺者敬之如父母，作为终身同业伴侣，彼有急需我接济之，视彼儿女，犹如兄弟，如欲授业，当免费并无条件传授之”。④提出为病家保密的道德要求：“凡我所见所闻，无论有无业务关系，我认为应守秘密者，我愿保守秘密”。这些医学伦理思想为当今的医学伦理思想奠定了基础。但是作为医学伦理学古典文献，也有一定的历史局限性，如传授医学上的“家传”和“行会”特点，对人工流产的绝对排斥等等，也存在一些消极因素。

2. 古罗马医学道德

公元前2世纪，罗马人占领了古希腊地区。罗马医学全面继承发展了古希腊医学道德，这一时期的代表人物是古罗马医学家罗马著名的医生盖伦（Galen，130～200年）原籍也是希腊，他继承了希波克拉底的体液学说，发展了机体的解剖结构和器官生理概念。创立了医学和生物学的知识体系。在医德方面，他指出“作为医生，不可能一方面赚钱，一方面从事伟大的艺术——医学”。由于它的学说具有唯心论和目的论的观点，因而被基督神学所推崇，在中世纪被奉为信条。在欧洲中世纪的“黑暗时代”，医学道德抹上了宗教色彩，医学也处于停止状态。

3. 印度医学道德

印度是世界文明的发源地之一，最古老的印度医学经典是《阿输吠陀》（Agur－Veda，又译《寿命吠陀》、《生命经》），成书于公元600年。公元前5世纪名医“印度外科鼻祖”妙闻（Susruta）著有《妙闻集》；公元前1世纪名医“印度内科鼻祖”罗迦（Caraka）著有《罗迦集》，他们对医学本质、医师执业和医学伦理作了精辟的论述。如《妙闻集》中说："医圣要有一切必要的知识，要洁身自恃，要使患者信仰，并尽一切力量为患者服务"。提出："正确的知识，广博的经验，聪明的直觉和对患者的同情，是为医者四德"。《妙闻集》中的医德思想可归纳为：①医生要尽一切力量为患者服务，甚至不惜牺牲自己的生命；②医生要全面掌握医学知识和技术；③在外科治疗中，医生要和助手密切配合，挑选助手时要选那些聪明能干、乐于助人、和蔼忍让的人。④医生要有好的仪表、习惯和作风。

《罗迦集》也有四德的提法，反对医学商品化，说："医生治病既不为己，亦不为任何利欲，纯为谋人幸福，所以医业高于一切；凡以治病谋利者，有如专注于沙砾，而忽略金子之人"。这些论述体现了医学人道主义的精神。

4. 阿拉伯医学道德

阿拉伯医学继承和发展了古希腊以来的医学，构成了世界医学史上的重要阶段。在医学伦理学思想中有提出建树的代表人物是阿拉伯医学家、犹太哲学家迈蒙尼提斯（Maimonides，1135～1204年），他的著作很多，其中《迈蒙尼提斯祷文》，是医学道德史上的重要文献之一。祷文的中心思想是：为了人类生命与健康要时时刻刻有医德之心。医生一切要为病人着想，不要为贪欲、虚荣、名利所干扰而忘却为人类谋幸福的高尚目标。"启我爱医术，复爱世间人，愿绝名利心，尽力为病人，无分爱与憎，不问富与贫，凡诸疾病者，一视如同仁"。在行医动机、态度和作风方面表现出了高尚的医德思想，可与西方医德中的希波克拉底誓言相媲美。

（二）国外近代医学伦理学

文艺复兴以来，人道主义思潮涌起，自由、平等、博爱的思想渗透到医学领域，人类伦理思想包括医学伦理思想发展到一个重要时期。

17世纪，英国医生哈维（1578～1657年），用实验方法发展了血液循环，于1628年发表了《论动物的心脏运动和血液运动》。近代医学在生物科学的基础上发展起来。医学的发展和医疗卫生事业的社会化，使医务人员医德行为准则从个体走向群体，内容不断充实，同时，也为医学实验伦理道德提出了新的要求，影响越来越大。

18世纪，德国柏林大学教授医生胡弗兰（1762～1836年）提出了救死扶伤、治病救人的《医德十二箴》，他指出："医生活着不是为自己，而是为了别人，不要追求名誉和个人利益，而要用忘我的工作来救治别人，救死扶伤，治病救人，不应怀有别的个人目的。"他的箴言，在西方医学界广为流传，为后世医家所赞同。

1791年，英国医生帕茨瓦尔为曼彻斯特医院起草了《医院及医务人员行动守则》，并于1803年出版了世界上第一部《医学伦理学》。

帕茨瓦尔的《医学伦理学》与前人相比一个最大的特点是为医院而写的，它涉及到国际关系、医院的管理等内容，而不是只集中于医患关系，这是医学伦理学作为一门独立的学科所必备的。

1847年，美国医学会成立，以帕茨瓦尔的《守则》为基础，制订了医德教育标准和医德守则，内容包括：医生对病人的责任和病人对医生的义务；医生对医生及同行的责任，医务界对公众的责任，公众对医务界的义务等。

1864年8月，由瑞士发起，在日内瓦召开会议，签订了《日内瓦国际红十字会公约》。这个公约拟定了在战争中医护人员如何救护战地伤病员，如何以人道主义精神对待已经放下武器的战俘。公约规定：①用白底红十字标志；②改善战场伤病者境遇的国际通则；③各国的伤病救护组织有保护和使用红十字标志的特权，战时应保护有关战地救护和战俘救护工作组织机构，医务人员在敌对双方的中立性。红十字会原是一种志愿的、国际性的救护救济团体，开始只从事战时救护工作，后来扩展为包括平时的自然灾害救济、社会福利、输血、急救和护理等内容。

三、当代医学伦理学发展概况

随着医学的日益社会化、国际化，国际间医学交往的日益增加和国际性医学组织的建立，一系列国际医德规范和法律文献相继产生。针对第二次世界大战纳粹医生对战俘进行强迫性的不人道的试验的罪行，1946年，制订了《纽伦堡法典》，制订了关于人体实验的基本原则，“一是必须有利于社会，二是应该符合伦理道德和法律观点”。

1948年，世界医学会以《希波克拉底誓言》为蓝本，颁布了《医学伦理学日内瓦协议法》，作为全世界医务人员共同遵守的行为准则。

1949年，世界医学会在伦敦通过《世界医学会国际医德守则》，进一步明确了医生的一般守则，医生对病人的职责和医生对医生的职责等三个方面的内容。

1953年7月，国际护士会制定了《护士伦理学国际法》，1965年6月，经德国法兰克福大议会会议修订并采纳，并于1973年再次作了重要修改。

1964年，在芬兰赫尔辛基召开的第十八届世界医学大会上通过了《赫尔辛基宣言》，制订了关于指导人体实验研究的重要原则，强调了人体实验必须知情同意。这一文献到2000年已修改到第五稿。

1968年8月，世界医学大会第22次会议，于澳大利亚悉尼召开，通过《悉尼宣言》，确定了死亡的道德责任和器官移植道德原则。

1981 年，世界医学大会通过了《病人权利宣言》。

2000 年，世界生命伦理学大会通过了《生命伦理学宣言》。

以上这些文件，都从不同方面对医务人员提出了国际性的医学道德原则。此外，各个国家相继制定了全国性的医德法规与文件。

1983 年 6 月，在瑞士洛桑召开的第二十三届国际医院会议，也就医学伦理道德的大城市的保健规划以及医院的效率、经济等问题进行交流探讨。

国外学者目前对残疾人的道德问题非常重视，1989 年在德国召开，1990 年在美国召开的第一届、第二届国际医学未来学术讨论会上，把残疾人的道德问题列入主要议题。

1995 年，在北京召开了首届“东亚生命伦理学研讨会”，并成立了“东亚生命伦理学会”组织。

2004 年 5 月 14 日，中华医学会医学美学与美容学分会与中华医学会医学伦理学分会在中国南京提出《美容医学伦理宣言（中英对照）》，指出美容医学是维护健康美与生命美的崇高事业，是医疗保健事业的重要组成部分。

第三节 医学美容伦理的主要观点、基本理论和基本原则

一、医学美容伦理的主要观点

（一）生命神圣观

生命神圣观是强调人的生命价值至高无上、人的生命神圣不可侵犯的观点。它是人类社会发展到一定阶段，特别是生产力发展到一定水平，人类自身生存及发展的基本需要得到基本满足和自身价值得到实现后的产物。这种尊重人的生命价值的观念，在中世纪末人文复兴运动中掀起的反对封建暴君及宗教黑暗统治后，得到进一步强化和发展，并最终成为医学伦理学的重要观点。

1. 生命神圣观的历史意义

（1）从道德角度强化了医学的宗旨：生命神圣观出现后，使医学的社会使命及宗旨从道德角度得到进一步的强化。它强调尊重和维护人的生命，强调促进病人的健康是医务工作者的重要责任，它提醒人们医业是最神圣的职业。

（2）为医学美容道义理论形成及发展奠定了思想基础：生命神圣观的许多思想精华，在现代医学伦理体系中占有重要的地位，应当发扬光大。它要求人们

热爱和珍惜生命，尊重病人人格，平等待人，济世救人，这些仍然是当代医学美容伦理的基本理论观点。

2. 生命神圣观的局限性

(1) 生命神圣观缺乏人类成熟的理性基础：生命神圣观是建立在对个体的纯粹生物学意义的朴素情感基础上的。它提出的尊重、珍视生命的要求是一种职业的直观折射。因而往往在重视人的生命数量及生物学生命时，忽视了人的生命质量及人的社会学生命。生命神圣观最终发展到生命绝对神圣观，这对人类控制人口数量、提高人口质量、美化形体等整形美容手术等在客观上设置了伦理障碍。

(2) 生命神圣观是一种抽象化的生命观：生命神圣观强调生命的价值和意义，强调对生命的尊重，这是正确的。但它具有较大的模糊性和矛盾性，实际上缺乏对生命的辩证分析。首先，它使生命神圣与生命价值及质量相分离。事实上并非一切状态的生命都是神圣的，生命神圣与否应当取决于生命的价值与生命的质量。其次，它只重视个体生命意义而忽视了人类的整体利益。例如那种一味反对堕胎甚至避孕，表面看来是尊重人的生命，但在人口过剩的今天，却侵害了人类整体的利益。

(二) 生命质量观与生命价值观

生命质量与生命价值观，是一种强调人的生命存在状态及其价值的生命观。它是现代生命伦理学的核心观点，也是现代医学美容伦理和生命伦理学的主要理念。

1. 生命质量的含义

生命质量的含义，从医学伦理学的角度讲，我们可以把生命（人的生命）定义为：人的生命是一种自觉的合乎逻辑的存在，是生物学生存与社会学生存的统一体。

生物生命学是人的生命的基础和载体，没有生物学生命就没有人的生命存在。而人的社会学生命是人的生命的本质特征，不具备或永远不会具备社会学生命的人的生命，是不完整意义上的生命，是没有将人与其他动物生命区分开来的生命，因而是不具备人的生命的完整价值的人。

生命质量，主要是指人的生命的自然的质量，是指某一种生命就生物学生命的意义上讲是否具备作为人的基本要素。从医学角度讲，对生命的质量应从体能和智能两方面加以判断和评价。

生命价值，主要是指生命的社会价值，即从人的社会学生命角度，判定某一个体生命对他人及社会的意义。生命个体必须是在社会生活中扮演一定角色，具有主体意识，并能为他人和社会做出贡献，才是有价值的生命。判断人的生命价值的大小主要依据两个方面：一是生命本身的质量，二是这个生命对他人及社会的意义。前者决定生命的生物学价值，后者决定生命的社会学价值。

从医学美容伦理的角度上讲，生命质量观除应依据人的生命质量加以判断外，还应从人的整体利益出发，对人类的生命个体实施有效的道德控制，是一种现代生命观的理念。生命价值观就是主张个人以其对他人和社会的作用及意义上的大小为标准，确定其生命的社会意义，以保证人类和谐生存与发展的生命观及理念。

2. 生命质量与生命价值观的历史意义

（1）使医学美容价值观更加深刻与合理：生命质量及生命价值观的问世，标志着人类的生命观和伦理理念有了历史性的转变。它是人类要求改善自身素质，以求更大发展的反映，是人类自我意识的新突破。它比生命神圣观，在视野上更加开阔，在情感上更加理智，在思维上更加辩证。

（2）使医学美容伦理研究方法和理论基础更加进步与科学：生命质量及价值观的确立，使医学美容伦理的研究方法和理论基础发生了重大变革。传统医学美容伦理理论主要建立在生命神圣观及道义论基础上，在理论上容易局限于医者的道德品质、职责，而且易于导致只顾道德律令，易于造成只对个体负责而不顾及群体及社会要求的状况，是僵化和片面的。生命质量及价值观则将传统医学伦理学由单纯强调维护生命的理论格局，拓展到注意生命质量和价值的伦理新格局，把个体生命利益与群体及人类的生命利益联系起来，把动机与后果联系起来，把珍惜生命与尊重生命质量和价值联系起来，从而使医学美容伦理和生命伦理学体系更加科学和完善。

（3）为化解当代医学道德难题奠定理论基础：生命质量及价值观在为解决当代医学道德难题提供了理论武器，这表现在多方面而且是多向和富有成效的。在现代医疗中，人造美女、器官移植术、变性手术等的展开，出现了尖锐的道德冲突，这是过去的生命神圣观及道义论所解决不了的。使用并依据生命质量及价值观，我们就能为医学新技术的推广和运用提供道德辩护，从而对一些医学道德难题做出比较明确的道德结论。

（三）人道观和权力观

1. 医学人道观与权利观释义

医学人道观是指在医学活动中，特别是在医者与求美者关系中表现出来的同情和关心病人、尊重病人的人格与权利、维护病人利益、珍视人的生命价值和质量的伦理思想和权利观念。医学人道观与一般人道思想既有区别又有联系。人道思想及人权观是在中世纪（大约 14 ~ 16 世纪），最初是由欧洲文艺复兴时代的一些先进思想家，为摆脱封建主义及宗教神学思想的束缚而提出来的。其主张是要求维护人的尊严、权利和自由，尊重人的价值；其目标是寻求人的思想解放及最终实现资产阶级的政治解放，从而让人们获得更多的权利。由此可见，医学人道观与一般人道思想观和人权观的联系表现在：医学人道观吸收了一般人道主义思想和人权观的精华，两者在强调尊重人的价值、人格和权利方面是一致的。

现代医学人道观和人权观是指 19 世纪末 20 世纪以来的医学人道观和医学人权观。这是医学人权和人道观发展的新阶段，其特点是：强调把医学看成是全人类的事业，把人的生存权和健康权看作基本人权的重要内容，坚决反对利用医学作为残害人类或作为政治斗争工具的行为；现代医学人道观和人权观的理论基础是身心统一的病人义务论、公益公正论、生命质量价值论，在这期间及以后，随着医学人道观和人权观的拓展，使医学人道观、人权观更成熟和更富有理性。

2. 医学人道观人权观的核心内容

（1）尊重病人生命：这是医学人道主义最基本的或最根本的思想。唐代名医孙思邈曾言“万物悉备，莫贵于人”，“人命至重，有贵千金”，就集中体现了人是天地万物间最有价值的，而人的生命只有一次，故医者应当珍重生命，尊重人的价值和权利，尽力救治病人。

（2）尊重患者的人格：尊重患者的人格有两个重要依据：首先是病人不仅具有正常人的权利，而且还有一些特殊的权利；其次，尊重患者人格是提高医疗质量及效果的必须要求。

（3）尊重患者平等的医疗权利：人人享有医疗保健权利，这是医学人道观、权力观的基本主张和重要目标。医疗中应当尽量排除非医疗因素（如政治、经济、文化、宗教）的干扰，让每个患者都能人道地、平等地实现医疗目的。

（4）尊重患者的生命价值：尊重患者的生命价值既要求重视患者的生命质量，也要尊重患者的生命价值。

二、医学美容伦理的基本理论

1. 生命价值论

生命价值论是医学伦理学的基石。它首先强调人的生命是神圣宝贵的，它是社会存在和发展的前提，是物质财富和精神财富创造的源泉，要求医务人员尊重人的生命权利，运用所掌握的一切知识和手段挽救一切可以挽救的生命，避免一切可以避免的死亡；其次，要求医学美容医务人员不仅仅满足于保全病人的生命，更要注重提高患者的生命质量和生命价值，改善人们的生活质量和生存质量以及求美者对形体的美化，使医学美容造福于人类。

2. 人道主义论

人道主义论是医学美容伦理的一面旗帜和普遍公理。人道主义作为文艺复兴以后出现的社会思潮，其含义指对一个行为的正、误的评价不在于诉诸行为的后果，而在于规定伦理道德的原则或规则，而有些原则或规则是不管后果如何都必须贯彻的。其本意是强调以人为本，维护人的尊严，肯定人的价值，尊重人的权利，求得人的自由和谐发展。人道主义渗透到医学领域即体现为医学人道主义，它要求同情、关心、爱护和救助患者和处于危难之中的人们；尊重一切人的人格和权利，对待病人一视同仁，把医学作为全人类的事业；决不利用医学知识和手段参与迫害人、虐待人的行为；给予俘虏、囚犯以人道的待遇。

3. 义务论

义务论是医学美容伦理的经典理论。义务论主要强调医务人员对患者、对其他服务对象和社会所应承担的责任，以及医务人员应当遵循的行为准则，涉及医者与求美者关系、同行关系、个人修养等方面。义务论的核心是保护病人的利益，为此要求医务人员，尊重病人的意见、建议、观点、思想和意志，保护病人的隐私和秘密，行善原则。即为病人做好事，不蓄意伤害病人或做对病人有危险和有害的事。

随着医学和时代发展，现代义务论不仅强调医务人员对病人尽职尽责，有利于患者疾病的康复，而且要求对社会负责，有利于社会文明进步。

4. 美德论

美德论又叫德行论或品德论，是医学伦理学的重要内容。主要研究医务人员应该具有的医德品质以及品德的养成。医学伦理学历来倡导医务人员应有的品德是：

（1）仁慈：仁爱救人，慈善为本。

（2）诚实：实事求是，不行欺骗。

（3）审慎：周密思考，严谨细致。

（4）工作：平等待人，一视同仁。

（5）廉洁：作风正派，不徇私情。

（6）敬业：钻研医术，精益求精。

强调医务人员要通过系统的医德教育和自觉的医德修养，在医学实践中不断提高医德认识，培养医德情感，锤炼医德意志，坚定医德信念，形成医德习惯。

5. 公益论

公益论是强调以社会公众利益为原则，是社会公益与个人健康利益相统一的医学美容伦理理论。公益即公众的利益，公益论主张以大多数人的利益作为医德的价值取向，要求医务人员把对病人的责任与对社会、人类、后代的责任统一起来，并且要求在制定卫生政策和卫生发展战略方针时符合公正、合理的原则，当个人利益与社会利益发生矛盾时，把社会利益放在优先考虑的地位。

公益论的主要内容：

（1）兼容观：我国医疗卫生工作的根本目的有两个：一是满足广大人民群众的日益增长的健康和保健的需要；二是提高全社会，即中华民族的整体健康水平。这两种目标没有根本的矛盾冲突。公益论主张社会公益、集体公益与个人利益相统一，三者兼容，不排斥和轻视任何一方。

（2）兼顾观：任何医疗行为都应当兼顾到社会、集体、个人的利益。当三者发生冲突时，如果冲突不是以“非此即彼”的形式导致排斥性的利益冲突，那么社会、集体无权做出否定个人正当利益的抉择，而应尽量满足和实现个人利益。当冲突是以排斥方式产生时，应当从整体利益出发，贯彻社会优先的原则。个人无权损害社会、集体利益。

（3）社会效益观：医疗卫生服务的效果好坏、大小，是通过医疗服务的经济效益和社会效益体现的。经济效益与社会效益是辩证统一的。公益论强调在医疗服务中，坚持经济效益与社会效益并重、社会效益优先的原则。

6. 后果论与功利论

（1）后果论与功利论的含义：后果论，指判定人的行为在伦理上正误的标准是依据该行为的后果的一种伦理理论。后果论的最大学派是功利主义或功利论，这种理论认为，判定人的行为在伦理上正误的标准要看行为的效用如何，其主要代表是边沁和密尔。

（2）分类：功利主义可分为行为功利论和规则功利论；又可分为一元功利论和多元功利论。

（3）主要观点：行为功利论将效用原则直接应用于特定的行为，把行为的价值是否带来有效用的后果作为判定人的行为在伦理上正误的标准。规则功利论认为判定行为的对错要看其是否符合规则，而规则应带来正效用，或正效用大于负效用。规则又可分积极的规则或要求（ 如“信守诺言”）或消极的规则或禁令（ 如“不许偷盗”）。

边沁和密尔认为效用就是指快乐（幸福）或痛苦（不幸），所以，他们的功利论是一元价值（功利）的，或被称为快乐功利主义。但许多人认为将效用归结为快乐或痛苦，是不完善的。效用还应该包括友谊、爱情、献身、健康等，这种观点被称为多元价值论或多元功利主义。

三、医学美容伦理的基本原则

（一）尊重原则

尊重原则指医者与求美者双方交往时应该真诚地尊重对方的人格，并强调医务人员尊重病人及其家属的独立而平等的人格与尊严——这就是狭义的尊重原则。而广义的尊重原则，除尊重病人人格外，还包括尊重病人自主。

尊重原则实现的关键是医方对求美者的尊重，但同时也要有求美者对医方的尊重。如果求美者对医方缺少应有的尊重，良好的医者与求美者关系和医学美容的医疗秩序就难以建立，并将给医疗过程及其效果带来严重影响。

（二）自主原则

医师尊重病人的自主原则，保证病人自己做主、理性地选择诊治决策的伦理原则。自主原则的实质是对病人自主（自主知情、自主同意、自主选择等）权力的尊重和维护。

（三）不伤害原则

医学美容伤害作为职业性伤害，在医学实践中受到中外医家的高度关注。医疗伤害带有一定的必然性。不伤害原则的真正意义不在于消除任何医疗伤害（这样的要求既不现实，又不公平），而在于强调培养为病人高度负责，保护病人健康和生命的医学伦理理念和作风，正确对待医疗伤害现象，在实践中努力避免使病人受到不应有的医疗伤害。

有利于病人是中外优良医德传统。在中国，利他性的助人思想是最早的医学道德观念的精髓，后来逐步形成医乃仁术的行医准则。在西方，古希腊名医希波克拉底在《誓言》中明确指出并阐明了“为病家谋利益”的行医信条。到了现代，有利于病人成为医学伦理第一位的、最高的原则。由1948年国际医学大会提出，1949年世界医学协会采纳的著名的《日内瓦宣言》明确规定：“在我被吸收为医学事业中的一员时，我严肃地保证将我的一生奉献于为人类服务。”“我的病人的健康将是我首先考虑的。”

（四）公正原则

在医学美容服务中必须坚持公平、公正地对待每一位病人的伦理原则。公正的一般含义是公平正直，没有偏私。

公正原则作为医学美容伦理原则，是现代医学服务高度社会化的集中反映和体现，其价值主要在于合理协调日趋复杂的医者与求美者关系，合理解决日趋尖锐的健康利益分配的基本矛盾。在现代社会中，医疗公正的伦理学依据主要有：病人与医师在社会地位、人格尊严上是平等的；病人虽有千差万别，但人人享有平等的生命健康权和医疗保健权；病人处于医者与求美者交往双方中的弱势地位，理应得到医学所给予的公平、正义的关怀。这些因素决定了医疗公正的必然性与合理性。

第七章 医学美容工作者的职业素质修养

第一节 医学美容工作者职业素质修养的意义和方法

素质，是人的一种潜能，也是一个外延很广的概念，可以理解为人在心理、生理、品德、知识、技能、智能、公关、沟通、创造力、想像力、支配性、进取能力、社交能力、社交风度、自我接受、独立性、同情心、责任心、社会化、自我控制、好印象、同众性、适意感、宽容性、顺从成就、独立成就、智力效率、心理感受性、灵活性等方面的特征。医学美容是一门自然科学和人文科学、医学基础理论与美容实际操作等高度综合的一门新兴学科，医学美容工作者服务、研究的对象是在生命进程中受到困扰而需要真诚帮助的人，这样的困扰包括问题性皮肤病、脏腑功能失调，也包括心理、个人形象等各个方面的问题。这样的学科性质和工作性质对医学美容工作者的素质要求是极高的，而且随着现代社会人们对生活质量、生命质量及求美意识的不断增强，对于医学美容工作者的期望值还会更高，因而更有效地培养优秀的医学美容人才，提高美容队伍的整体素质水平都具有十分重要的意义。独特素质是胜任某一特定职业的良好基础，而系统的专业教育、严格的职业训练又可以培养和提高各种专门人才特有的素质。修养，是人们要达到某一高度素质水平的要求而长期锻炼和培养的过程。医学美容工作者的职业素质修养包括思想文化、专业技能自身素质和审美境界等各个方面的修养。其意义主要在于：

一、提高美容服务质量的需要

提高美容服务质量就是最大限度地满足求美者的需求。在物质生活日益丰富，社会劳动、社会分工多样化的今天，人与人之间交往越来越广泛，同时社会节奏的不断加快，人们对生活质量和生命质量的要求越来越高，自身美的追求也越来越强烈，人们在不断的寻求健康美丽。为了增进和达到全身心的健康美丽目的，人们求助于医学。要求运用医学手段进行美容。因此，医学美容质量及服务质量的高低直接关系到要求美容的人们的目的能否实现和实现的程度。某些由于美容质量低下，不仅未增进和改善美貌和体态美，反而出现了扒皮二次斑等“毁容”的后果，文眉文出一个“毛毛虫”的怪异眉型，这不但没有让顾客美起来反而造成顾客的全身心的伤害，这样的例子很多都从反面说明提高美容质量的重要性。美容工作者的职业素质修养与医学美容质量直接相关，是美容效果能否让顾客满意的关键因素，所以美容工作者必须切实提高自己的素质来提高美容服务质量。

二、培养高水平美容师队伍的需要

为满足社会需求，美容事业的空前发展，从过去简单的日常生活中的洁面、皮肤护理、化妆，过渡到今天生活美容和医学美容相结合的大美容范畴。各种美容手段层出不穷，外科整形手术、中药美容、针灸美容、刮痧美容、足道美容、香薰美容美体、水疗、化妆、文刺等等服务项目都相继出现在一个大美容院中，要求美容工作者根据不同的求美者的情况，采用相应的美容方案解决问题。

现在的美容院也正在发生翻天覆地的变化，其趋势有以下三个方面：趋势一，美容院服务更多元化。以往为了得到完整的治疗和护理服务，你可能要先跑医院，然后去护肤中心，现在在一所美容机构就能满足你所有要求。今后多数大型美容机构都会走多元化路线，开展全套、综合性的服务范围。这就要求美容工作者要全面掌握治疗、保健、护理等技术。趋势二，日化和专业化企业互相渗透。专业性美容企业将全力进军日化市场而日化大型企业也将进一步深入开发专业美容市场。这也要求从事美容行业的工作人员要取长补短，不断提高自身素质。趋势三，高新科技进入美容品。美容产品，无论是护肤品、化妆品还是美容仪器，将包含越来越多的高新技术。这就要求医学美容工作者的知识要全面、技能要广泛，要跟上时代的步伐。今后对美容工作者的素质修养要求也越来越高，要求他们懂得如何审美、懂得医学、懂得心灵的沟通等等。与此同时美容队伍的整体素质也就得到相应提高。21 世纪的美容师应该是区别于传统美容师的全新的医学美容师，在医学理论上、皮肤分析诊断上、专业技能上、服务质量上、自身素质上和行业形象上与传统美容师有本质的差异。在这种情况下加强医学美容工作者队伍建设势在必行。需要采取多方面措施来提高美容工作者的综合素质修养，医学美容工作者自觉地加强锻炼、刻苦学习、从难从严要求自己更为重要。只有这样才能不断提高水平，才可造就新一代高水平的医学美容人才。

三、推动医学美容学科发展的需要

（一）不断升华医学美容理论和实践知识，不断完善医学美容学科体系

医学美容学的基本任务是：运用现有的医学美学和医学美容学基础理论与实践技术，最大限度地满足广大人民群众的爱美需求。在服务上力求全心全意，在技术上力求精益求精，使我国的医学美容学深深地植根于民众之中，更好地为广大人民群众的身心健康和美丽服务。通过医学美容学科建设，不断的升华医学美学理论和实践知识，不断完善医学美容学的整体学科体系，提高医学美容工作者的素质。

医学美容在我国如燎原之势，迅猛发展，但它兴起的时间短及其学科体系还不够完善与成熟，主要表现在对其内涵与分支学科尚无完全统一的认识，各分支学科之间的融合与互补尚远未完成，各分支学科的学术水平及实践深度与国际先进水平相比还有不同程度的差距。因此，完善其整体学科体系对于新兴的医学美容学而言，是关系到该学科能否循着健康方向发展与兴旺发达的重要任务。为丰富和发展医学人体美学与医学心理学的学科内容提供新的资料，现阶段对人体形式美的研究尚有许多空白，而医学心理学则又对无病、无痛的求美者心理的研究尚缺乏深度，医学美容专业工作者在探索医学美容技能的同时，还应肩负起研究医学人体美与美容心理的重任，将实践转化成理论，为医学美容学及医学美容的升华提供保障。

（二）提高医学美容师素质，推动学科的建设和发展

医学美容工作者只有提高自身素质并积累经验才能为医学美容学科提供素材，才能推动学科的建设和发展。

医学美容学是一门年轻的学科，我们知道任何事物的发生发展是人们在不断实践和运用中形成的，由于经济因素的制约被称为第四医学的美容医学，尽管古代就有关于它的理论与实践的记载，然而作为一门独立的学科被提出却比较晚。医学美容学产生后，无论是理论研究还是美容技术都有长足的发展，它充分应用医学和其他科学技术的新成就，在美化人的容貌和形体上发挥良好作用，受到人们普遍的赞扬。随着人们对美容质量的需求越来越高，美容业也在发生变化，表现为：①美容项目分工专业细致化，如美甲师、美体师、皮肤护理美容师、文刺美容师等。②人才专业化，令从业人员的专业服务水准有更大的提高。③美容业经营多元化，除了做专业美容之外，美容业还经营化妆品、护肤品，以满足市场

和消费者的需求。这就要求在医学美容的学科建设上要跟上美容发展的需要。一个学科的创立和发展必须要有一个新型的健全的专业队伍，队伍中的成员必须具备美容工作者的修养或素质。这对当前我国美容医学发展尤其必要，这是历史发展的必然，也是学科建设和发展的生命力所在。医学美容工作者就要不断加强理论研究和实践锻炼，开拓新领域，创造新技术，不断完善医学美容学科的学科体系，推动医学美容学的发展。要将美容学知识系统化 、专业化、层次化。书本上的理论知识来源于实践，要靠广大医学美容工作者不断提高自身素质，将实践升华为理论，成为学科建设的素材。

方法是实现目的的手段和措施。医学美容工作者的职业素质修养的方法，是指为达到提高素质的目的，应采取的手段和措施。由于医学美容工作者的素质是多元的，不同素质的具体修养方法也有差别，这里不一一举例，仅从整体上提出几种带有普遍意义的方法。

1. 切实学好理论

一个高素质的美容工作者，必须具备坚实的医学理论基础、美学理论基础、心理学、美容技能知识等等。应博览群书，并运用网络收集和钻研与美容有关的理论知识，所以医学美容工作者只有基础知识扎实，在工作中才能运用、发挥得自如。

2. 善于吸取别人的经验

善于吸取历史上与当代同行们的经验。“博采众长”是加强修养、提高素质的又一重要方法。由于我国医学美容事业近些年来发展较快，每个医学美容工作者在实践中都积累了一定的经验，可以说各有所长。一个善于学习的人，定会及时发现别人的长处，用人之长补己之短，用别人的经验来充实自己，这样就会在前进的路上少走弯路，达到事半功倍的目的。

3. 善于实践

实践是将书本上的理论，别人的经验转化为个人才能的必要环节，实践是检验职业道德水平的试金石，实践是提高职业技术熟练程度的重要手段。在实践中学习，在实践中提高，这是医学美容工作者提高素质的最可行的方法。美容行业属于服务业，需要医学美容工作者要有过硬的美容技能，这是其在美容业立足的基本条件。“善于实践”就是在实践前有充分的准备，不打无把握的仗，特别是自己未实际操作过的技术，实践时更应审慎，应抱着为求治者服务的严肃态度。切忌盲目实践，给服务对象造成严重后果。“善于实践”还要求在实践中专心致志，精益求精，不断提高专业技术水平。

第二节　医学美容工作者的自身素质修养

医学美容工作者的职业特殊性决定了必须把自身美的修养放在重要地位，这样可以起示范作用，增强服务的信赖感。医学美容工作者加强自身美修养应从外在素质、内在素质两方面进行。

一、外在素质

外在美素质，指的是容貌、形体、风度、气质、仪表、举止和语言神态美等。因为美容实际上就是一种审美活动，一方面美容工作者把顾客作为审美对象，另一方面，顾客同样把美容工作者作为审美对象。如果美容工作者自己在容貌或形体方面有明显缺陷，或者不修边幅，缺乏一个美容工作者应具有的职业形象，将会给顾客心理上产生不良影响，容易给顾客造成一种不安全和不信任感。医学美容工作者的外在美有以下作用：

1. 增强顾客和社会人群对医学美容工作者的信赖；
2. 促进顾客配合医学美容工作者的施术及服务；
3. 有利于避免护理差错和减少事故发生；

4 有助于提高疗程效果。

（一）医学美容工作者的容貌和形体

形体美是指医学美容工作者具有较理想的身高和体重，同时应是肢体结构和功能健全，躯干无畸形，五官端正，无器质性皮肤病和传染病，具有丰满健美的体质外观。容貌美是指五官结构完好、形态端正、功能正常、面部无明显的美容缺陷，眉清目秀。

医学美容工作者的容貌和形体就像一面镜子，如果医学美容工作者的容貌和形体会直接影响求治者的信任度。医学美容工作者的容貌必须五官端正，皮肤干净、光洁、细嫩，不应该有损美性皮肤病，如痤疮、红血丝、黄褐斑等。形体无缺陷。

（二）医学美容工作者的风度和气质

从事美容工作的人必须是生命运动和生理功能健全、有敏锐的审美能力和灵巧的双手。思维迟钝和手脚运动障碍者不宜从事美容职业。

一名合格的美容师除了具备扎实的美容知识、丰富的实践经验，更应具有自身魅力。

待人接物热情有礼、对事业有责任心，服务客户要周到，顾客私人的东西要小心看管，同时还要能接受并注意顾客的心情。有些顾客非常健谈，这时你应该做个好听众；有的顾客喜欢安静、完全放松，不可勉强与之谈话。最重要的是千万不可在顾客面前论人长短或谈论一些琐事。善于观察周围的人和事，平常留心生活当中的细节，随时留心避免在工作操作程序中造成遗漏，遇有遗漏及时加以纠正。所谓察言观色，即对顾客要有细致的洞察力，尽力做到眼到、手到、心到、嘴到。

（三）美容工作者的行为举止和语言

语言美：语言的魅力是无限的，它是人类思维交流的工具，美容工作者的语言美，不单指悦耳的音色，还包括语言表达方式，总结为以下几个方面：

1. 准确：要以认真的态度，表述概念要明确，语言措辞要恰当，推理要合乎逻辑。

2. 吐字清晰：清晰准确的语言可避免不必要的重复，给人以信服感。

3. 简洁：谈话要言之有理，说话有艺术技巧。

4. 感情丰富：谈话中应带有丰富感情的语气，对听者来说会有一种温馨的感觉。

5. 幽默：幽默语言艺术，可以让人会心一笑，缓和情绪，产生共鸣，进而调剂精神，幽默的谈话方式最能博取人的喜悦及亲近。语言的表达是很重要的，一句话的表达可以悦人，也可能令人不悦。

6. 文雅的词句：用词除了简洁以外，更重视语言的措辞，会让人觉得有涵养。

医学美容工作者举止应端庄大方优雅、谈吐斯文、口齿伶俐、立及坐的姿势要端庄。

一位优秀成功的医学美容工作者应该避免以下举止和谈吐：

1. 当人前做不雅动作，如：咳嗽、抽烟、嚼口香糖、咬指甲、穿脱衣服等。

2. 说话大声、刺耳。

3. 使用脏话、粗话、暗语、发怪调。

4. 当着顾客批评同事的手艺。

5. 与顾客谈论自己的私事。

6. 背后议论人长短，讥笑他人。

7. 太过热情的态度，随便以“外号”等不当词语称呼顾客。

8. 说话不实在，过分批评他人，降低美容从业人员的品格。

9. 斜靠椅背或桌面，或在接待室中懒散地横靠沙发。

10. 工作姿势不良，行走时曳足而行。

11. 在顾客面前把收音机或电视机的音量开的很大。

12. 说服顾客购买你所推销的产品时，批评顾客原来的产品品质不良。

13. 探听顾客的隐私。

14. 矫揉造作的态度。

15. 老是埋怨一些芝麻小事。

16. 工作拖拉，心不在焉，兼顾其他事，将用具乱放。

17. 和同志勾肩搭背、牵手等。

（四）医学美容工作者的个人仪表

医学美容工作者给顾客的第一印象是很重要的。医学美容工作者不仅要有充分的专业知识和亲切和蔼的职业态度，以及良好的职业技巧还要有清新无瑕疵的外表，服装整洁大方，切勿将过分夸张、怪异的化妆、服饰带进美容场所。医学美容工作者的外表与性格，会给予顾客接受或失去信心的直觉，是能否成功的技巧和要素。

1. 对医学美容工作者的个人仪表要求

（1）双手：双手指甲必须剪短，手要清洁，在会诊前以酒精消毒。操作时不可戴戒指，涂指甲油。

（2）衣服：整洁、清新、合身，不要穿奇装异服，工作时着工作服。

（3）鞋：鞋子必须清洁舒适，走路时不能有噪音，不要穿拖鞋（手术室除外）。

（4）发式：头发必须清洁无异味，发式要简洁，长发要系起来。

（5）化妆：必须小心而有技巧，切忌过于浓艳。

（6）口腔卫生（牙齿与呼吸）：口气清洁，不要在顾客面前有异味出现，口红不要浓艳。

（7）每天沐浴：每天保持皮肤清洁、幼嫩、滋润，适当使用爽身粉。

（8）香水：每天可用一些淡淡的清新香水。

美容医师的仪表美，不仅能直接显示和衬托美容工作者的外在美，而且一定程度上折射出美容师的内在美，对美容师来讲必要的修饰装扮是非常重要的，修饰装扮要符合得体、适时、从俗的原则，要从实际出发，反映出具有职业特色。

专业美容工作者一般都善于利用自身的装扮与肢体语言，表现自己的性格。具备鲜明的个人风格当然不是件坏事，但是，如果在工作中，服装造型采取比较简单得体的一般性打扮，效果往往更好。

2. 如何塑造专业美容工作者的整体形象

(1) 服装穿着要让别人赞美：服装色彩不宜太醒目。

美容工作者的穿着往往是客人评头论足的内容之一。如果你穿的衣服从来没有人赞美过的话，你就不能算是一个好的造型师了。得不到别人的赞美一般有两种可能，一是人缘太差，二是你对穿着不用心。一位好的美容工作者应要求自己的穿着高品位。试想，如果你的穿着连客人都觉着土的话，他是不会相信你有任何审美眼光的。

要穿的漂亮，未必就要花很多钱，有些美容工作者每个月盲目地花很多钱，穿名牌服饰、戴名贵首饰来装饰自己，其实，这种做法未必有效，尽管专业人员必须重视自己的造型，但还是要强调平易近人的造型为最好，那样不会给客人带来压迫感，彼此间的关系就像很好的朋友。更应该避免穿着不得体，比如穿得太露、太透明或客人会觉得不自在而无法接受你。也有的美容工作者穿着很入时，但仔细一看，皮鞋没有擦，衣领有污垢或是裤子皱巴巴，这些都会使客人对你失去好感。

成功的设计师大都偏爱黑色、白色、咖啡色。对于美容工作者来说，白色衬衫是最理想的，因为白色衬衫有简单、干净的特点。太过明亮的色彩通过镜子反射回来显得太刺眼，有时抢占客人的风采，反而有喧宾夺主之感。任何顾客都不希望自己比设计师失色，而设计师也有义务让客人觉得舒服。所以，简单的衣服最适合。一件简单的白衬衫是永远的必备品，因为，在服装变化万千的今天，要打扮入时，就少不得破费，与其如此，不如以最简单的白衬衫作搭配。但是，一种简单的白衬衫如何表现个人风格呢？这就有赖配饰的运用了，如果懂得搭配，即使不花很多钱，也可光彩美丽。

(2) 赢得好感的化妆术：在欧美或日本杂志中，常常会推出当月最受欢迎的化妆术或是最能赢得好感的化妆方法，这些内容一直是杂志的热点。因为很多人除了想知道最新的化妆术之外，往往还想知道可使人产生好感的化妆方法。可以获得好感的化妆，往往有一种视觉上的舒服感，看到这些色彩，内心会产生由衷的喜悦。而化妆品公司之所以会设计各种促销重点，主要也是掌握了人们内心对色彩的感受。

某些化妆师为了表达本身的创意或表现化妆品科技的日新月异而为自己创造出许多前卫的妆容妆彩。这样做，如果配上美丽的模特儿通常不会有差错，但如果是运用在一般人的脸上，往往会产生吓一跳的感觉。所以，太前卫的色彩不见得适用，有时反而会造成距离感，没办法吸引客人。美容师应着重技术本身，色彩上尽量采用让人觉得舒服的颜色，不要太标新立异，这样才能拥有忠实的顾客。

(3) 没有“过分”的服务：没有客人会因为服务周到而提意见，细心周到的服务对业绩的提升有很大帮助，也会带来愉快的工作氛围，在此举一个例子：

A 美容师在为客人保养脸部时，也会顺带为客人保养手部、肩部，而手部、肩部的保养服务是不在其服务范围之内的。

B 美容师在为客人做完脸部保养后即不再为客人做其他的服务，她将空闲的时间用来休息、喝茶或与同事聊天。

一年下来，A 美容师的业绩是 B 美容师的两倍，而 A 美容师也许和同事相处会发生一些问题，但是公司营业额增加，客人满意，老板开心。B 美容师最后被淘汰了——也许在咖啡厅或酒吧上班更适合她。在工作中，每个人都是创造者，改变一些原有不变的规则，带入一些自己的方式，反而更能出奇制胜。“对工作要有饥饿感”，就是要永远保持那种“还不够”的精神，A 美容师的成功正是由于这种工作态度。

医学美容工作者要记住对待客人决不能抱着来不来无所谓的态度，要用热情的肢体语言、微笑给客人一定温暖的感觉。对客人其实不必多说什么，只要把欢迎她们的眼神传达过去就足矣。举个例子：一位给英国女皇设计发型的造型师说他个人成功的秘诀是，再忙他都会在客人踏进店里第二步时微笑着和他打招呼，方法是和手边正在服务的客人说：“对不起，失陪一分钟，我去和客人打个招呼，马上就回来！”这招往往很有效果，自然的微笑，使他赢得了许多客人，并在英国拥有数十间很棒的发型屋。同时也说明了专业人员除了重视技术以外，身体语言的表达也很重要，必须关心客人的感受并了解客人的需要。

二、内在素质

内在美主要表现为高度负责的品质、认真踏实的工作态度、忘我的献身精神和精益求精的专业技术作用。这是保证美容质量的重要条件。内在美俗称心灵美，从美容理论角度看，就是高尚的职业道德和情操。

(一) 美容工作者应遵循的职业道德

想在职业上成为真正的美容工作者，必须遵循以下规则及职业道德：

1. 对所有的顾客都要友善、礼貌，在任何情况下都要保持高尚的品德。
2. 对待顾客要诚实、公平，不可厚此薄彼。
3. 温文有礼，尊重他人的感觉及权利。
4. 言而有信，尽职尽责，让人了解你的可靠性。
5. 珍惜名誉，成为良好德行及优良职业行为的典范。
6. 对雇主及上级应忠实。

7. 与同事应合作无间。塑造充满自信、外向、乐观进取的个性。

8. 个人的仪表即是最佳的广告，你必须做你所推销的产品的表范。

9. 对顾客的埋怨及诉苦要迅速采取合理的改善办法。

10. 与他人说话时要注意倾听，与顾客谈话时态度要诚恳。

11. 随时保持美容院各处卫生。

12. 要有同情心，试着从他人的观点去看事物，即使顾客态度不佳，也要保持良好的风度，虚心倾听别人的意见，谦虚好学。

13. 乐于学习，健全心智，提高气质。

（二）美容工作人员的品德

1. 具备专业知识，经验丰富。

2. 对待顾客亲切、礼貌、谈吐文雅，诚实、公平、尊重他人的感觉及权利。

3. 言而有信、尽职尽责、处世灵活、机智。

4. 每天认真完成工作计划，遵守美容院规定。

美容是一门更严谨精细的专业技术，它既能给顾客带来美的享受和美的满足，也能适得其反，增加客人的痛苦与烦恼。尤其是美容疗程的设计和技法，可以决定顾客日后容貌的美与丑、精神状态的好与差。如疗效失败即意味着毁容，所以美容师的责任重大，对其内在美素质的要求就更高。

第三节　医学美容工作者的审美素质修养

审美修养又叫美感修养，是指通过审美知识的积累和审美实践培养来提高人们感受美、鉴赏美、创造美的能力的活动过程。重视审美修养，具有高水平的审美能力是美容工作者满足服务对象要求、提高服务质量的重要前提。

医学美容工作者应该具有较高的审美能力，而且审美能力作为人的一种能力素质，在整个智力结构中占有相当重要的地位，因为它具有一种潜在的能量，能改善人的形象思维和灵感思维，帮助领悟审美对象的深层内涵，铸造高层次的审美心理结构。由于人对美的感受是有深层次的，至少可归纳为两个各具有显著特征的层次——感性美和理性美，所以主体的审美能力也是有层次的。一般认为，人的认识能力有三个层次，即直观力、知觉力和理性判断力，三者激发美感的能力渐次递增，并分别与人的直觉审美能力、知觉审美能力和理性审美能力相适应，构成审美能力的三个层次。

1. 直觉审美能力

它接受客体的外在形式美。这一层次内涵比较低，是与生俱来的，建立在人的本能之上的，它偏重于通俗、情节、装饰等方面的美学因素，一般生理、心理比较健全的人都具有这种审美能力。

2. 知觉审美能力

它接受客体的整体结构美。这一层次内涵较深，普遍性较差，有这种审美能力的人能够在别人司空见惯的事物上发现美的东西及实质。

3. 理性审美能力

它接受客体更为深刻的内在美的意蕴。层次最高，能体现审美素养中一种"敏锐"的特质，富有创造美的能力，与人的文化素质、艺术修养、科学水平尤其密切，往往是在长期的审美实践中积累和培养的。

医学美容工作者要具有一定的审美能力，首先要有美感，也就是感受美的能力，因为人类的审美活动包括主体和客体两个方面。美感就是审美主体接触审美对象后引起强烈的情感反映，是对美的一种认识。美感作为一种认识活动与人类其他认识活动相比有自己的特点，美感的特征是：

（1）美感是感性和理性的融合

美感认识和其他认识一样，是以感性认识为前提。人们必须通过感官（视、听、触、嗅等）来感知美的事物的外貌特征（声、色、光、味等），然后才能引起美的感受。美感认识与其他认识一样离不开感觉和知觉性因素。但美感又不同于一般的感性认识，美感认识是在感性形式中包含了理性认识的美容，美感必然是思维活动的参与，美感中的理性认识与一般的逻辑认识中的抽象思维不同，它体现在审美对象的评价与体验之中，是一种离不开感性的理性，是感性与理性的统一融合。

（2）美感是情感体验与思想认识的和谐统一

美的事物总是有一种内在魅力，有很强的感染性。美的这一特点使主体在审美时"为之兴感怡悦"，产生强烈的情感体验。在审美中主体之所以能产生"兴感怡悦"的效果，是由于主体对审美对象采取了肯定评价的态度，所以美感中的情感不是纯情感，是情中有理，是经过理智等规范了情感，只有人的理智（认识）、意志（需要）和情感的和谐与统一，才能在审美中产生赏心悦目的情感体验。

（3）美感是一种精神上的享受

人们审美感受是首先认识到对象的美，然后才产生审美快感，因而这种感受必定有理智、情感、意志、想像等因素参与，是多种心理因素综合活动的结果。这种感受既是个体的感性的，又是社会理性的，同单一的生理的快感有本质的区别。它能震撼人的心灵、影响人的精神世界、净化人的心灵。所以是一种高层次的心理感受，是一种人类特有的高级精神享受。

根据美感的特征，医学美容工作者要提高自己的审美感受能力，就要锻炼审美感官，提高审美的敏锐性，审美感觉对美的感知能力称为审美感受性。通过训练可以提高感官对美的敏锐感受性。眼睛和耳朵是感受美的主要器官。视觉主要感受由色彩、线条、形状、空间、体积等要素构成的形象，因此比较具体、确切、实在；而听觉则主要感受由音响（音的高低、强弱、节律、韵色等）构成的形象，这是看不见摸不着的形象。根据医学美容工作者的职业特性，其在加强审美修养时，应把锻炼视觉审美的敏锐性放在首位，特别注意视觉感受能力的培养。

具有了一定的审美感受能力就要培养鉴赏美的能力。所谓鉴赏就是鉴别欣赏，审美鉴赏能力就是对审美对象的鉴别和评价能力，是人们在感受审美对象的基础上进一步把握它的意蕴、对内容的感悟、理解和判断。一个人对美的事物的鉴赏与评价与其以往的审美经验、意识形态及其所理解的评价标准有直接关系。因此，要提高审美鉴赏能力就应在以下两个方面下工夫。

（1）坚持科学的审美评判标准

科学的审美评判标准是在审美实践基础上总结出来的，与美的性质、特征相一致的，符合审美规律的尺度和原则。科学的审美标准不仅有客观性特征，而且具有实践性的品格，因而它的内容必然随人类社会实践、审美实践活动的发展变化而改变，表现为历史的具体标准。它的基本内容包括真、善、美三个方面，科学审美标准是真、善、美的有机统一。真，是指客观性规律；善，是指功利性；美，是真、善一致的形象体现，是能唤起愉悦的属性。真、善、美是事物的普遍属性，是相互联系的，他们矛盾、交错地统一于客观事物之中，真、善是美的前提条件和基础，美是产生愉悦的必要条件。

（2）学习和掌握美学基本知识

审美鉴赏实践离不开美学基本知识，作为美容专业技术人员必须努力学习和切实掌握这门知识来提高美学素质。所谓美学素质，主要指美学基本原理，掌握美学的基本知识外，还在于培养广泛的审美爱好和审美兴趣，并学会从中得到启发，悟出一些美学道理来，从而掌握审美规律。同时还要积累审美经验，审美经验是人们在欣赏自然美、社会美、艺术美和科学美时在主体大脑中储存的以往审美实践中获得和形成的信息，产生的一种愉悦的心理体验，这种审美经验虽然直接源于感官，但在审美活动中，人们的审美经过千万次重复，便还会“积淀成为审美倾向性心理定势”。这种心理定势一旦形成，便会“积淀”在人们的深层意识之中，从而提高对美的感受、理解鉴赏能力，因而人有了丰富的审美经验，就会在审美对象那里发现自己或自己有关的东西，就是与以往的经验内容不断得到充实和完善，扩大自己的审美范围，直觉、表象和联想等心理要素来扩大鉴赏对象，并逐步加深理解，以至产生真切深刻的美感。

审美创造就是在原有审美经验的基础上，在形象思维和想像的基础上提供新颖的、具有独创意义的审美对象的思维过程。在美的创造过程中始终运用形象思维把许许多多形象加以比较、分析，然后把最有代表意义的组合起来形成一个能反映本质特征的形象。在形象思维的创造性生活动中，想像这一审美心理因素具有重要作用，它通过回忆、联想、类比和组合等过程来创造、新形象的任务。

培养和提高审美创造能力是我们进行审美素质修养的重要内容，认识客观美容的规律，培养和提高感受、鉴赏美的能力，其目的也是为了创造美，这是医学美容工作者审美修养的主要内容，应当给予高度重视。开展审美创造应该是美学研究的最高目的，因此审美创造能力在人的整个审美能力中占有重要地位。其形成需要以下三个基本条件：第一，需要丰富的知识和表象积累；第二，需要原型启发和积极的思维活动；第三，社会实践的要求和审美主体的创造需要。积极参与审美实践活动，人们的感觉器官能敏锐地感受到美，与先天的遗传因素有一定关系，但决定因素还是靠后天的锻炼与培养。美容工作者应多参与审美实践活动，见多识广，就能迅速抓住美的各种要素，自己的审美感受能力也就相应提高了。培养和提高审美创造能力就要做到：

1. 努力学习，积极参与多种社会生活，积累丰富的实践经验。
2. 坚持独立思考，打破因循守旧的传统压力。
3. 保持发展好奇心。
4. 善于捕捉想像的火花，捕捉创造的灵感。
5. 培养正确的人生观与保持乐观情绪。
6. 加强艺术修养，尽可能学习掌握一些绘图和造型艺术的基本知识和基本技能。

第四节　医学美容工作者的知识素质修养

在美容这种服务行业中，服务永远是第一位的，面对顾客的形形色色的特殊求美需求，美容工作者应该认真审视自己的知识结构，充实自己和完善自身的知识体系。对于美容工作者来说不需要、也不可能对所有与美容有关的知识都是十分精通，但对“深专”前提下的“博学”还是很有必要的。由于美容职业上的需要，我们可以将知识体系分为以下几个层次：

第一层为一般科学知识，美容医学是一门特殊的新型的医学，其特殊性就在于它是以改善人的容貌和形体之美，进而满足人的审美心理需要为目的的。因此，美容医学基础的课程除了医学基础课程之外，还必须包括与美容医学密切相关的学科。比如，文学、美学 、绘画与雕塑、医学摄影学与心理学、计算机等方面的知识，需要美容工作者了解即可。

第二层为基础医学知识，美容医学是医学应用学科的组成部分，同其他临床医学一样，必须以基础医学为基石。医学美容工作者应广泛地学习基础医学知识，应包括系统解剖学、组织胚胎学、生理学、病理生理学、生物化学、药理药物学、免疫学、微生物学和医用寄生虫学等。

第三层普通医学专业的临床医学知识。医学美容是通过治疗实施、消除损害性疾患和先天性或后天性的某种体表缺陷，来达到美容的目的的。培养一位美容医师，首先必要把他培养成为一名医师。因此，这些课程应包括临床有关的各个学科知识，必须熟悉包括妇科、儿科、外科、内科、皮肤科知识等。

第四层为深化了的美容专业，知识构成应该“精通”的部分，包括美容外科、美容皮肤科学、美容牙科、中药美容、针灸美容、刮痧美容、穴位注射美容、穴位按摩美容等。从事美容项目不同，要求精通的美容技能也不同。从事中药美容的美容工作者要求熟练掌握具有美容作用的中药，包括它的性、味、归经、毒性等及现代药理研究中具有美容功效的成分。

这种知识结构要求从事专业美容的美容工作者，成为一名知识渊博、技术精湛的美容“大师”，即美容艺术家。目前，我国从事专业美容的美容工作者绝大多数，其知识结构不完善，对第一层的学科知识涉及很少，对第四层的美容知识缺乏融会贯通。所以，提高知识素质对美容工作者来说显得尤为重要。

第五节　医学美容工作者的技能素质修养

一家美容企业的发展成功与否除了要有好的产品之外，更重要的就是美容服务。服务质量的高低首先要取决于美容工作者的技能素质优劣。专业美容技术要求精湛，例如美容疗效项目操作过程的灵活把握，按摩动作力度感的控制，纹绣4技法精确运用等，一招一式都要十分准确、细微、恰到好处。训练出专业技术到位、专业技巧细致的能力，不仅可以提高服务质量，还可以增强顾客的信任感。

随着美容医学学科的迅速发展，医疗美容临床中大量的面膜倒膜、祛斑防皱、美容文饰、经络按摩、刮痧、足道、穴位注射、激光术、高频仪电凝术、电切术、冷冻术、化学剥脱术等医疗美容技术应运而生，已逐步组合成一个独特的美容医学分支技术学科——医疗美容技术。医疗美容技术对人的容貌和人体各部位形态进行精确的修复与再塑，具有鲜明的艺术特性而更需精细的操作，其专业化程度要求较高。现阶段，从事医疗美容技术的医务人员主要是美容医师或美容护士，其专业范围主要包括物理美容技术、化学美容技术、皮肤的美容治疗与养护技术、毛发美容技术、文饰美容技术、牙齿美容技术、注射美容技术、中医美容技术等。不断地提高医学美容工作者的技能素质是大量临床工作的需要，也更能提高上述技术操作的精细程度和效果，更好地为广大求美者服务。

根据美容专业的行业特点除了以上专业能力之外，医学美容工作者还应具有美容行业特殊的技能。

从理论上说，任何一种专业美容技艺操作，要达到娴熟的程度，都是上述能力素质融合于一体的结果。

对美容师的素质要求中，还有一种素质桶理论，就是把素质看作一只木桶，桶的外围构成是几块长短不等的木板，分别代表外在美素质、内在美素质、知识素质和技能素质等。那么这只桶盛水量的多少就取决于最短的那块桶板，水一旦超出短板的高度，就会溢出桶外。按此理论，无论哪一位美容师，自身素质中哪块板短，都会影响其整体素质。发现自身的短板，并力求克服其"短板效应"，对美容师的整体素质至关重要。

上述素质修养的具备和体现，不是一朝一夕就可以获得的，必须在长期的临床实践中不断地磨炼、深化和提高。在美容实践中造就全方位，多元化的素质修养，对每一位美容医师来说，都是不可忽视的。

